すばらしい子どもたち
－成功する育児プログラム－

著
キャロライン・ウェブスター＝ストラットン

監訳
北村 俊則

訳
大橋 優紀子
竹形 みずき
土谷 朋子
松長 麻美

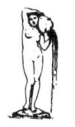

星 和 書 店

Seiwa Shoten Publishers

2-5 Kamitakaido 1-Chome
Suginamiku Tokyo 168-0074, Japan

The Incredible Years
A Trouble-Shooting Guide for Parents of Children Aged 2-8 Years

by
Carolyn Webster-Stratton, Ph.D.

Translated from English
by
Toshinori Kitamura, M.D., Ph.D., F.R.C.Psych., et al.

English Edition Copyright © 2005 by Carolyn Webster-Stratton
   Japanese translation rights arranged with Incredible Years, Inc.
  through Japan UNI Agency, Inc., Tokyo
Japanese Edition Copyright © 2014 by Seiwa Shoten Publishers, Tokyo

私の両親 Mary と Len，子ども Seth と Anna，夫 John へ

謝　辞

　この25年以上，研究に協力してくださった多くの家族に感謝します。彼らは私に育児と子どもたちについて，とてもたくさんのことを教えてくれました。彼らがいなければ，本書はなかったでしょう。そして，ワシントン州立大学（University of Washington）のペアレンティング・クリニック（the Parenting Clinic）のスタッフに感謝いたします。スタッフの皆さんが概念や原則を評価する質的データを提供してくれたことだけでなく，家族の相互作用と共通した問題についての貴重な洞察に貢献してくれました。

　次に，家族と子どもの相互作用における優れた研究を行った研究者の皆様に感謝します。特に，遊びの章は，オレゴン健康科学大学医学部のコニー・ハンフ博士（Dr. Connie Hanf）の数々の臨床論文から発展しました。無視・タイムアウト・命令の章は，オレゴン・ソーシャルラーニングセンター（Oregon Social Learning Center）のジェリー・パタソン博士（Dr. Jerry Patterson），ジョン・ライド博士（Dr. John Reid）と彼らの同僚たちによる小児期の攻撃性の草分け的な研究から生じたものです。コミュニケーションと問題解決の章は，ワシントン州立大学（University of Washington）のジョン・ゴットマン博士（Dr. John Gottman）とニール・ジェイコブセン博士（Dr. Neil Jacobsen）による臨床理論的な介入研究から生まれたものです。セルフ・コントロールの章は，ペンシルバニア州立大学（University of Pennsylvnia）のエアロン・ベック博士（Dr. Aron Beck）によるうつ病についての研究から生まれたものです。そして，子どもとの問題解決の章は，マーナ・シュア

博士（Dr. Myrna Shure）とG・スピヴァク博士（Dr. G Spivak）の初期の研究から発展したものです。このような研究者たちは，この本で論じられている内容のための理論的基盤や理論をもたらしてくれています。

　特に，ジャミラ・ライド博士（Dr. Jamila Reid）のこの本の新しい章に関するきめ細かい見直しと提案に，リサ・セントジョージさん（Lisa St. George）の制作・編集に感謝いたします。

　最後になりましたが，私の娘，アンナ（Anna）と息子セス（Seth）に，親としての私自身についてとてもたくさん教えてくれて本当に感謝します。

改訂版へのコメント

反応のよい養育的ペアレンティング
子どもの社会的・感情的・学力的発達の段階のセット

　幼い子どもたちに頻繁に起こる態度・行動の問題にその子どもの両親（養育者）が対処する際に，彼らがより自信を持つことができるように，私は『すばらしい子どもたち：2～8歳児の親のための問題解決法』を約15年前に書きました。そのときから，私たちはワシントン州立大学ペアレンティングクリニック（the University of Washington Parenting Clinic）で，テキストとしてペアレンティング・グループに在籍している方々にこの本を使っています。世界中でポジティブ・ペアレンティングを支持し活動している他の専門家と同様に，私たちの研究は，子どもたちの態度・行動のマネージメントの原則を，そしてポジティブな関係を構築することは万人に共通していることを示しています。子どものための親の目標は，子どもの従順さと地域社会への関与を働きかけたい親がいる一方，子どもの創造性と自立を促進したい親もいるといったように，異なることも，文化を超えてとてもよく似ていることもあります。ほとんどの親は，自分の子どもが学校できちんと過ごしたり，親を尊敬したり，幸せで健康でいたり，友達と仲良くしたり助けたりすることを望んでいます。前回出版した本は，スペイン語，ベトナム語，カンボジア語，ノルウェー語，スウェーデン語，オランダ語，デンマーク語の7ヵ国語に翻訳され，多様な，多数の民族の人々からポジティブな評価をいただきました。

　私はこれと同時に，改訂版の出版を決めました。今までの編集の内容が古くなってしまったり間違っていたりしたからではなく，むしろ，子

どもたちの社会的・感情的・学力的能力を促進することを強調することと，同時に態度・行動の問題を減らすための方法を含め，この本が焦点を当てていることを広げるためです。第Ⅰ部において，新しい第9章では，子どもが自分の感情の整え方を学ぶことを助けるペアレンティングの方法を論じていて，第10章では，子どもがソーシャルスキルを学ぶことと，長続きする友人関係を築くことを助ける方法を述べています。第Ⅱ部の第15章では，子どもが学校での成功を促進するために，その子どもの教師と連携する方法についての新しい情報を見つけることでしょう。その他に，この本全体で若干変更をしていますが，特に第Ⅲ部では読み方を学ばせる方法と，子どもの恐れと不安への反応方法に関して加筆しています。私は，皆さんが毎日，ペアレンティングや子どもと遊ぶことについて楽しく学び続けることを期待しています。なぜならこれらの機会は，育てることの必要性を次世代に提供するからであり，将来，その子どもたちが自分たちの子どもを育てる準備となりうるからです。

目　次

謝　辞 iv
改訂版へのコメント vi

はじめに 1
　共感的な子育てを促進しましょう　2
　注目の原則　3
　子どもは親の期待に沿ったり期待を裏切ったりします　3
　暴力的ではないしつけ　4
　それぞれの子どもの個性的な気質を受け入れましょう　4
　親としての権限を状況に応じて利用しましょう　5
　練習が完璧さを作ります　6
　すべての子どもが問題行動を示します　7
　すべての親は間違えます　8
　育てることを楽しみましょう　8
本書の背景　9
本書の構成　10
要約すると……　13

第Ⅰ部　成功する子育ての基礎

第1章　子どもとの遊び方 17
　　子どもに合わせましょう　18
　　子どもに合わせた遊びのペース　20
　　子どもの合図を感知しましょう　20
　　権力争いを避けましょう　21
　　子どものアイデアと創造性を褒めて促しましょう　23
　　空想やごっこ遊びを通して感情的理解を働きかけましょう　23
　　観賞力のある観客になりましょう　25
　　説明的なコメントを行いましょう　26
　　就学準備スキルを促すために学力的コーチングを用いましょう　27
　　エモーショナル・リテラシー（感情制御知識）を促進するために
　　　感情的コーチングを用いましょう　28
　　ポジティブな友達の遊びをコーチングしましょう　29
　　子どもの自主的な問題解決を促しましょう　30
　　遊びに注目しましょう　31
　注意点　32
　まとめ　33
　　覚えておきましょう　34

第2章　ポジティブな注目をすること・励ますこと・
　　　　　褒めること 35
　　褒めることは子どもを甘やかして駄目にしますか？　36
　　子どもはお行儀よくすることを知るべきですか？　37

褒めることは操作的で偽りのものですか？　37
　　特に優れた行いのために褒めることを取っておくべきですか？　38
　　行動を変えてから褒めるのですか？　39
　　褒められることを嫌がる子どもはどうでしょうか？　40
　　子どもを褒めることを他の親たちよりも難しいと感じる親がいますか？　41
　　励ますことと褒めることに違いはありますか？　43
より効果的に褒めること　43
　　具体的な点を褒めましょう　44
　　適切に褒めましょう　44
　　熱意を示しましょう　45
　　けなすことと褒めることを混ぜるのを避けましょう　46
　　すぐに褒めましょう　47
　　子どもの個々のニーズに従って，励ましたい特定の言動を対象と
　　　しましょう　48
　　行動は表彰するだけの価値を持つために完璧にしなければならない
　　　わけではありません　49
　　自分自身や他の人を褒めることを子どもに促しましょう　49
　　2倍の効果　50
まとめ　50

第3章　見える形の報酬（ごほうび），インセンティブ，称賛 53
目的の設定　59
　　適切な行動を特定しましょう　59
　　小さなステップからさらに大きいゴールに達するようにしましょう　60
　　ステップの進み具合を正確に決めましょう　61

行動の数を注意深く選びましょう　62
　　　プラスの行動に焦点を当てましょう　64
　ごほうびの選びかた　65
　　　高額でないごほうびを選びましょう　65
　　　日々のごほうびと毎週のごほうびを計算しましょう　67
　　　プログラムに子どもを引き込みましょう　68
　　　適切な行動があってはじめてごほうびです　69
　　　毎日の成果に目に見えるごほうびを利用しましょう　70
　　　見える形のごほうびを社会的承認に変えてゆきましょう　71
　　　明確で特定された報酬の一覧表を作りましょう　73
　　　一覧表は変更のきくものにしましょう　75
　　　インセンティブが年齢相応であること　75
　　　プログラムを前向きにしましょう　76
　　　ごほうびプログラムとしつけを分けること　77
　　　プログラムを管理しましょう　77
　　　学校の先生と協力すること　78
　まとめ　79

第4章　限界設定 81
　指示を減らしましょう　82
　一度にひとつの指示　84
　現実的な指示を出しましょう　85
　わかりやすい指示を与えましょう　86
　「……しなさい」という指示を出しましょう　88
　礼儀正しい指示　88
　始まりの指示を用いましょう　89

従うための時間を与えること　90
　　事前の警告と注意を与えましょう　90
　　「……したら，そうすれば」指示　91
　　選択肢を与えましょう　92
　　指示は短くしましょう　92
　　支持的な指示　93
　　褒めましょう，そして最後までやり通しましょう　93
　まとめ　94
　　覚えておきましょう　96

第5章　無視する技法 ……………………………………………………… 97
　　議論とアイコンタクトを避けましょう　98
　　一貫して無視しましょう：最初のうちは，問題行動がかえって
　　　悪くなることに備えましょう　98
　　無視と注意をそらすこと　100
　　あなたのお子さんから距離を取ります，でもその部屋にいましょう　101
　　無視することは，セルフコントロールを教えることです　102
　　無視することを他人に教えましょう　102
　　無視する行動の上限の数を決めましょう　103
　　無視されるべきではない行動もあります　103
　　好ましい言動に注意を払いましょう　105
　　あなたの注意をできるだけ即座に返しましょう　106
　　さりげない無視を用いましょう　106
　　戦略を持続しましょう　107
　要約すると……　108
　　覚えておきましょう　109

第6章　落ち着くためのタイムアウト ……………………………… 111
タイムアウト設定のいくつかの段階　113
　　タイムアウトの場所　114
　　タイムアウトになる挑戦的行動を決めておきましょう　114
　　タイムアウトの長さ　115
　　タイムアウト開始の秘訣　116
　　　攻撃的な子どもへのシナリオ　116
　　　慢性的に不服従な子ども（4歳以上）へのシナリオ　116
　　タイマーをセットしましょう　117
　　タイムアウトの終了：2分落ち着くこと　117
　　やり通しましょう：不服従への命令の反復　118
　　タイムアウトに行くのを拒む子どもへの対応　118
　　タイムアウトに入ることを拒否したら　120
　　当初，問題行動は悪化します　121
　　前向きになりましょう　121
　　タイムアウトの取り方をあなたのお子さんに教えましょう　121
タイムアウト実行の落とし穴　122
　　批判と罵詈雑言を「編集」しましょう　122
　　最初に問題を明確にしましょう　123
　　後悔を期待すること　124
　　2分間の落ち着きがついている5分間のタイムアウト　125
　　タイムアウトの過剰使用　126
　　爆発するまで待つのはよしましょう　127
　　制限の中での自由を　128
　　「もし……なら，そうしたら……」と首尾一貫　129
　　タイムアウト中の交流を避けましょう　130

身体拘束は避けましょう　130
　　　タイムアウトから出ることを拒否したら　131
　　　タイムアウト部屋がなければ　132
　　　その他の権力争いについて　132
　　タイムアウトのその他の原則　133
　　　子どもたちに責任を持たせましょう　133
　　　やり通すことを考えましょう　133
　　　公共の場でのタイムアウト　135
　　　自分のペースを守りましょう　135
　　　お互いに援助しあいましょう　136
　　　即効薬はありません　137
　　　あなたの愛情と支援の口座を作りましょう　138
　　　親のためのタイムアウト　139
　　しつけを越えて　140
　　まとめ　140

第7章　自然のなりゆきと論理的帰結 …………………………………… 143

　　自然のなりゆきの例　143
　　論理的帰結の例　144
　　あなたの期待が年齢相応であることを確かめましょう　145
　　確実に選択肢を受け入れましょう　145
　　結果は相当に時間的に接していること　146
　　あなたのお子さんに選択肢を前もって与えましょう　148
　　結果は当然あるいは論理的で，非懲罰的であること　148
　　可能な限りあなたのお子さんを決定に参加させましょう　149
　　態度を曲げず和やかにしましょう　150

結果が適切であること　150
まとめ　152

第8章　問題解決を子どもに教える　153
モデルとしての親　154
　第1段階：仮想の問題を検討しましょう　156
　第2段階：解決法のブレーンストーミング　157
　第3段階：経過を考えてみましょう　159
　第4段階：最善の解決策あるいは選択肢は何でしょうか？　159
　第5段階：問題解決スキルの実行　160
　第6段階：転帰の評価　160
まず問題についてのあなたのお子さんの見方を発見しましょう　161
あなたのお子さんが多数の解決策を思いつくように促しましょう　162
問題解決を案内しましょう　163
前向きに楽しみましょう　164
感情について聞きましょう　164
多くの解決方法を出すよう促しましょう　165
非選択式の質問と言い換えを利用しましょう　166
良い結果と悪い結果の両方を考えましょう　167
考えを声に出すモデルを示しましょう　167
考えることと自己管理に注目しましょう　168
褒めてさらに褒めましょう　172
まとめ　173
　覚えておきましょう　173

第 9 章　子どもたちに感情調節を学ばせる ……………………… 175
　　感情調節とは何でしょう　176
　　子どもたちはどれくらいで感情調節を学習するのでしょう　178
　　あなたの役に立ついくつかの方法　179
　　　　安定性と一貫性を提供しましょう　179
　　　　あなたのお子さんの感情と感情反応を受けとめましょう　179
　　　　あなた自身の気持ちについて話しましょう　180
　　子どもたちが気持ちについて自由に話すのを促しましょう　181
　　感情調節のモデルになりましょう　182
　　ポジティブな独り言（セルフトーク）を教えましょう　183
　　問題解決を教えるため，好ましくない状況を明らかにして，
　　　　それを跳躍台として利用しましょう　185
　　「亀の技術」を教えましょう　186
　　緊張が高まっていく段階を子どもたちが理解できるように
　　　　しましょう　188
　　不適切な感情的怒りの爆発にはタイムアウトを行使しましょう　189
　　ネガティブな気持ちの適切な表現を教えましょう　191
　　思い通りに感情をさらけ出させるのは避けましょう　191
　　感情を調節する子どもたちの努力を褒めましょう　193
　　子どものセルフイメージを変え，ポジティブな将来を描きましょう　194
　　まとめ　194

第 10 章　友達の作り方と友達との問題に対応する
　　　　　　　スキルを教える ……………………………………………… 195
　　子どもたちの友情はなぜ重要なのでしょうか　196
　　友人作りが困難な子どもがいるのはなぜでしょう　197

親は何ができるでしょうか　198
子どもたちに交流を開始し集団に入る方法を教えましょう　198
　ロールプレイの例　199
　ロールプレイの別の例　199
お子さんと毎日遊んで社交スキルのモデルを示し，励ましましょう　200
子どもが友人との話し方を学べるようにしましょう　201
自宅での遊びの日程を決め，注意深く見守りましょう　202
自宅での子ども同士の遊びの中で社交的スキルをコーチして褒めましょう　203
問題解決と葛藤解消のやり方を教えましょう　204
お子さんに前向きな独り言を使うことを教えましょう　206
お子さんに怒りの感情のコントロールの方法を教えましょう　207
地域において前向きな仲間との接触を促しましょう　208
先生と協力しましょう　208
共感の訓練　210

まとめ　211

第Ⅱ部　コミュニケーションと問題解決

第11章　考えが動揺したときのコントロール　215
ステップ1：あなたのネガティブ思考，ポジティブ思考に気づきましょう　216
ステップ2：あなたのネガティブ思考を減らしましょう　218
　思考の中断を使いましょう　218
　心配する時間や怒ってもいい時間のスケジュールを変更しましょう　218

　　　　状況を客観化しましょう　219
　　　　事態を正常化しましょう　220
　　ステップ3　あなたのポジティブ思考を増やしましょう　220
　　　　ネガティブな独り言に反論しましょう　220
　　　　ネガティブ思考の代わりに落ち着いた思考または対処思考を
　　　　　用いましょう　221
　　　　中長期の展望　222
　　　　自分を褒めることを考えたり，言葉に出しましょう　223
　　　　ユーモア　223
　　　　モデルとなるストレス対処法の独り言および自賛　223
　　ネガティブなレッテルに異議を唱え，特定のポジティブな行動に
　　　焦点を当てましょう　224
　　意図があると推測するのをやめましょう　225
　　ポジティブに考えましょう　226
　　思考を停止させ，ストレス対処思考で入れかえましょう　227
　　ネガティブな独り言に反対し，正常化しましょう　228
　　長期的なゴールについて考えましょう　230
　　客観化と標準化　230
　　落ち着くことに焦点を当て，サポートを受けるために
　　　"アイ・メッセージ"を用いましょう　232
　　ストレス対処に焦点を当てましょう　234
問題対応型発言のモデルを示しましょう　234
まとめ　236
　　覚えておきましょう　236

第12章　ストレスや怒りからのタイムアウト ……………………………… 239

　　ゆっくりとした呼吸のためのタイムアウト　241

　　活動中のタイムアウト　242

　　視覚化とイメージのためのタイムアウト　243

　　怒りをコントロールするタイムアウト　243

　　　　怒りの感情が高まるシグナルに注目しましょう　244

　　　　タイムアウトのサインを決めましょう　244

　　　　場の設定をしましょう　244

　　　　タイムアウトの時間を設定しましょう　245

　　　　タイムアウトの手順　245

　　ストレスについての独り言　245

　　個人的なタイムアウト　246

　まとめ　247

　　覚えておきましょう　247

第13章　効果的なコミュニケーション技術 ……………………………… 249

　　傾　聴　249

　　存分に話しましょう　253

　　感情について語りましょう　257

　　行為をやめて，再度集中しましょう　259

　　丁寧に，ポジティブになり，あなたの不満事を校正（言い換え）

　　　しましょう　260

　　非難ではなく，問題を直すことに焦点を当てましょう　265

　　問題というのはいつも妥当なものです　266

　　現実的な変化に焦点を当てましょう　267

　　相手が考え感じていることを尋ねましょう　268

落ち着き，行動を控えましょう　269
　　　あなたのフィルターを告げ，フィードバックを得ましょう　269
　　　不平事を校正し，ポジティブな提案をしましょう　270
　　　一貫したメッセージをめざしましょう　272
　　　ポジティブな要求と指示をしましょう　273
　　まとめ　275

第14章　大人同士の問題解決　277
効果的問題解決への6段階　278
　　第1段階：時間と場所を取り，議題を決めます　278
　　第2段階：問題を叙述し定義します　278
　　　状　況　279
　　　反　応　279
　　第3段階：目標と期待をまとめます　280
　　第4段階：ブレーンストーミングでの解決　281
　　第5段階：計画を立てましょう　282
　　第6段階：結果の評価　282
問題を定義しましょう　283
　　協働作業　283
　　プラス思考　284
　　具体的かつ明瞭に　284
　　あなたの感情を表現します　285
　　未来志向になりましょう　286
　　短くそして一度にひとつのことを　287
目標と期待　287
　　セッションを振り返って，まとめましょう　287

    目標と望まれる行動を述べましょう　288
  ブレーンストーミング　289
    オープンに　289
    詳細は後回しに　289
    創造的で革新的に　290
  計画を立てましょう　290
    あなたのリストを見直しましょう　290
    アイデアを評価します　291
    障壁とそれを克服する可能性のある方法を見つけます　292
    計画を書き出します　292
    次のミーティングの日程を決めます　293
    あなたの努力を褒めます　293
  まとめ　294

第 15 章　学校の先生と協働して問題を予防する　297
  なぜあなたのお子さんの先生とパートナーシップを築くべきなのでしょうか？　297
  今すぐに，先生との関係を始めましょう　299
  定期的なコミュニケーションを維持するための取り組み　299
  親が関与するプランを持ちましょう　300
  家庭での学習の日課を設けましょう　300
  両親学級に参加しましょう　301
  先生―親パートナーシップモデルの価値に気づきましょう　302
  良い学校面談にしましょう　302
  お子さんの先生に尋ねることのできる他の質問　306
  教室での問題に関する話し合いでのコミュニケーション

ガイドライン　306
　　　早期に問題に取り組みましょう：解決しやすくなります　307
　　　あなたの心配事について話しましょう　308
　　　先生の意見を聞きましょう　310
　　　礼儀正しく，前向きに，そして不満は調整しましょう　311
　　　問題の解決に集中しましょう　311
　　　お子さんの擁護を続けましょう　313
　　　希望を表明しましょう　313
　　　共通のゴールを決めて解決に意見を出し合いましょう　313
　　　先生への信頼を表明しましょう　314
　　　フォローアップ計画を立てましょう　314
　　　スクールカウンセラーや校長に参加してもらうには　317
　　　子どもの前で一体となった生産的取り組みを見せましょう　317
　　　長期的展望を持ちましょう　318
　まとめ　318
　　　覚えておきましょう　318

第Ⅲ部　よくある問題行動への対処法

問題 1　子どもの「スクリーン・タイム」のコントロール　323
問題 2　公共の場での行動　337
問題 3　ダラダラした行動　343
問題 4　同胞葛藤と子ども同士の喧嘩　349
問題 5　反　抗　361

目次

問題 6　寝たがらない〜びっくり箱症候群〜　369
問題 7　夜の目覚め　夜の時間：幽霊，ライオン，魔女　375
問題 8　盗　み　381
問題 9　ウソをつく　387
問題 10　食事中の問題　393
問題 11　おねしょ　403
問題 12　ADHD　409
問題 13　親が離婚した子どもへの援助　421
問題 14　恐　怖　431
問題 15　あなたのお子さんの読む力を高める「注意深い読み方」　443

巻末資料　451
訳者あとがき　457
索　引　459
訳者略歴　466
著者略歴　467

はじめに

　3歳から8歳までの子育ては，親と子ども両方にとって，つらい時期になってしまうかもしれません。子どもにとってこの時期は，ファンタジーと現実がよく混ざる世界から，約束と理想が持続する，より実体のある世界への大きな移行期なのです。安心感と愛情を欲しがる一方で，すでにもう，自立して自分でできることを証明する必要もあるのです。そして，自分の周りの環境の限界を試したり，何が許されて何が許されないのかを見つけたりする時期です。家の中の世界から幼稚園や保育園の世界に出ると，他の大人や子どもから新しいルールや反応があることを発見します。そして，子どもはこうした対立するニーズやプレッシャーを経験するので，自分の思い通りにいかない場合には，癇癪を起こしたり，駄々をこねたり，何かを壊すこともあります。あるいは，嘘をついたり，自分に意識を向けてもらうために何かを盗んだりすることもあります。引きこもったり，怖いものを避けることもあります。幼稚園児のお互いの交流の4分の1は攻撃的なものであると知っていましたか？　また，およそ70％の幼児は，最低一日に1回は癇癪を起こしていると知っていましたか？

　親にとって，これらの反応や言動は，驚くことが多く，時には対処することが困難です。あなたのお子さんが乳児期から幼稚園・保育園に行

く年齢に育ったら，子どもの経験を管理しているという感覚を失くし，お子さんが協力しないために怒ることもあります。あなたは，お子さんの脆弱性に不安を感じ，学校でうまくやっていけるか，友達はできるかという心配を持つかもしれません。どのくらい厳しくしつけを行う必要があって，また，それに反してどのくらい自由にさせる必要があるのかと，たびたび思っている人もいるでしょう。もっと効果的に問題に対応できないものかと，あるいはお子さんに期待しすぎているのではないかと，頻回に罪悪感を持っているかもしれません。そして，子どもが悪いことをしたときに，どのくらいストレスが生じているのか全くわからないかもしれません。実際，子育ては，大人が取り組む仕事のうち，たぶん最も大変な仕事のひとつですが，おそらく一番少ない量の訓練や準備しか提供されていない仕事のひとつでしょう。

　私は幼い子どもについて親が直面する問題を解決し調停するのを助けるために，そして，子どものポジティブな社会的言動を育て自尊心を強化する，共感的で慈しむ子育てや優れた育児の準備のためにこの本を書きました。最も効果的な子育てアプローチを学ぶことによって，子どもたちの問題が収拾がつかなくなる前に，親が子どもの社会的・感情的・学業的能力を伸ばし，子どもの問題行動を減らすことができるということが，私の信念です。この本が様々に詳しい具体的な方法を提供する一方，各章に共通するテーマがいくつか存在します。

共感的な子育てを促進しましょう

　この本は，行動がどのように習得されまた変化するものであるのかという，心理学的原則に基づいています。行動の問題を子ども自身の悪さ，あるいは親の能力のなさから来る過ちとして見るのをやめましょう。大抵の有能な親とは，自分の子どもとの間の相互作用に共感的である人々だと，私は信じています。つまり，こうした親は自分の子どもの気質に共感的で，子どもが親に出す手がかりを学習する準備があり，こ

うした手がかりを用いて子育てという反応を決めています。例えば，自分の子どもがイライラしていることがわかった親が，子どもに達成感を与えるために，（子どもに代わって行うのではなく）ただ十分なサポートや助言を与えるのです。あるいは，極度に過活動で衝動的な子どもの親は，自分の子どもが他の同年齢の子どもたちより社会的，感情的に幼いということを理解するために，自分たちの子どもへの期待を順応させ，さらなる見守りや，社交スキルを学習する手助けや，教えたことを最後までやり遂げる援助をすることが必要です。

　ある意味で，親は自分の子どもにとって"コーチ"の一種であり，（子どもの発達と気質によって）子どもが何を学ぶことができるかを理解し，何か新しいことを覚えることに挑戦する小さな一歩を応援し，適切な目標を達成するようにサポートと養育によって子どもを導くのです。

注目の原則

　「注目の原則」とは，このあとの章で述べる多くの事柄の背景にある基本原則です。簡単に言うと，それがポジティブ（称賛）かネガティブ（批判）かにかかわらず，子どもは他者からの，特に親からの注目を得るために動くということです。もし，子どもがポジティブな注目を得られなかったら，そのとき，問題行動を起こしてネガティブな注目を得ようと励みます。子どもにとって，ネガティブな注目は全く何もないよりましなのです。したがって，もしあなたが社会的に望ましい言動を促進したいのであれば，お子さんが望ましい態度や言動をしたときに，お子さんにあなたのポジティブな注目を与える必要があるということです。

子どもは親の期待に沿ったり期待を裏切ったりします

　子どもは，ほとんどの大人が認識するよりもかなり早いスピードで，親の期待を認識します。もし親が，自分の子どもがどんなに悪いのか，

どんなに能力がないのかを言うことで彼らにマイナスのレッテルを貼れば，その子どもは，このネガティブなイメージを信じるようになるでしょう。したがって，親は自分の子どもをポジティブに考え，子どもの未来がプラスで，色々な状況にうまく対処できる能力があるという，ポジティブなイメージを抱く必要があります。例えば「もう一度やってみよう」「次はもっと良くできるよ」「イライラしていたけれど，落ち着いて我慢していたね」などという言葉は，子どもに失敗から学ぶ自信を与えます。

暴力的ではないしつけ

失敗にはその結果が伴うことを親は教えますが，それと同時に親は，子どもを愛していて，次回はより良い言動を行うと期待していると教えるようなしつけをするのに，倫理的な方法を用いる必要があります。しつけの方法として叩くことや体罰はとても大きな不利益があり，暴力的ではない代替方法の多くは，子どもの感情的・社会的発達に，またそれと同様に親子の継続している関係に，長期にわたってより良い結果を与えます。

それぞれの子どもの個性的な気質を受け入れましょう

この本をうまく利用するためにカギとなることは，それぞれの子どもの個性的な気質と発達を親が理解し，認識し，受容し，対応することであり，子どもの長所を強調し，限界を受け入れることです。気質とは，人の活動レベル・気分・活動性・適応性・衝動性・持続性などの先天的で内的な行動スタイルや特質と考えられます。あなたのお子さんについて考えてみてください。あなたのお子さんは，おっとりの夢追い人型ですか，気分屋で傷つきやすいですか，あるいは社交的で落ち着きがないタイプのおしゃべり屋ですか，それとも反対に，控えめで，いくらか内気で，静かですか。ひょっとするとあなたのお子さんのうち1人は，バ

ランスが取れていて落ち着いていて，融通が利く，協力的なタイプで，もう1人は正反対で，頑固で融通が利かない無愛想なタイプかもしれません。

気質特性の正常範囲は広いのです。複数の研究が，10〜20％の健常児は"気難しい"と考えられる気質であると示しています。これらの子どもたちは，多動，あるいは衝動的で短時間しか注意を集中することができず，面倒をみることがさらに難しくなります。このようなパーソナリティ特性は，知能には関係しておらず，中枢神経系の不均等な発達に関係しているものです。ですから，もしあなたがこのようなお子さんの親なのでしたら，彼らの言動はわざとではなく，あなたの努力を邪魔しようとしているものではないことを覚えておくことが重要です。そして，あなたが難しい気質のお子さんの行動を統制し，お子さんのエネルギーをプラスの方向に持っていこうと援助するとしても，あなたはこれらの気質そのものを変えることはできません。また，変えようと思ってもいけません。多動で，活動的で，がさつな子どもを，静かで控えめな子どもにさせることは誰にもできません。そのような試みは，親がイライラするだけでなく，子どもにとってもためになりません。このような子どもたちはそれぞれ，現実世界に対して適応するための独自の方法があり，親は——子どもが自分の最大の可能性にたどりつけるように——子どもの気質を理解し，受け入れ，気長に待ち，寛容的になることで，最大の支援を行えるのです。

親としての権限を状況に応じて利用しましょう

親の中で混乱することのうち最も基本的なことは，家族が民主的であるかどうかということです。もし家族は平等な人々で構成されていて民主的なものと考えるのであれば，大抵の親はリーダーシップをとることを避け，しつけから手を引きます。しかし，家族は民主的でなく，権力も責任も，子どもと大人の間で平等に分配されてはいません。幼い子ど

もは自分自身で問題解決をすることができないですから，自分が安全だと感じるために，親が行動の統制と意思決定を行ってくれることを必要としているのです。子どもには，シェアすること，待つこと，他者を尊重すること，自分の言動に責任を持つことを教える必要があります。制限を設定されることで子どもはイライラしたり憤慨するかもしれませんが，自己管理や自分と他者の欲求のバランスを取ることを学習させることができるのです。

　しかし，親は自分の権力を状況に応じて使うことを学ばなければなりません。親は，どの問題に厳しいしつけを行い，しっかりと言動を見守る必要があるのか（例えば破壊行動や言うことを聞かないこと），どの問題は子どもに一任する必要があるのか（例えば何を食べるのか，何を着るのか）を，決定する必要があります。カギとなることは，実行可能な権力のバランスを取ることです。そのため，子どもが適切に振る舞う限り，子どもにはそれなりの自己管理をする権力を与えられ，一方，不適切な振る舞いをしたときは，親が子どもの管理を担わなければなりません。もし子どもが家族関係の中で何も管理させてもらえなかったら，権力争いが起こり，不適切な方法（例えば服を着ようとしないことなど）で権力を得ようとします。家族の中で協力的な関係をもって子育てするために，そして子どもの自信と最終的な自立を促進するために，親は放任しすぎたり，権威的になりすぎたりすることを避けなければなりません。必要な指示やしつけは，思いやり・褒めること・子どもの特別な要求に対応することとのバランスが取られているべきです。

練習が完璧さを作ります

　親が自分の子どもに対して実際にこの本に提示されている方法を行うとき，特に初めて使う方法を用いたときには，不自然で嘘のような感じを受けるかもしれません。このぎこちなさは，人が新しいことを学ぶときにいつでも生じる普通の反応です。見た目に複雑であることで自信を

はじめに

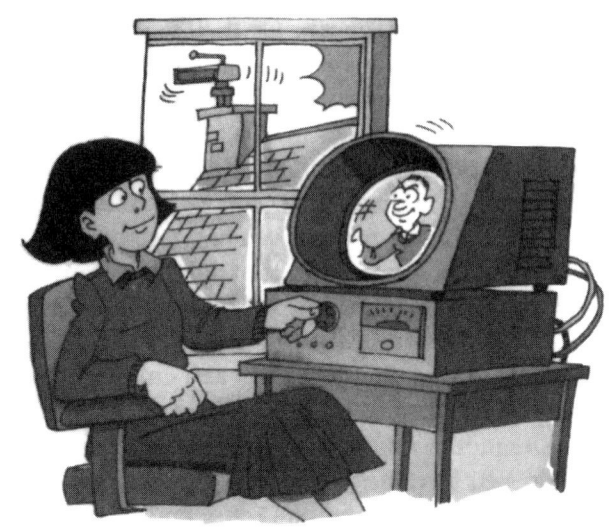

いつでもあなたのレーダーアンテナのスイッチをオンにしておきましょう

なくさず，またすぐに心地よく感じるようになることを期待しないでください。練習を重ね，これらの子育てのスキルを無意識に使えるようになる頃には，より自然に使えるようになります。

すべての子どもが問題行動を示します

　子どもたちにとって問題行動は普通のことであり，もし適切に対応すればコントロールしやすいものであることをどうか覚えておいてください。問題をもみ消すことはできませんが，創造的になって対策を試すことで大きな違いが見られるのです。ある特定の問題行動に対応して当初進歩が見られた後に，子どもがそれ以前の状態に戻ったとしても驚くべきではありません。進歩することは，一気に進んだり，後戻りしたり，強化したり，さらに成長したりするという特徴があります。

すべての親は間違えます

　すべての子どもに問題行動があるように，すべての親は，時には怒ったり，罪悪感を持ったり，イライラしたり，無力や無能さを感じたりします。親は，子どもと同様，いつでも学び，新しいことを試し，間違えもするのです。子どもは際立って柔軟性があり回復力があるので，たとえ親が間違えたとしても，子どもを永続的に害することはありません。大切なのは，子どもは自分の親が，より効果的な方法を学び続け，対処し続けていることを見ているということです。本書の目的は，新しい考えを刺激すること，隠れた危険を注意すること，学ぶ機会を認識すること，そして，親とその子どもに何が最も効果的であるのかを親が見つけることを援助することなのです。

育てることを楽しみましょう

　本書は，多くの「行うこと」と「行わないこと」，つまり，覚えておくことと避けることを示しているため，読者は一貫した完璧な解決方法があると誤解するかもしれません。あるいは，自発性や楽しむ余地がないと心配するかもしれません。これは真実ではありません。もし自信を持ち，避けられない問題や隠れた危険のための準備をしている親なら，柔軟性・斬新さ・創造性を持っていることでしょう。例えば，控えめな子どもが，最終的に寝る時間の5分前に，心を打ち明けて話を始めたら，自信があり共感的に対処できる親は，これはルールの特例を作るよいタイミングだと認識し，話をするために夜更かしさせるでしょう。一貫性を持つことはよいことですが，融通が利かない方針はよいことではありません。親が子どもの気質と発達段階と本書で検討している行動の基本原則を理解しさえすれば，異なる方針を試し，優先順位に合うようにアドバイスを当てはめ，子育ての創造的過程を楽しむことができます。もちろん，子育てにぴったり当てはまる公式や，魔法の青写真はあ

はじめに

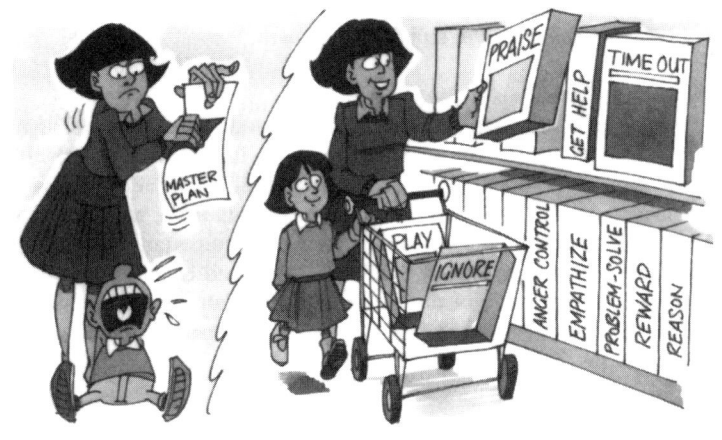

親による問題解決と効果的対処戦略を促しましょう

りません。それぞれの状況は異なり，親は最も効果的な自分の子育てスタイルを発見しなければなりません。親は，自分が子どもと一緒に学ぶとき，自分の子どもと自分の常識と想像力を信じる必要があります。

本書の背景

『すばらしい子どもたち』は，ワシントン州立大学の子育てクリニックでの研究を基にしています。過去25年以上，私たちは3歳から8歳で問題行動がある子どもを持つ3,000人以上の親と，協働し，研究し，子育てプログラムを実施しました。この研究の第1の目的は，非常に扱いにくい子どもを持つ家族を援助する効果的治療プログラムを考案することでした。そのため，私たちは比較的小さい問題を持つ，例えばめそめそ泣いたり，癇癪を起こしたりする子どもを研究し，そしてより大きい問題を持つ，例えば嘘をついたり盗んだりする子どもを研究しました。私たちは，あらゆる種類の家族と協働しています。例えば，両親・

片親・義理の家族・養子を持つ家族・里親の家族です。また，私たちは，アジア系・ヒスパニック系・アフリカンアメリカン系・東アフリカ系を含む，多くの異なった文化を持つ家族とも協働しました。私たちは彼らの自宅でその家族を最低8回観察しており，さらにその家族の子どもと一緒に遊びながら観察しています。私たちと一緒に，これらの家族は自分の子育て方法・経験・問題をお互いに共有しています。それに加え，彼らの子どもたちの先生からも情報を得ています。これらの研究に加え，ほとんど問題行動を示さない子どもを持つ家族の研究により，私たちは最も効果的な子育て方法を見つけ出すことができています。この情報が本書の基盤を提供しています。

　私たちの研究からのデータは，私たちのコースを受けた親が，自分の子どもの不適切な言動を減らし社会的・感情的能力を向上させることができていることを指し示しています。その親たちは，養育的で共感的な親になることを学んでいるのです。さらに，その親たちは，自分のしつけの方法によって，自信と心地よさを感じていると報告しています。本書を出版することによって，より多くの親にこのことを伝えることができ，幼児・学童の子どもを，自信・喜び・協力の精神をもって対応する助けとなることを，私たちは望んでいます。もし家族の問題が比較的軽度なら，本書は問題に対処する助けとなるでしょう。長期にわたる問題を抱える家族は，本書を読むだけでは起きていることを簡単に変化させることができないかもしれません。このようなケースではセラピストの支援を求め，必要な変化を起こす手助けをしてもらいましょう。

本書の構成

　前の章に示した知識に基づいて次の章を述べているので，この本は各章を順番に通して読むことが重要です。もちろん，最も興味を持った章

を最初に読みたくなるでしょうし，今とても困っている状況に関する章を最初に読みたくなるでしょう．しかし，それでもこの本の最初から読むこと，そしてすべて読むことを勧めます．ここにあるピラミッドの絵のように，最初の3つの章は，あなたとお子さんの間に強い結びつき，あるいは愛着を作る子育ての方法を学ぶことによって，ピラミッドの基盤を作ることに焦点を当てています．このポジティブな関係は，ポジティブな言動を促す機会を与え，お子さんの自尊心や社会的能力を築くでしょう．多くの親は，これらの章で扱われている内容に焦点を当てれば，しつけの必要性をあまり感じなくなったり，しつけをするのもスムーズに行くことに気付きます．このピラミッドが上に進むにつれ，第4・5章では，子どもに制限を設定する方法と，子どもが従わないときの対応方法に焦点を当てています．第6・7章は，親が対立を避けつつ

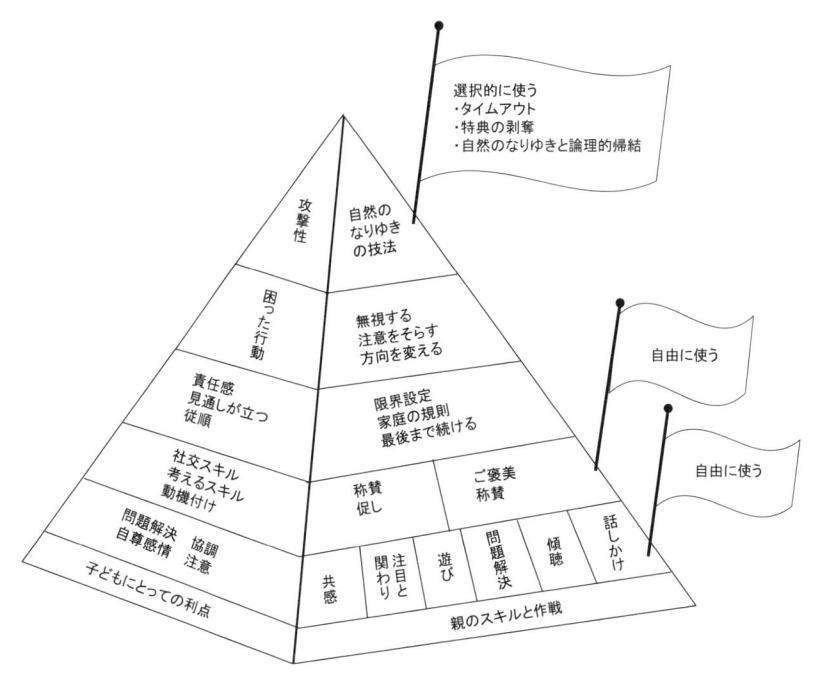

子育てピラミッド

不適切な言動を減らすことができる他の非暴力的方法を述べています。第8章は，問題解決方法を子どもに教え，葛藤を対処し自分なりの問題解決を見つけることを学べるようにすることに焦点を当てています。第9章は感情の調整に，第10章では友人関係での対処方法に焦点を当てています。第Ⅰ部の最後まで行けば，私たちが最も効果的方法だと考えていることの基盤を身につけられます。ピラミッドの下のレベルで学ぶスキルは，たびたび子どもに使われる子育て方法であることにも注意しましょう。

　本書の第Ⅱ部は，子育て技術そのものよりも，親自身の対人関係技術に関連した問題により焦点を当てています。最初の2つの章は，個人のセルフコントロール方法と，子どもに関する抑うつ・怒り・イライラ・絶望的な考えに親が対処する方法を，親が理解する方法を取り扱っています。第11章では，思考の過程に挑戦し，それを変えていく自己コントロールについて述べ，さらに第12章では，リラクゼーション運動と生活上のストレスに対応する方法を通じて，身体的管理方法を述べています。第13章は，子どもと大人に対しての効果的なコミュニケーション方法を述べています。第14章は，大人の人間関係に焦点を当て，親は批判的ではなく協力した方法で，一緒に家族の問題を話し合い，解決策を見つけ出す方法を学ぶことができます。第Ⅱ部の最後の第15章は，子どもの学校の先生と協力的相互関係を発展させるコミュニケーションと問題解決方法の用い方を述べています。こうした関係を持つことは，自宅と学校の間に解決方法と目標についての一貫性を持たせることができ，さらに，親自身と子どもの先生の両方にサポートを提供します。

　第Ⅲ部は，最初の2つのパートで学んだ原則を，例えばダラダラと過ごすこと・寝るのを嫌がること・多動・食事時の問題・きょうだい喧嘩・親からの分離不安，あるいは特別な状況や読むことを学ぶことなど，よくある問題に適用します。これらの章では，それぞれの問題の考

えられる理由のあとに，何をするのかという実用的な提案が続いて提示されています。

要約すると……

　子どもの社会的・感情的・学力的発達は，素晴らしい過程です。それは親の成長と発達でもあるのです！　あなたの素質を信じることによって，失敗から学ぶことによって，あなたの間違いや欠点を笑い飛ばすことによって，他の人からサポートを得ることによって，あなたのための時間を取ることによって，そしてあなたのお子さんと一緒に楽しむことによって，この過程を楽しむことにしましょう。それが——涙・罪悪感・怒り・笑い・楽しみ，そして愛とともに——素晴らしい数年間になるのです。

第Ⅰ部
成功する子育ての基礎

第1章

子どもとの遊び方

　私たちの社会には，親子が一緒に遊ぶ時間はどうでもいいことで非生産的なことであるという考えが広まっています。遊びは取るに足らないものであるという考えは根深く，例えばそれは，「あの子は遊んでいるだけよ」「遊んでばかりいるのをやめなさい」「保育園になぜ行かせなければならないの。ただ遊ぶだけでしょ」といったコメントに反映されています。また，親が自分の子どもに，**ただ**遊ぶよりもむしろ，色々なスキルを教えるという傾向にも反映されています。学校での成果・経済的成功・名声を得られる仕事が強調される社会では，遊びが時間の無駄であるという考えから逃れることが難しいのです。

　しかし，私たちはこの考えから離れるべきです。なぜなら，遊びは，子どもたちにとって，自分が誰であるのか，自分は何ができるのか，自分の周りの世界とどのように関係しているのかということを学ぶ機会を提供しているなど，様々な面でプラスになるからです。親が遊びの効能を認識することもときどきありますが，大抵の場合，親は自分が遊びに関わる必要はないと思っています。親は，遊びが本能的なもの，つまり子どもが大人の助けを必要とせず自分自身で行うことができる唯一のものであると，間違って思いこんでいるのです。とても幼い子どもがある程度自発的に遊んでいることは真実ですが，創造的な遊びに向かう本能

は，子どもの発達を刺激する大人の介入がなければ次第に消えていくこともまた真実なのです。

　あなたにとって，ご自分のお子さんと遊ぶことは大切なことです。遊びは，温かい関係性を築き，家族との間で強い愛着を築き，そして葛藤が生じた際に利用することができるポジティブな感情と経験を前もって蓄えておく助けとなります。遊びを通して，あなたはご自分のお子さんが問題解決をすることを，考えていたことを試すことを，そして想像力を探求することを援助することができます。同様に，大人と遊ぶ時間は，語彙の発達に働きかけるため，子どもたちは思考・感情・ニーズを言葉で伝えることを学びます。また，大人と遊ぶ時間が，人と順番に何かをすること，分け合うこと，他者の感情に共感することを教えることによって，社会的に相互作用を持つことを促します。さらに，遊びは，自尊心と有能感を促進することで，あなたがご自分のお子さんに対応することができる時間です。研究の結果，児童期に親がごっこ遊びや空想遊びに関わると，その子どもはより創造的で，問題行動も少ない傾向があることがわかっています。

　不幸にも，ほとんどの親は自分の子どもと遊ばないというのが事実であり，その理由で最も多いのが，親が単に遊び方を知らないことなのです。したがって，このあとのページでは，ご自分のお子さんとの遊び方，子どもと遊ぶときに親が直面する最も一般的な落とし穴の避け方を示していきます。

子どもに合わせましょう

　親の中には，何をするのかという練習を与えることによって，例えばお城の建て方の**正しい**方法や，パーフェクトなバレンタインギフトの作り方，パズルを正しく完成させることといったように，子どもの遊びを構造化しようとする人もいます。これが遊びを価値のある活動にするに違いないと信じているのです。不幸にも，遊びの成果を不適切に重要視

すると，命令と訂正の連続が発生し，それは子どもと親の両者にとって，大抵，遊びの経験を実りのないものにしてしまいます。

例えば，リサと母親が，リサの新しいドールハウスで一緒に遊んでいるときに何が起こるのかを考えてみましょう。母親は，「まず，冷蔵庫とオーブンを台所に置きましょう」と言います。リサが台所の場所を示すと，母親は「そうね。それでは，ここにある他の台所用品もすべて，そこに置かなければならないわね」と答えます。そして，さらに続けて「そして，リビングの家具はここに置かなければならないわ」と言います。リサがリビングルームに家具を置き始めると，母親は，お風呂用品を置く場所を示します。間もなくリサは遊ぶことを止め，母親がすべての物を**正しい**部屋に整理することを見ることになるのです。ここまで，リサの母親が，遊びのすべてを行っており，ドールハウスでリサが何を行いたかったということは全くわかっていません。もし母親が待っていたら，ベッドが飛んでいったり，どの部屋にもリビングルームの家具があったりというように，リサの遊びがとても想像的であることに気づいたでしょう。

自分の子どもと遊ぶための最初のステップは，あなたの方向付け・考え・想像よりもむしろ，お子さんの後についていくことです。指示したり方法を教えたりすることにより，活動を構造化したり整理してはいけません。子どもに何も教えてはいけません。その代わり，子どもの行動を真似して，子どもがあなたにするように言ったことを行ってください。あなたが手を出さず，子どもが想像力を発揮するチャンスを与えると，あなたはすぐに子どもがさらに創造的になるのと同時に，さらに遊びに夢中になり興味を持つようになることを発見するでしょう。この方法は，子どもの遊ぶ能力と自立的に考える能力の発達を助長するでしょう。

子どもに合わせた遊びのペース

　幼い子どもは遊んでいるとき，何回も何回も同じ活動を繰り返す傾向があります。幼児が繰り返し箱に物を詰めたり空にしたりすることを，あなたは何回も見ていますか？　さらにもう一度と，同じ物語を読むように言われたとき，あなたは何回も，心の中で不平を言っているでしょうか？　確かに，ほとんどの親は繰り返す遊びにすぐに飽きてしまって，他の考えや高度なおもちゃの使い方を教えることでペースを速める傾向にあります。問題は，子どもはある活動を習得するために，そして自分の能力に自信を感じるために，何度もリハーサルや練習を必要としているということです。もし，新しい活動を強要されると，子どもは無能さを感じるでしょう。あるいは，そうした挑戦が大きすぎると感じて，子どもはイライラして，親と一緒に遊ぶことをあきらめるかもしれません。結局，子どもは親の期待に沿うことができないと感じてしまいます。

　あなたの子どものテンポに従って，遊ぶペースを調整してください。子どもに想像力を使う時間を十分に与えてください。単にあなたが飽きたからというだけで強要しないでください。子ども自身が何か別のことをするのを決めるまで待ってください。子どもは，大人よりもかなりゆっくり，ひとつの考えからもうひとつの考えに移ることを，覚えておいてください。ゆっくりペースを調整することが，子どもの注意力を延ばす助けとなり，一定の時間帯にひとつの活動に集中することを促すでしょう。

子どもの合図を感知しましょう

　子どもの発達段階から見ると難しすぎる遊びのアイデアやおもちゃを提示する親がときどきいます。例えば，3歳の娘が三目並べ[注1]やパズルを一緒に覚える準備ができていると思う父親がいるかもしれません。

父親が3歳の娘にそうした遊びを教えれば，娘が抵抗していることに気づくでしょう。この抵抗は，その活動を行うにはまだ発達的に準備ができておらず，理解できない何かを行うように言われてイライラを感じているから生じることが大変多いのです。

ご自分のお子さんと遊ぶとき，お子さんがあなたに与える合図に気を付けましょう。お子さんがパズルや，ゲームを覚えることに興味を示さなかったら，お子さんが行いたいことに移りましょう。あなたが新しいことを定期的に提供し，お子さんが興味を示したときは，支持的に反応しましょう。どのような遊びを行ったとしても，大切なことは，お子さんに考え，探求し，経験する時間をあなたが与えることです。もし三目並べやカードゲームが，例えば映画のチケットやスピニング・ゲームや独創的デザインなど，まったく違った何かに変わってしまっても心配しないでください。

権力争いを避けましょう

今までに，誰がゲームに勝ったのか，ルールは何か，どの絵が一番かなど，就学前のお子さんと権力争いをしたことはありませんか？　もしそうだとしても，それはあなただけではありません。多くの親たちが，無意識に自分の子どもとの競争的な関係を作ってしまっています。例えば，ボードゲームで遊んでいるとき，そうした親は子どもにルールに従って遊び，潔く敗者となることを教えることが必要だと考えたり，あるいは親がその遊びの自分の担当をちゃんとやってしまうので，子どもは能力がないと感じざるを得ないこともあります。ブロックで遊んでいる母親と息子を考えてみましょう。数分間，ビリーは自分の家の最初の壁を作ることに喜んで夢中になっています。ついにそれが完成したので

注1）3×3の格子上に2人が交互に「○」と「×」を書き込んでいき，3つ並べたほうが勝利というゲーム。

ビリーは認めてもらいたくて母親を向くと，母親が家全体を作り終わっていたことに気が付きます。ビリーは無力さを感じ，母親との競争に巻き込まれたとも感じ，さらに，ビリーは自分が母親に勝つことはないと感じます。この時点で，ビリーは，遊ぶことをあきらめるでしょう。あるいはその状況において自分が覇権を握るための他の最終的な方法——例えば癇癪を起こす——を用いるかもしれません。

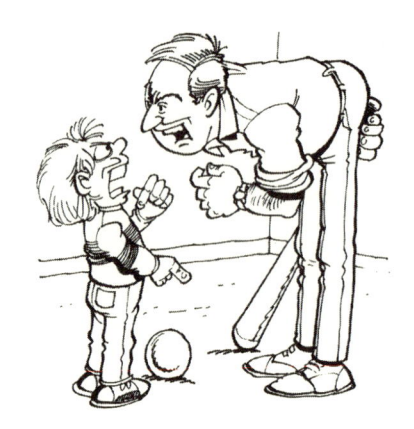

不必要な争いは避けましょう

　遊びにおいて基本的に重要な点は，子どもに能力感と自立性を養い，正当な支配力や権力を持つ機会を提供することです。実際，小さい子どもたちは，大人との相互作用の中で，この機会を許されていることがほとんどありません。遊びは，子どもが正当な支配力を持つことのできるひとつの活動であり，ある程度，子ども自身でルールを決めることができます。

　幼児や就学前の子どもは，ボードゲームやカードゲームのルールや一連の流れを本当には理解していません。子どもは7歳か8歳になってから，協力的な相互作用のサインを示し始めます。そのときでさえも，子どものルールの理解は，どこか曖昧かもしれません。しかし，過度な競争やルールを避けさえすれば，子どもたちは大人とゲームで遊ぶことを楽しむことができます。もし子どもが，子どものほうが勝ってもよいルールを言ってきたら，そのルールは許可されるべきです。子どもが負けることを勉強しないと心配する必要はありません。子どもの人生では他の多くの状況がそのことを教えるでしょうし，あなたがお子さんのルールに協力し，受け入れることのモデルを示せば，お子さんは他の状

況であなたのルールに協力するようになるでしょう。

子どものアイデアと創造性を褒めて促しましょう

　遊んでいるときは，子どもの間違いを訂正するという罠に陥りやすいものです。あなたはどのくらいの頻度で「違うよ，それはそこではないよ」とか「そのやり方は違うね」と言っていますか？　批評と訂正の類は，最終的には子どもに，アイデアを探求したり，おもちゃを試したりすることに警戒心を抱かせてしまいます。また，親が子どもの適切な言動よりもむしろ悪いことのほうに注目することから，子どもに自分ではどうしようもないという感覚を植え付けてしまいます。このタイプの親は，創造的なプロセスを促すのではなく，完璧さこそが遊びの目的だということを強調して伝えているのです。

　子どもと遊んでいるときは，子どもを評価，訂正，反論しないようにしましょう。完成させることではなく，創造することと試すことが大切なことです。子どもの遊びというものは，あなたにとって意味を持たないものであることを覚えておいてください。自動車が空を飛び，馬が話をするのです。遊んでいる間，ご自分のお子さんの社会的に適切な部分に注目しましょう。例えば，「すごいね。キリンさんは素敵な赤色だね」とか「自分でゲームを作ったんだね。面白いね！」と言ってみましょう。あなたのお子さんのアイデア，考え，言動を褒める方法を色々考えてみましょう。集中すること・やり抜くこと・問題解決に取り組むこと・創意工夫をすること・気持ちを表現すること・協力すること・やる気を持つこと・自信を持つことなど，あなたがお子さんの様々なスキルを強化することができます。これをどのように行うのかを学ぶための練習として，2～3分ごとに1回，子どもの何かを褒めましょう。

空想やごっこ遊びを通して感情的理解を働きかけましょう

　想像的な遊びをすること——電車の音を真似しながら床の上に両手を

ついてハイハイすることや，おとぎ話を演じること――に，気が進まない大人もいます。そのような大人たちは，ばかげている，恥ずかしいと感じるのです。特に父親は，自分の子どもと人形で遊んだり着せ替えごっこをしたりすることを，気まずく感じるようです。それは偽りであるとか，想像的な遊びは感情的混乱のサインであると言ってくる親もいます。

　子どものごっこ遊びを促すことは大切です。なぜなら，子どもにとっての想像上の世界を作り，考えや物語を創るからだけではなく，子どもが感情の調整や共有を学ぶことを助けるからです。子どもはごっこ遊びをするとき，具体的な事象そのものよりも，事象の表現を操作することを学んでいます。ほとんどの健康な子どもは，早くて18ヵ月，遅くても3歳までにこれを行います。想像上の仲良しは4歳の子どもの間でよく現れます。ファンタジーを伴う遊びは，幼児期の中期に徐々に増えていき，そのあと消えていくでしょう。この種の遊びをあなたが促すこ

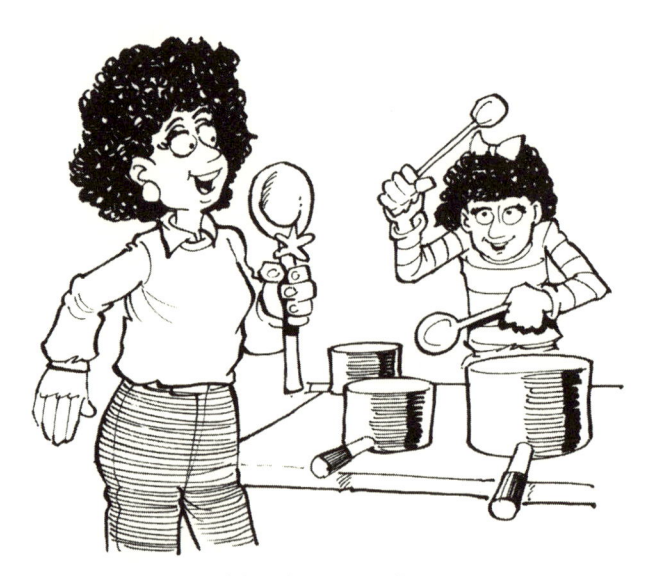

空想を促しましょう

とはとても大切です。なぜなら，子どもにとって多様な認知的・感情的・社会的スキルを発達させる助けとなるからです。箱と椅子が家やお城になったり，人形が親戚・友達・好きなアニメのキャラクターになったりすることを認めましょう。ファンタジーは子どもが象徴的に考えることを助け，さらに何が現実で何が現実でないのかについて，よりよい考えを与えるようになります。ロールプレイは，他の誰かの気持ちを経験させ，他者の感情に思いやりを持ち理解することを助けます。指人形を使うこと・着せ替えごっこをすること・電話の真似をすること・おもちゃのお金で遊ぶこと・想像上の生き物について話すことを促しましょう。指人形や想像上の遊びにおいて，子どもはさらに，痛みや怖さの気持ちを親と共有するようになるでしょう。

観賞力のある観客になりましょう

あなたのお子さんと一緒に遊ぶときは，良い観客になることが大切です。お子さんを無視したり，お子さんが行っていることを乗っ取ってしまったりするように，遊びにとても夢中になってしまう親もいます。すると，親が遊んでいる間は，幼い子どもたちは，それを見ることになってしまいます。先述したリサの母親を覚えていますか？　そして，母親が行ったように上手にブロックで建物を作れなかったため，無力だと感じてイライラしたビリーを覚えていますか？

あなたがお子さんと遊ぶとき，ご自分が行っていることに夢中になるのではなく，お子さんに注目してみましょう。遊びの時間は，お子さんが適切に言動している限り，自分でコントロールできるわずかな状況のひとつなのです。また，邪魔となる多くのルールや制限なしで，自分が行っていることを親から褒められる，わずかな時間のひとつなのです。自分を観賞力のある観客として考えるようにしましょう。お子さんが何を作り出しても手を出さないで見ていましょう。そして，お子さんの取り組みを熱心に褒めましょう（もしあなたが本当に素晴らしいレゴのお

城を自分自身で作りたかったら，あるいは芸術作品を48色の色鉛筆で作りたかったら，お子さんが寝ついたあとであれば，止める理由は何もありません！）。

説明的なコメントを行いましょう

　ときどき親は，遊んでいるときに，「その動物は何？」「何個のマークがあるの？」「その形は何？」「それはどこに行くの？」「何を作っているの？」などと質問を重ねる傾向があります。大抵の親は，多数の質問を尋ねることで，子どもが学ぶことを助けようとしているのです。しかし多くの場合，それは逆効果です。子どもは受け身的になり，口をつぐんでしまい，自由に話す気にならなくなってしまいます。実際，質問をすることは，特に親がその答えを知っているときは，子どもの返事を要求しているわけで，本当は一種の命令なのです。子どもが最終的に何を作るのかを決める前に，あるいはアイデアを見つける機会を持つ前に，子どもに何を作るのかを決めさせる質問をしてしまうことがしばしばあります。遊びの過程よりもむしろ，結局は完成した物に焦点が移ってしまうのです。さらに，質問の答えが返ってきたとき，親がフィードバックや強化をしないことが多いです。そのような手落ちは，興味や熱意の欠如を伝えることとなり得ます。

　お子さんが行っていることについて，単に説明的で支持的なコメントを言うことによって，あなたはご自分のお子さんの遊びに興味を示すことができます。この方法は，積極的に言語の発達を促します。例えば，あなたが「車をガレージに入れているのね。今，ガソリンを入れているね」などと言ったとしましょう。すぐに，あなたは，お子さんが同時にあなたのコメントを真似ていることに気づくでしょう。そこで，あなたはお子さんが学んだことを褒め，子どもは自分が達成したことをうれしく感じるでしょう。説明的なコメントは，子どもの活動の実況解説であり，スポーツアナウンサーが実況中継しているような感じです。なぜな

ら，それはコミュニケーションの新しい方法であり，最初にこの方法で話すときは，不自然に感じるかもしれません。様々な状況で練習すれば，この不自然さは減っていくでしょう。そしてもし，これを継続したら，子どもがこの方法で注目されることが好きになり，このコミュニケーション方法が，子どもの語彙も強化していくことでしょう（例えば蛙・犬・豚の鳴き声もまた，説明的なコメントになるということに注目してください！）。

　もし，あなたが質問をするのであれば，その数には限度を持たせ，教えることの良い循環を作ることに気をつけましょう。あなたが質問をするときは，ポジティブで批判的でないフィードバックと促しをもって，お子さんの返答に反応するということです。お子さんの自立的な行動を褒め，邪魔をせず，お子さんに反応する機会を与えましょう。例えば，あなたが「この動物は何？」と質問し，お子さんが「キリンだよ」と答えたあとは，「そう！　キリンなのね。動物のことをよく知っているね。それだけじゃなくて，それは紫のキリンなのね」とさらに付け加えて話しましょう。あなたのポジティブなフィードバックが，質問に答えようとすることを促し，お子さんの返答はさらに情報が加わり詳しくなるのです。

就学準備スキルを促すために学力的コーチングを用いましょう

　遊びの中で子どもが行っていることを説明することに加え，子どもが遊んでいるものの特性，例えば色・形・数・大きさ（長い・短い・高い・低い・〜より小さい）や位置（上・下・側・隣・後ろ）を説明することもできます。例えば，「青いブロックを黄色の四角の隣に置いているね。それで，紫の三角は，長くて赤い長方形の上にあるね」などと言っても良いでしょう。この種の言葉は，子どもが学問的概念を理解することや，学校に関連した活動に必要な語彙を構築することを助けます。さらに，子どもの熱心に考え，注意深く聞き，自立的に行動し，難

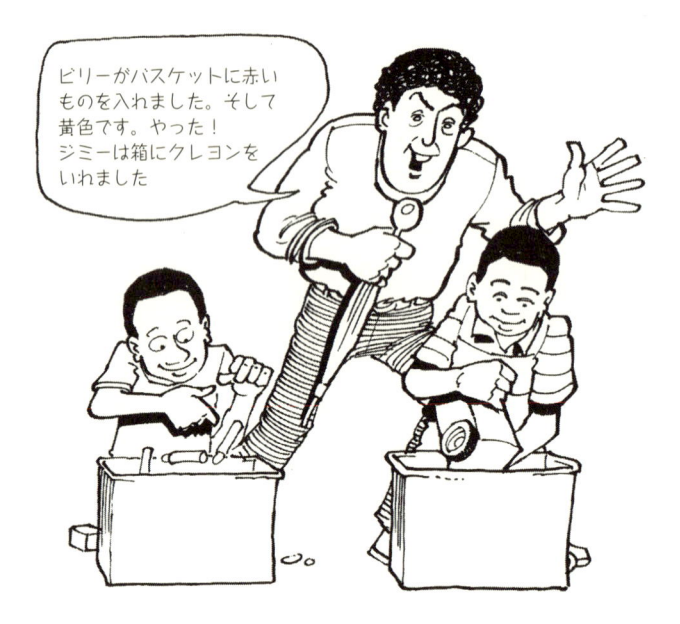

ゲームを逐一報道するスポーツキャスターだと思いましょう

しい課題をやり通し，さらに指示に従うことをコメントすることで，子どもの「課題遂行」行動を促進することができます。こうすれば，子どもが注意を継続し，もっと長い時間，ひとつの活動に集中する能力を延ばすことができます。

エモーショナル・リテラシー（感情制御知識）を促進するために感情的コーチングを用いましょう

　子どもに感情という概念を教えるために使われるコーチング方法は，子どもに学問という概念を教える方法と同じです。あなたがお子さんと遊ぶとき，まずはお子さんの感情を確認し，それが何と呼ばれるかを伝え，さらにそれを説明しましょう。お子さんが落ち着いている，喜んでいる，好奇心を持っている，リラックスしている，興奮している，自信を持っている，満足している，イライラしている，ピリピリしていると

きも，それに気づき，言葉で表現しましょう。これは子どもが感情を言葉と結びつけることを助長し，感情に関する語彙を増やすことに役立ちます。やがて，子どもは他者に自主的に感情を表現することができるようになります。1種類の感情（怒り・恐れ・悲しみなど）だけが前面に出ている子どもには，子どもが落ち着いている，楽しい，ポジティブな感情を持っている時間に気づくよう助けることで，感情表現のレパートリーを増やす助けとなります。ネガティブな感情をポジティブな対処ができるという表現とペアにすると良いでしょう。例えば，「ブロックが倒れちゃって，イライラしているようだけれど，落ち着いて，もう一度チャレンジしているんだね」と言うことです。

親も，楽しんでいる自分の感情を子どもと共有することができます。これは，あなたとお子さんの絆を深めます。さらにこの，あなたのそばでの感情の共有は，適切な感情表現を子どもが学ぶモデルとなっているのです。

ポジティブな友達の遊びをコーチングしましょう

大人が子どもと一対一で遊ぶことは，お子さんとの絆を強化するのに大変価値のあることですが，2～3人の子どもと遊ぶことも価値があります。もし，あなたのお子さんにきょうだいや「お遊び」に来る友達がいたら，お子さんのソーシャルスキルをコーチングする機会として使いましょう。このとき，例えばシェアする，順番を待つ，交代する，別の子を助ける，ありがとうと言う，別の子のおもちゃを取る前に尋ねる，優しく意見を言うことなどの，子どもたちの社会的行動を言葉に出して表現しましょう。この方法は，子どもの友情を深くします。例えば，「優しいね。ブロックを分けてあげて，自分の順番を待っているのね」とか「友達の意見を聞いていたね。とても優しいね」と言いましょう。感謝する，褒める，謝るといった特定の言動を促すこともできます。例えば「お友達が作ったのを見てごらん。褒めてあげようか」。そして，

子どもが友達を褒めることができたら，お子さんを称賛しましょう。

子どもの自主的な問題解決を促しましょう

　親が手助けをするので，かえって子どもが問題解決方法と自主的に遊ぶ方法を学びにくくすることがあります。小さな男の子が箱の蓋を閉められなくて駄々をこねていると考えてください。母親が「代わりにやってあげる」と申し出ます。すると，子どもは，本当は蓋を閉めることを母親に取られたくなく，自分のために母親に蓋を閉めて欲しくないので，怒り始めるのです。パズルを完成させようと子どもがイライラしている状態を見ることがつらいので，つい父親が子どもに代わってパズルをやってしまう場合も，同じようなことが起こるでしょう。手助けしすぎたり子どもの活動を代行することは，子どもの達成感や自尊心を減らし，大人への依存心を養ってしまいます。年少児は自立と依存の間でもがいているので，自分たちが本当は何が欲しいのかがはっきりせず，相反するメッセージを親に伝えます。子どもは助けを求める一方で，助けられると腹を立てます。このことが，親がどのように反応すれば良いか理解しづらくしているのです。

　遊んでいる間に，あなたのお子さんの考える能力，問題解決能力，自主的に遊ぶ能力を促すことができます。パズルのピースをはめてあげると伝える代わりに，一緒にしようと提案しましょう。子どもがパズルを続けられるように十分なサポート，称賛，促しを与えますが，達成感を感じられなくなるほど多くしてはいけません。また，ひとつのことを達成することを援助する指示や助言を与えることもできます。あなたのお子さんがボルトをスパナで締めるのが大変そうだったら，「締めている間，ここを押さえていようか？」と言ってもよいでしょう。こうした方法で，子どもは達成感を感じることができます。カギとなることは，代行せず，子どもを援助し，自主的に問題解決をすることを促すということです。ときどき子どもは，本当は欲していないことを欲しがることが

あることを覚えておいてください。子どもはただ，あなたの注目を浴びたいだけなのです。後ろに座って，子ども自身で解決する能力があると確信しているというメッセージを伝えることが，大抵はあなたに必要とされることのすべてなのです。

遊びに注目しましょう

　ほとんどの親は，子どもが静かに遊んでいるときを自然に自分のこと——夕食作り・読書・手紙書き——を行う機会としてしまいます。そうすることで，静かに遊んでいることを親がどれほど評価しているかを，子どもには知らせません。その結果，子どもは静かに，適切に，自主的に遊んでいるときは無視されていると感じ，うるさく，あるいはわざと注目を浴びるように遊んでいるときにだけ，親の注目を受けてしまうのです。もしこれが起きると，子どもは，気づいてもらうために場に適さない行動をすることを学習してしまいます。それがポジティブな称賛でも，ネガティブな叱責や批判でも，子どもは他の人，特に親からの注目のために行動するのです。適切な行動に対してポジティブな注目をもらえなかったら，あなたのお子さんは場に適さない行動をすることで，ネガティブであっても親の注目を得ようとするのです。これが，多くの一般的な問題行動の背後にある基本原理です。

　あなたは遊びが適切であれば称賛し，そして積極的にご自分のお子さんと一緒に遊ぶべきです。あなたが遊ぶことに集中しさえすれば，あなたの反応を得るためにお子さんが不適切な方法をひねり出す必要は減ります。実際，多くの親が，自分の子どもと毎日定期的に1回30分遊ぶように努力すると，その後，親自身の時間を作ることができるようになることがわかったと述べています。親の注目を定期的に保証してもらえるのなら，子どもは気を引くために不適切な方法を生み出す必要はなくなるのです。

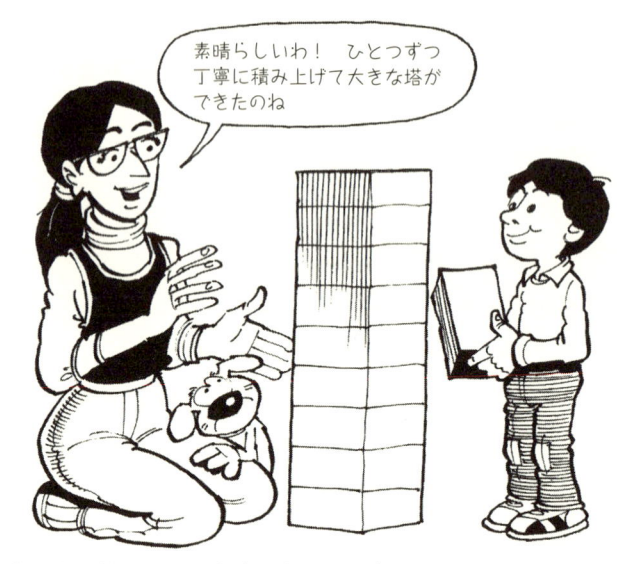

あなたのお子さんの遊びにポジティブな注目を与えることで
子どもの自尊心が高まります

注意点

　あなたのお子さんの遊び方が不適切だったり，めそめそしたり，怒鳴ったり，おもちゃを投げるなど破壊的になったりといった問題行動を起こす場合に備えましょう。もしその言動を無視できるなら無視し，他のおもちゃのほうがとても面白いかのようにして遊び始めましょう。あなたのお子さんが適切に言動しだしたら，あなたは元に戻ることができます。しかし，もし言動が破壊的だったら，「ブロックを投げるときは，遊びは中止します」というように，簡単な説明で遊びの時間を中止します。

　親が子どもと遊ぶことに気が進まないときがあるのは，親が遊びをやめたいときに子どもが大騒ぎをするのではないかという恐れがあるから

です。その解決方法は，子どもに遊び時間の終わりを準備させることです。遊びの終わりの5分前に，「あと2〜3分で，○○ちゃんと遊ぶ時間が終わるよ」と言ってみましょう。どんな抗議や反対も無視し，他の何かに注意を移すことで，子どもの気をそらす努力をすることが大切です。5分経ったら，「遊び時間は終わりだよ。○○ちゃんと遊べて楽しかった」と簡単に伝えましょう。そして立ち去って，どのようなお願いも無視しましょう。あなたのお子さんがあなたを操作して，さらに遊ぶことができないとわかったら，抗議はおさまります。そして，毎日定期的に遊ぶ時間があることがわかれば，明日また遊ぶ機会がくることを知り，子どもは抗議する必要が少なくなるのです。遊び心のある大人が子どもの遊び心を発達させることを覚えておいてください。

まとめ

　あなたが遊びを尊重し，お子さんと一緒に遊ぶ時間を確保することはとても大切です。さらに，お子さんの自尊心と社会的・感情的・認知的発達を育てる方法で遊ぶことを学びましょう。この章にある効果的な遊びの提案に従うことで，お子さんが自身の想像を試し，不可能なことや馬鹿げたことを探求し，新しいアイデアを試し，間違ってみたり，気持ちを表現したり，問題解決をしたり，自分自身の思考やアイデアに次第に自信を得ることができるような，支持的な環境を提供することができます。支持と承認を感じることができる雰囲気が，子どもが希望やイライラした気持ちを伝える機会を提供するのです。子どもは，ほとんど権力を持たず，自分の気持ちを表現する適切な方法をほとんど持たない世界に住んでいます。あなたとの良質な遊びが，お子さんの怒り・恐れ・不全感を減らす機会を与え，環境のコントロール，成功，そして楽しみという感覚を強化する経験を提供します。柔軟性のある遊び方はお子さ

んとの関わりのプレッシャーを減らし，子どもの発達を個性的，創造的で自尊心の高いものに変えてゆくのです。

☆覚えておきましょう☆

- 子どもにリードさせてあげましょう。
- 子どものレベルにペースを合わせましょう。
- 過剰に期待せず，子どもに時間を与えましょう。
- あなたのお子さんと競うのはよしましょう。
- あなたのお子さんのアイデアや創造性を褒め，促しましょう。
- あなたのお子さんとロールプレイやごっご遊び（お人形やドールハウス）をしましょう。
- ちゃんと見て，鑑賞してあげる観客になりましょう。
- 質問をする代わりに説明的なコメントを利用しましょう。
- 就学準備スキルを促すために学力的コーチングを用いましょう（例えば，色，形，数，位置，物体の名前）。
- お子さんの示す仲の良い行動（シェアする，助ける，順番に行う，丁寧になる）を叙述して褒めることでソーシャルスキルコーチになりましょう。
- 感情のコーチングを使って，お子さんの感情制御スキル（例えば大人しくしている，待てる，問題を解決する）への前向きな援助をしましょう。
- 多くの援助をしたいというあなたの願望を抑制しましょう。お子さんの問題解決能力を促しましょう。
- 笑って，愉しみ，楽しい感情をシェアしましょう。

第2章

ポジティブな注目をすること・励ますこと・褒めること

　親というものは褒めたり，例えばポジティブな注目・笑顔やハグするといった社会的なごほうびを，自分の子どもたちに使うことを見落としがちです。親は，大人が介入しなくても子どもたちは適切に行動すべきで，褒めることは特別に良い行いをしたときや目覚ましい活躍をしたときまでとっておくものだと信じています。多くの場合，子どもが静かに遊んでいたり，文句を言わずに手伝いをしたりするときには，親が子どもを褒めることはありません。しかし，研究で示されているように，適切な言動に対して褒めたり注目しないことは，間違った言動の増加につながることがあります。実際，褒めることと励ますことは，新しいスキルを身につけ，ポジティブなセルフイメージを発達させ，そして難しいことを最後までやり遂げる動機を与える，小さなステップを上るためのガイドとして使われるのです。目に見えるごほうび（お金を与えたり特別な権利を与えるなど）とは違って，称賛やその他の社会的ごほうびは，ほぼ永久に与えることができます。子どものポジティブな言動を励ますことには，ほとんど時間がかかりません。「静かに遊ぶことができているね。お姉さんになったね！」というような簡単な言葉かけひとつ，あるいはタイミングの良いハグが，まさに必要とされていることなのです。

自分の子どもを褒めるべきでないと信じている親がいる一方，単にどのように，そしていつ，褒めたり励ましたりすればよいのかわからない親もいます。たぶん，そのような親たちは，自分が小さい頃にほとんど褒められたことがなかったり，褒め言葉がぎこちなくて表面的であったり，どのような行動を褒めるべきか知らないのでしょう。しかし，親や他の大人たちは，褒めるスキル・励ますスキルを学ぶことができ，それらを行ったとき，社会的なごほうびやポジティブな注目を与えることが，自分の子どもの言動に劇的に影響を与えることに気が付くのです。

この章の前半では，子どもを褒めることへの親からの反論を検討し，後半では効果的・非効果的な褒め方について検討していきます。

褒めることは子どもを甘やかして駄目にしますか？

「褒めることで，子どもを甘やかして駄目にする危険があるのでは？
ごほうびがもらえることや大人から認められることだけを目的に，
協力することを学ぶのでは？」

子どもは，褒めることによって，甘やかされて駄目にはなりません。また，ただごほうびをもらうためだけに行動を学習するわけではありません。実際は，その反対が正しいのです。ごほうびをもらうためだけに何かを行う子どもは，大人に褒められたりポジティブに強化されたりしたことが，ほとんどないという傾向があります。その結果，親の要求に文句を言う前に，ごほうびを求めることを学ぶというように，ごほうびが欲しくて仕方なくなるのです。

自分の親からたくさん褒められた子どもは，自尊心が高くなります。その子どもたちもまた，他の人を褒めることが多くなり，広い範囲の効果が得られます。ここでの原理は，「人に与えたものは自分に返ってくる」ということです。学校で他の人に多くのポジティブな声かけをしている子どもは，人気者であり，他の人からポジティブな声かけをしてもらえるという研究があります。子どもは自分が見たこと聞いたことを

真似するのだということを覚えておいてください。もし，子どもが親から頻回にポジティブなメッセージを受け取っていたら，子どもはこの考え方を吸収し，自分の自信と周囲の人との信頼を増強するためにそれを使う可能性が高くなります。もちろん，その反対も真実です。もし親がネガティブで批判的だったら，子どもはそうした言動と，そのうえネガティブな独り言までお手本通りに行うでしょう。

子どもはお行儀よくすることを知るべきですか？

　「私の子どもは行儀よくするべきです。お手伝いをすることや，おもちゃを仲良く使うことのように，毎日起きることで，子どもを褒める必要があるんですか？」

　称賛やごほうびなしに，子どもがきちんと言動するのを期待することは，非現実的です。子どもがある言動を行うことを覚える唯一の方法は，その言動を強化していくことです。もし，親から注目されていることがわかっていたら，その言動はさらに生じやすくなります。もし無視されていたら，その言動は生じにくくなります。その結果，良い言動は当然とはならず，すぐに消えてしまいます。

褒めることは操作的で偽りのものですか？

　「自分の子どもに，ある言動をもたらすために褒めることを使うことは，むしろ操作的なのでは？」「意識的に子どもを褒めようとしたら，結局わざとらしくなってしまうだけです」

　操作的という言葉には，子どもの願いに反して，親が思う通りに子どもに行動させようと，こっそりたくらむことというニュアンスがあります。事実は，褒めることの目的はポジティブな言動を強化し，子どもの知識とともに増やすことにあります。子どもに計画的な称賛とごほうびを与えることは，子どもから最も良い言動を引き出します。これは，特によく働く従業員にボーナスを出している雇用者と大して変わりはあり

ません。初めて褒めるときには「わざと」行っているかのように感じるかもしれません。新しい言動はどのようなものでも，最初は気まずく感じます。これは当然の反応です。しかし，あなたが褒めることをより多く使えば，より自然に感じるようになるということを覚えておいてください。

特に優れた行いのために褒めることを取っておくべきですか？

「私は，本当に褒めることに値する何か——例えば，算数でAをとったり，ベッドメイキングを完璧に行ったり，本当に上手な絵を描いたりしたとき——のために，褒めることを取っておきたいのです。この援助は子どもがトップになるためのものではないのですか？」

多くの段階を経ることなしに完璧さを達成した人は誰もいません。親が関心を持つことは，絵を描いたり，ベッドメイキングをしたり，算数の問題を解いたりすることを**試みてみること**のプロセス（過程）であるべきです。そうでなければ，褒める機会は決して来ることがないでしょう。完璧さのために褒めることを取っておく親の子どもは，達成する前に，大抵，試すこと自体をあきらめてしまいます。

したがって，褒めることを貯めておく代わりに，子どもが良い行いをしていることを見つける練習をしましょう。子どもが何かをシェアしたり，静かな声で親切に話したり，依頼に応じたり，ベッドに行くように言われたらベッドに行ったり……することに気づきましょう。これらのことを，毎日の当たり前の言動と捉えないで，子どもを褒めましょう。もしあなたのお子さんがベッドメイキングを行おうとしていたり，お皿を洗おうとしていたりする事実に注目することで，あなたはお子さんの言動を好ましい方向に向かわせるのです。言い換えれば，単に達成したことを褒めるのではなく，**達成するために試すことのプロセス（過程）を褒める**ことを覚えておいてください。

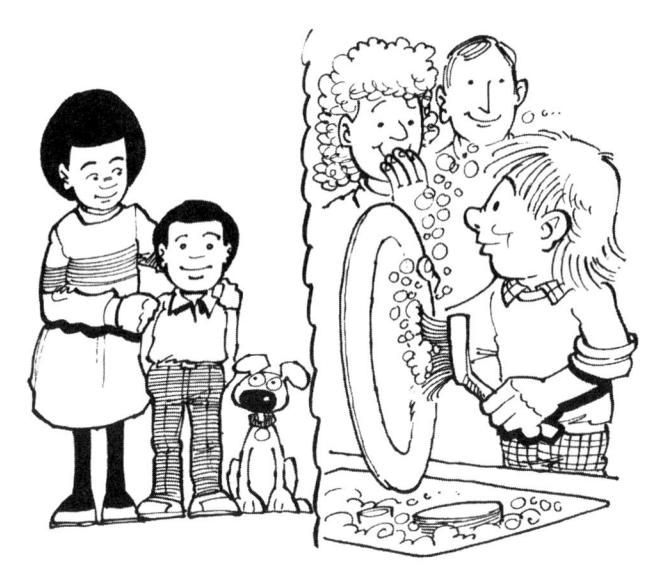

第2章 ポジティブな注目をすること・励ますこと・褒めること

子どもが良いときを捉えましょう

行動を変えてから褒めるのですか？

「私の子はやんちゃで役に立たないのです。彼女が自分の方法で変わるまで，私は褒めることを始められないのです」

　ここでの危険は，行き詰まりの状況に巻き込まれ始めるかもしれないということです。子どもが行動を変化させようとすることは，ほとんどありそうもないことでしょう。しかし，誰かがネガティブな相互作用を止めなければなりません。そして，これは親であるべきです。

　サム・ジェフリーズは，間違った方法の良い例です。息子のスティーブが決して部屋を整理せず，サムが本当に不機嫌な顔をするまでは，おもちゃや外出着を片付けないことにサムは絶えずイライラしています。その結果サムは，スティーブがいつも楽しく食卓に料理を並べることを，一度も気づく様子がありません。もしこれをサムに指摘したら，たぶん「それがどうしたの？」と言うでしょう。なぜならサムはきちんと片付けることに関する問題にのみ焦点を当てているからです。

親は子どもが行っているポジティブなことに注目し，子どもの努力を褒めることを覚えなければなりません。そうして初めて，子どもはポジティブな言動を繰り返したり増やしたりするでしょう。言い換えると，大人が先に変化する責任を取ったときに限り，人間関係にポジティブな変化が生じる可能性があるのです。これと同じ原則は――例えば配偶者・若者・同僚など――他の人間関係においても当てはまります。もし頑固になって，自分自身の行動のポジティブな変化を嫌がるようになったら，現状は維持され，その関係が改善することはないでしょう。

褒められることを嫌がる子どもはどうでしょうか？

「私が子どもを褒めようとするといつでも，子どもは真っ向から反対するのです。私が言ったことを決して信じようとしないのです。まるで私に褒めてもらいたくないようです」

難しい気質で攻撃的な子どもは，褒めることが難しい場合があります。このような子どもの言動は，頻回に親を怒らせ，ポジティブになろうとする親の望みを弱めます。もっと難しいのは，子どもが褒められたときに嫌がることです。褒められるのを嫌がる子どもたちはネガティブな自己概念を身に着けているようで，親が子ども自身のポジティブな視点をひとつの代替案として示すと，子どもは受け入れることが難しいと感じ，ネガティブなセルフイメージに執着するのです。「難しい」子どもは褒めたりごほうびを与えることが難しい一方で，他の子どもたちよりも**さらに**褒められることやごほうびをもらうことを必要としているのです。このような子どもたちの親は，子どもがポジティブな自己概念を身に着け始めるまで，強化できるポジティブな言動を絶えず探さなければなりません。そうしてようやく，子どもたちは褒められることを拒むことで乏しいセルフイメージを維持する必要がなくなるのです。

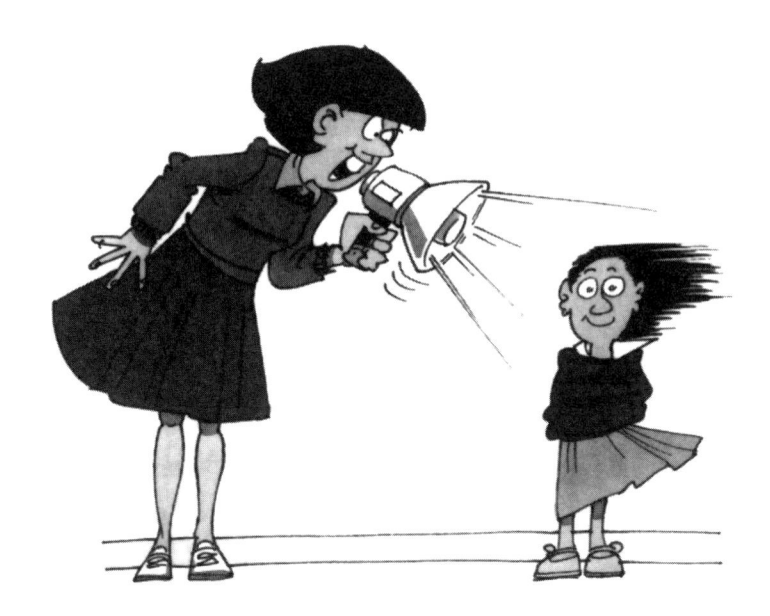

褒められることを嫌がる子どもには，余分に手間をかけなければなりません

子どもを褒めることを他の親たちよりも難しいと感じる親がいますか？

「自分の子どもを褒めることに現実的な反対意見はないのです。ただ，褒めることは私にとって簡単にできないことで，だから私は褒めないのです」

　自分の子どもを褒めない親は，自分自身を褒めないことがとても多いのです。このような親は，自分の間違い・葛藤・困難に対して批評をすることが多いです。この親たちは，自分が抱えている問題について，子どもに話をするでしょう。しかし，職場や家庭での成功体験を話すことはめったにありません。

　そのような親は，自分を賛えるというモデルにはなりません。もし，彼らが自分の中での独り言を聞いたとしたら，例えば「自分はジョニーのしつけが上手だ」とか「自分は冷静に論理的にこの問題に対処した」

とか「自分はこの状況でとても我慢強かった」と言ってはいないことに気づくでしょう。その代わり，このような親は自分自身のすべての欠点を素早く批判します。彼らはインセンティブあるいはごほうびとして自分自身にポジティブな発言を与え，ポジティブな経験を作ることを学ばなければなりません。そのときになって，こうした親たちは自分の子どものために同じことをするようになるのです（第11章「考えが動揺したときのコントロール」を参照してください）。

　子どもにとって大切なことは，自分を褒めることのモデルとして親を観察することです。ある母親は自分に「仕事で自分の課題がとてもよくできたわ」「とても大変な状況だったけれど，私たちはよくやったと思うわ」「今夜作ったキャセロール（鍋料理）はおいしかったわ」と大きな声で言うでしょう。自分の子どものために自賛のモデルとなることによって，子どもが自分自身にポジティブな独り言を言うことを身に着け

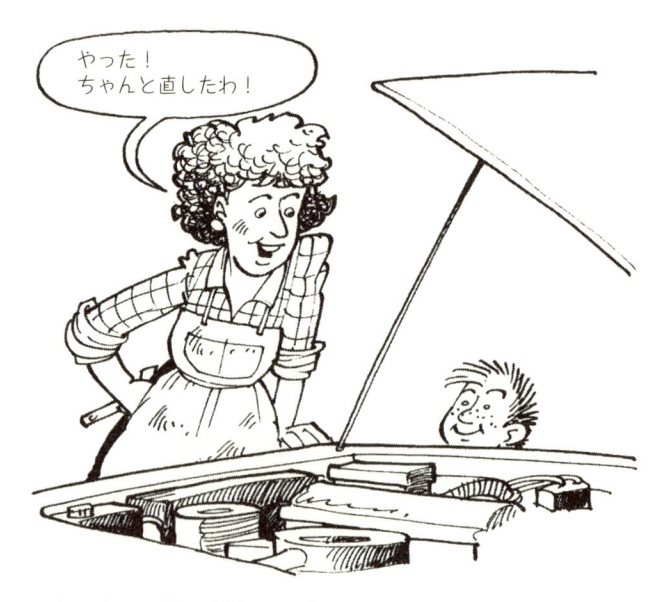

あなたのお子さんの前で自賛のモデルとなることを覚えましょう

る方法を教えることができます。これは大切なことです。なぜなら，子どもたちは，自己評価方法と自己動機づけの方法を身に着けることを学んでいるからです。

励ますことと褒めることに違いはありますか？

「私は子どもを励ますことにしていますが，それでは十分ではありませんか？」

自分の子どもを**褒める**ことをせずに**励ます**べきだと信じている親がいます。これは，過保護にすることや，結局実際にもらえるごほうびのためだけに何かを行う子どもを心配している親と同じことが多いのです。このような親は支持的なコメントを言いますが，褒めるようなことを言うのを避けています。これは，励ますことが実際には褒めることにならないかという心配から，自分の発言を絶えず監視することになり，子どもがほとんどその違いに気づかないため，不必要な複雑さを作ってしまうのです。

たくさん褒められたため問題行動を起こした子どもの例があったとしても，それは実にごくわずかな例にすぎません。実際，問題はその反対です。子どもたちはとても多くの命令と批判を，そしてわずかな褒め言葉を受け取っているのです。ポジティブな言葉を与える方法については心配しないでください。あなたがポジティブな言動を見つけたら，励ますことや褒めることをわかりやすく行ってください。

より効果的に褒めること

親が子どもに効果的ではない方法で褒めることが，ときどきあります。子どもを褒めるときに効果を最大限にする方法を載せておきましょう。

具体的な点を褒めましょう

　曖昧に褒めることは，他のコメントに続き，連鎖反応的に速く与えられることが多いのです。これでは，具体的ではなく何について褒めているのかわかりません。例えば，あなたが「よくやったね……いい子ね……すごい……いいね……いいよ……」と言ったとしましょう。残念なことに，これらの言葉は，あなたが褒めようとした言動を説明していません。

　ラベルを付けた褒め言葉を与えることが，より効果的です。ラベルを付けた褒め言葉は，あなたが良いと思う特定の言動を説明します。「いい子ね」「よくやったね」と言う代わりに，「○○ちゃんは，自分の椅子にとても静かに座っているね」「○○ちゃんがありがとうって言ってくれて，うれしいわ」「私が聞いたときに，そのブロックを取ってくれていい子ね」と言えるでしょう。ポジティブな言動をこのように説明することで，あなたのお子さんが向社会的行動の大切さを正確に理解できるようにしているのです。

適切に褒めましょう

　褒めることは子どもの適切な言動と同時であることが，重要です。子どもが実際に年下のきょうだいとおもちゃをシェアしたとき，ちょうどそのタイミングでシェアしたことを褒めましょう。しかし，子どもの言動が不適切だったら，子どもの言動にどんなにポジティブな要素があっても，何らかの褒め方を試すよりもむしろ，無視したほうがよいでしょう。セアラがクレヨンをダニーとシェアしたとしても，壁一面に落書きをしていたのなら，彼女を褒めるのは適切ではないでしょう。子どもの不適切な言動に偽の称賛を与えるのは誤解や混乱を生みます。子どもがより前向きな何かを行うまで待ち，そしてそのときにポジティブな言動を褒めるのです。

熱意を示しましょう

褒めることの中に効果的でないものもあるのは，笑顔やアイコンタクトなしで，つまらなく，ぼんやりした口調で提供されるからです。単調で熱意のない声で，同じ言葉を何回も繰り返しているのかもしれません。そのような褒め方では，子どもへの強化にはなりません。

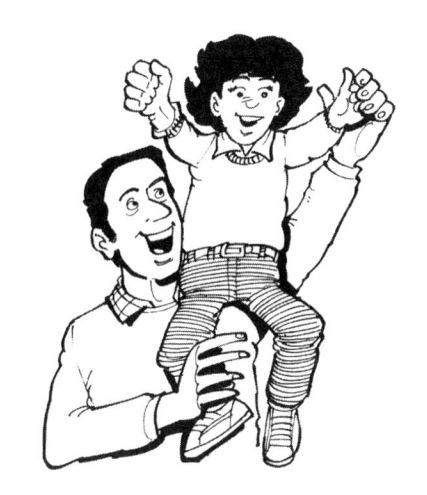

熱意を示しましょう

褒め言葉の効果は，熱意を伝える非言語的方法を用いることで増えます。子どもに微笑み，温かい視線で受け止め，背中をポンポンと叩いてみましょう。褒めることは，熱意と配慮と誠実さで示すべきです。不注意な方法で肩越しに投げかけられた言葉は，子どもには通じません。

不注意で衝動的，注意散漫な子どもは，感情のこもっていない声やあいまいな方法による称賛を見逃しやすいことを覚えておいてください。このような子どもたちには，特に熱意のあるトーンの声や，ポジティブな言動を明確にした（ラベルを付けた）説明や，はっきりとポジティブな表情や，ポジティブなボディ・タッチを強調して褒めることが必要です。

重要な注意点：もし褒めることが難しく，慣れていなかったら，最初は多少不自然で退屈に聞こえます。これは予想されることです。褒めることを繰り返すことで，本当のポジティブな感情が表れるのです。

☆褒めることを始めるときの言い回し☆

・あなたが〜するのが好きだよ。
・ママが頼んだように，ブロックを片付けているのね。
・〜というのは良い考えね。
・あなたはパパの言うことをとてもよく聞いているね。
・〜をとてもよく行ったね。
・ママは〜をしたあなたをとても自慢に思うわ。
・〜をこんなに上手にやっているのを見て！
・いいね！ すごい！ すてき！ すばらしい！
・それは〜の完璧なやりかただね。
・おぉ，〜についてなんてすばらしいことをしたの。
・あなたが〜をして本当にうれしいわ。
・あなたは〜にとってなんて良い友達でしょう。
・〜して良い子ね。
・〜してくれてありがとう。
・〜というなんて良いことをしたのね。
・ほら，あなたは〜して本当に賢いわ。
・〜をよくやったね。
・〜して自慢したくなる気分でしょう。

けなすことと褒めることを混ぜるのを避けましょう

　そうと気が付かずに，嫌味や罰を混ぜることで矛盾した褒め方をしている人もいます。これは，子どもの良い行動を強化する過程で親が行う可能性のある，最も混乱を起こすことのひとつです。特に，これまではしなかったことを子どもがするのを見ると，皮肉を言ったり新しい言

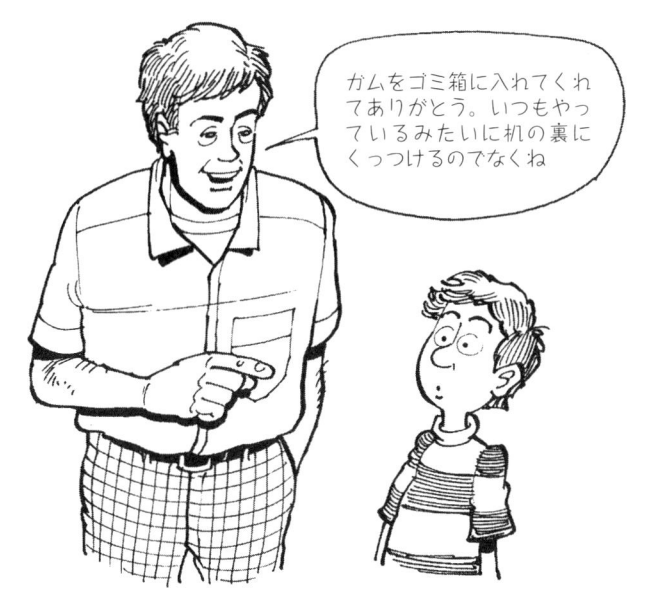

第2章 ポジティブな注目をすること・励ますこと・褒めること

けなすことと褒めることを混ぜるのを避けましょう

動を批判したがる親がいます。例えば，父親が子どもに「トニーとアンジー，ふたりとも，パパが言ったらすぐテーブルに来たね。えらい。でも，次は，顔と手を先に洗ってから来てはどうかな」と言うことです。あるいは母親が「リー，自分でベッドを整えたからママはうれしいわ。でも，毎朝やってみてはどう？」と言うことです。

　新しい言動に対してポジティブであることが重要です。前述の両親のように，もしあなたが意欲を失わせたり，意欲を失ったりしているように思えたら，あなたのお子さんは努力することをやめます。あなたがお子さんを褒めるときには，以前の失敗や完璧ではない行いを思い出させることをせず，明確ではっきりと褒めるべきです。

すぐに褒めましょう

　ときどき，ポジティブな言動が生じてから数時間後，あるいは数日も

経ったあとに，褒めることがあります。例えば，台所をきれいにしてくれたり，ごみ捨てをしてくれたりした娘に，1週間後に母親がやっと感謝を伝えたとします。残念ながら，褒めることは，時間が経つにつれ強化する価値を失い，より不自然に聞こえがちになります。

　遅れて褒めることは，全く褒めないよりは良いのですが，最も効果的な褒め方は，ポジティブな言動の5秒以内に褒めることです。これは，もしあなたが新しい言動を強化しようとしたら，毎回子どもがシェアし，指示に従い，1人で服を着ようとするのを見張っていなければならないことを意味します。完璧に服を着るまで，あるいはおもちゃをすべて片付けるまで褒めることを待たないでください。子どもが望まれた言動を行い始めたらすぐに褒めてください。初め，褒めることは頻回に，一貫性をもって行われるべきで，そのあとは，次第に断続的なものとすることができます。

子どもの個々のニーズに従って，励ましたい特定の言動を対象としましょう

　強化したい特定の言動を対象とすることはとても効果的です。例えば，あなたのお子さんが静かで，殻に閉じこもっていたり，怖がりなら，お子さんが思い切ってやってみたとき，大きな声ではっきりと話したとき，勇気を出したとき，何か新しいことに挑戦したときは毎回褒めるようにしましょう。一方，お子さんが不注意で衝動的なら，あなたの指示に従ったとき，順番を待てたとき，誰かに順番を譲ったときに褒めるようにしましょう。非常に反抗的なお子さんでは，唯一最重要な対象は，あなたが頼んだときのコンプライアンス（親の依頼を子どもが守る）です。学業的スキルの強化も同様です。お子さんが文章を書くことや言葉を覚えること・漢字を書くことが難しかったら，お子さんの努力を褒めて，持続性と興味の継続を促しましょう。

　あなたがもっとあると良いなと考えている言動のリストを作り，2個

ほど選び，観察しては褒めるようにしましょう。この計画は家族の人とも共有しましょう。

行動は表彰するだけの価値を持つために完璧にしなければならないわけではありません

　称賛やポジティブな注目に値する価値を評価されるため，行動は完璧でなければならないというわけではありません。実際，子どもが最初に新しい言動を試すとき，目標に向けた小さな段階をひとつずつ強化されていく必要があります。もし新しい言動を完璧に習得するまで褒められることを待たなければいけないのだったら，子どもは途中で完全にあきらめてしまうでしょう。途中で各段階において子どもを褒めることは，子どもの努力と覚えることを強化します。この過程は"シェーピング"として知られており，子どもを成功させるために設定するものです。

自分自身や他の人を褒めることを子どもに促しましょう

　最終的には，私たちは子どもたちに他の人を褒めることを覚えてもらいたいのであって，それは，子どもが他の子どもとポジティブな人間関係を築くことを援助するスキルだからなのです。また，子どもが自分自身を褒めることも覚えてもらいたいのは，これが難しい課題を試したり根気よく行ったりするのを助けるからなのです。親は褒め言葉を言うことで，自分自身の達成感を認識する方法を子どもに覚えてもらえます。例えば，「自分で１章全部を読んで，自分はすごいと感じているのでしょう。自分で自分を褒めてあげてね」というような言葉は，行った課題における子ども自身のポジティブな認識に焦点を当てます。親はまた，他の人への感謝や尊敬の気持ちを伝えることを子どもに促し，そしてその後，この友好的な言動に対して褒めることができます。例えば，「リズィー，あなたのお友達が作ったお城を見て。お友達にすごいねって言うことができるかしら？」ということです。

2倍の効果

　強化因子が注目・ハグ・笑顔・褒め言葉のどれであっても，子どもに新しい言動を教えるという課題は，時間がかかり難しいことで，そしてとてもゆっくり進むことが多いのです。それは，ポジティブな言動が生じるたびに強化しようとすることを伴います。もし家族に2人の大人がいるのなら，どの言動を促進させたいのか，その言動をどのように強化しようとするのかを話し合うべきです。2人が参加することによって，物事はより早く進むことでしょう。さらに，他の大人の前で子どもを褒めたり，自分を褒めるモデルとなったりすることによって，褒めることの影響を2倍にすることができます。

まとめ

・子どもが良い子でいるときを見つけてください。完璧な言動を成し遂げるまで褒めることを取っておかないでください。
・褒めることによって，子どもを甘やかすのではと心配しないでください。
・難しい気質の子どもたちには褒めることを増やしてください。
・自賛（自分を褒めること）のモデルになってください。
・褒める内容にラベルを付けて具体的に褒めてください。
・笑顔・アイコンタクト・熱意をもって褒めてください。
・あなたが促したい言動に対してポジティブな称賛と注目を与えてください。
・すぐに褒めてください。
・褒めるときにポンポンと叩いたり，ハグやキスをしたりしてください。

・一貫性をもって褒めてください。
・他の人の前で褒めてください。
・あなたがお子さんを信じていることを表現してください。

第3章

見える形の報酬（ごほうび），インセンティブ，称賛

　前の章では親がポジティブな注目をすること，励ますこと，褒めることについて検討しました。子どもに特に難しい行動を学習する動機をつけさせるために使えるもうひとつのタイプの強化策が，目に見えるごほうびです。目に見えるごほうびは，例えば特別なごちそう，別個の特典，ステッカー，称賛の言葉，特別な人と過ごせる時間など，具体的な何かです。トイレ・トレーニング，きょうだいと協力して遊ぶ，不平を言わずに宿題をする，1人で着替えをするなど，難しい課題を子どもが成し遂げることを励ますために取っておくのです。子どもが新しいことをする動機を持つように目に見えるごほうびを使用する際には，同時に社会的報酬を与え続けることが重要です。目に見えるごほうびと社会的報酬は目的が違うので，両方のタイプの報酬を組み合わせるとその効果はずっと大きくなります。社会的報酬は子どもが新しいスキルや行動を身につけるための小さな一歩や努力を強化することに使います。目に見えるごほうびは，大抵は特別な目標の達成を強化するために使います。

　目に見えるごほうびの使い方には一般に2つの方法があります。第1は，例えばあなたのお子さんがちゃんと公平にシェアできた，自動車の中でおとなしくしていたなど，望ましい方法で行動したことに気付いた際にいつも，自発的な「びっくりごほうび」として与えるものです。例

えば「ジョニー，お店の中でとってもよく手伝ってくれたから，特別なごちそうを食べに行きましょう」と言ってもよいでしょう。あなたのお子さんがすでに適切な行動をかなり定期的に示し，あなたがそうした行動が起こる頻度を上げたいと希望する場合にこの方法が有効です。この方法は就学前の幼児に特に有効です。第2の方法は，どの行動がごほうびに結びつくかをあなたのお子さんと**事前に計画する**ものです。この方法は契約と似ていて，稀にしか起こらない行動を導きたいと希望する際に推奨されるものです。具体的な例を見てみましょう。

　7歳のアンナと5歳のカールがよく口論し，おもちゃをめぐって喧嘩をすることにマリアは心を痛めていました。彼女の目標は子どもたちの喧嘩が減り，2人の間で公平にシェアができて静かに遊んでいられるようになることでした。マリアはプログラムを開始するにあたり，次のように言いました。「あなたたちがちゃんとお互いにシェアできるようにステッカー表を始めましょう。あなたたちはシェアすることが難しくて，よく口論してるわね。あなたたちが遊んでいると，とってもイライラしてしまうわ。誰にとっても楽しいことではないのよ。だから今日から，学校から帰ってきて晩御飯までの間にあなたたちがどんな風に遊んでいるか観察しますよ。キッチンタイマーを15分ごとに設定して，毎回，ベルが鳴って，もしその15分間に2人が仲良く，おもちゃを分け合って，助けあっていたらごほうびのステッカーを1枚あげます。晩御飯のあとでステッカーを賞品と交換します。じゃあ，ごほうびの賞品リストを作るので手伝ってね」。

　こうしてインセンティブと特典の一覧表が協議され，合意に至り，そしていわば一種のごほうびメニューとして書き込まれるのです。これが完成するとマリアが言いました。「2人してとっても素敵なリストを作ったわね。読み上げるわね。マシューがお泊りに来る，寝る前に読んであげる絵本のストーリーをひとつ増やす，パパと公園に行く，雑貨店で好きなシリアルを選べる，映画を見に行く，福袋から何かを取り出せる。

2人が努力すれば貰えると考える何かがあったらこのリストに加えてもいいわよ。じゃあ，このリストのひとつひとつがステッカー何枚分に当たるかを考えましょう」それぞれのアイテムにステッカーが何枚かを決めたら，子どもたちは表を書きこんで冷蔵庫のドアに貼りました。

　年長児（6〜8歳）には長めの一覧表にして，小さくて安価なアイテムとやや大きなアイテムを含むのも良い考えです。アンナとカールの一覧表では，寝る前に読んで上げる絵本のストーリーをひとつ増やすことがステッカー5枚，映画を見に行くことがステッカー30枚でした。子どもたちが新しい提案をすることでこの一覧表を書きなおすことができます。ごほうびを手に入れるまでどのくらい長く待てるかについて，子どもたちに個人差があります。5〜6歳児は毎日ステッカーを何かと交換することが必要かもしれませんが，年長児はステッカーやポイントをごほうびと交換するまでに数日は待てます。しかし，発達的成熟度と待つ能力で子どもたちには差があります。満足を得るのに数日遅らせることもできる5歳児もいる一方で，8歳児でも衝動性が強ければ毎日の賞品を必要とする子もいるでしょう。3〜4歳の未就学児童はステッカーを商品と交換するという複雑なシステムに混乱するでしょう。この年齢では，特別なステッカー，ゴム印によるポイント，小さな賞品を，望ましい行動が起こったらすぐに与えることで，それだけでごほうびとして機能します。

☆目に見えるごほうびの例☆

安価なアイテム

・サインペン，絵の具，クレヨン，画用紙，鉛筆，塗り絵帳
・お金（子どもの年齢によって額を決める）
・野球カード
・安価なものを詰めた福袋（おもちゃの自動車，ビー玉，消しゴム，ジェリービーンズ，風船）
・新しいおもちゃ（価格の上限を決めておく）
・お店でお気に入りのシリアルが買える
・フルーツを選べる
・子ども用ビデオを借りてくる（暴力的でないもの）
・放課後の特別のスナック
・お弁当に特別な何か
・おもちゃや収集品への新しい何か
・好きな飲み物
・鉄道セットのパーツ
・道具箱の新しい道具
・お人形用の裁縫セット

家庭での特別な特典

・家族のデザートを決められる
・テレビ番組やビデオプログラムを決められる
・電話を使える
・親の洋服を着ることができる
・友達をお泊りに呼べる
・テーブルセッティングができる
・食事のときにパパの椅子やママの椅子に座れる

- コンピュータで遊べる
- 友達を家に呼べる
- おもちゃのパン作り

野外の特別な活動
- 野球場に行く
- 映画館に行く
- 校庭で自転車に乗る
- 公園に遊びに行く
- 祖父母の家に泊まりに行く
- ピクニックに行く
- お店のエスカレーターに3～4回乗る
- 水泳に行く
- どちらかの親と2人きりで朝食に行く
- 乗馬に行く
- 動物園・科学博物館・水族館に行く

両親との特別な時間
- 親との10分間の追加の遊び時間
- 親とクッキーを作る
- 寝る前にもっと絵本を読んでもらえる
- 一日の行動を計画する
- どちらかの親と2人きりでどこかに行く
- 親とゲームをする
- 好きなCDを親と一緒に聞く
- 親とパズルをする
- 親の散髪(美容院)に一緒に行く

注：ごほうびを選ぶのに子どもを参加させるようにしましょう。子どもが良く行うアイテムや子どもがせがむアイテムは大変効果的なので，それが何かを探すことも一案です。

　今回の例では，マリアが問題と考えている行動とそれに替わってもらいたいと考えている行動が特定されていることは注意すべき点です。子どもたちが普通20〜30分で喧嘩を始めることに気がついていたので，彼女は15分を制限時間として選びました。つまり，子どもたちがうまくできてステッカーを貰える現実的なチャンスが与えられたのです。しかしもし一日経って子どもたちが喧嘩をせずに15分過ごすことができないとわかったなら，制限時間を10分に短縮する必要があるでしょう。一方，もし15分でいつもステッカーを獲得していることに気がついたら，制限時間を20分に延長することもできます。要するに，一歩一歩は小さくて獲得可能で，あまり困難でもなくあまりやさしくもないようにして始めることが大切です。この例でもうひとつ大切なことは，マリアが子どもたちのごほうびメニューの計画に子どもを参加させて，プログラムを楽しませるように努力した点です。

　目に見える形のごほうびプログラムが成功するには次のことを覚えておきましょう。

・動機づけとなるインセンティブを選びましょう
・プログラムを単純で楽しいものにしましょう
・経過表を注意深く確認しましょう
・一貫した態度で，ごほうびはすぐに与えることでフォローしましょう
・子どもの行動が変わりごほうびも変わることに合わせてプログラムを作り直しましょう
・どの行動がごほうびを貰えるかに関して一定の限界を決めておきましょう

子どもが新しい行動を獲得したならば，目に見えるごほうびは段階的に廃止し，親が褒めることで子どもの行動を促すようにします。

ごほうびプログラムは単純に見えるかもしれませんが，実際にはそれを効果的にするには避けるべき多くの落とし穴があります。以下から，こうしたプログラムを組み立てる際に親が遭遇するいくつかの一般的問題に触れ，プログラムが働くようにする効果的アプローチ法を提案します。

目的の設定

適切な行動を特定しましょう

目に見えるごほうびプログラムでも，どのような適切な行動がごほうびに結びつくかについて漠然としたものを作る親も多いのです。例えばビリーの父親は「お前がきょうだいと仲良くしていたらごほうびがある」，そして「お店の中でおとなしくしていたらご馳走がもらえる」と言います。これでは，「仲良く」や「おとなしく」といった漠然とした特性について述べているだけで，どのような特定の行動でビリーがごほうびを手にすることができるかが不確かです。どのような行動を子どもに望むかについてはっきりしていなければ，子どもが成功することもあまりありません。子どもによっては，親が悪いと感じた行動についても良いものと考え，ごほうびを要求することさえあるかもしれません。ビリーは「でも僕はおとなしかったよ。だからご馳走をちょうだい！」と反論するかもしれません。実際，彼は一度はきょうだいとシェアしておとなしくするよう努力していたのですから，自分はおとなしかったと考えたのです。不幸なことに，父親の考える「おとなしい」はもっと厳格なものなのです。

ごほうびプログラムを組み立てる最初のステップは，どのような不適

切な行動が問題なのかを明確に考えることです。そうした行動はどれほどよく起きるのか，そしてどのような適切な行動がそれに代わり得るのであろうか考えましょう。もしビリーの父親のように，お子さんにお店でおとなしくしていてもらいたいと思うなら「お店の中でパパのそばで静かにしていて，走り回ったり大声を上げたりしなければ，ステッカーをあげるよ」と言っても良いでしょう。この例では良い行動が明瞭に子どもに述べられています。定義を明瞭にすることで，ごほうびをあげるかどうかを決めるのが容易になります。

小さなステップからさらに大きいゴールに達するようにしましょう

　多くのごほうびプログラムが失敗する原因のひとつは，親がステップや行動上の期待をあまりに大きくするので，ごほうびを手に入れるのが不可能だと子どもが感じたり，努力することを途中であきらめる——最初から努力しようとしない——ことです。お店の例だと，もしビリーが3歳で非常に活発だとすると，父親のそばに非常に長くいることを期待するのは非現実的でしょう。つまり，45分間のショッピングの間中父親のそばにいて初めてステッカーを貰えるという内容のプログラムは失敗するのが運命づけられていると言えるでしょう。

　良いごほうびプログラムは，子どもがゴールに至るために必要なステップとして小さいものをいくつか取り入れています。まず，問題行動がどのくらいの頻度で起こるか数日間観察してみましょう。このベースラインが，子どもにとって適切なステップを決定するカギになります。もし，子どもが駆け出したり叫んだりせずに1本の通路を歩くことが時にはできるのであれば，行動強化の第一ステップになるでしょう。各通路を静かに歩けたらステッカーを1枚あげることがプログラムに含まれるでしょう（大きな買い物をせずに，練習のための「実験ショッピング」から始めることが有用かもしれません。これによってお店にいる時間を5〜10分といった最小限度に抑えることができ，その週の買い物

をすると同時に子どもにより良い行動を教えるという2つの大きな作業をしなければならないというストレスを避けることができます)。こうした方法で行えば，子どもはうまく行動してステッカーを貰える十分なチャンスが得られます。子どもが問題を起こさないでいくつかの通路を往復できるようになれば，2本の通路を静かに歩くことをごほうびの定義にすることができ，徐々にお店にいられる時間を延ばすことができます。望ましいゴールに向かって小さなステップを積み重ねるという方法で，訓練とその進捗を計画することを覚えておきましょう。

ステップの進み具合を正確に決めましょう

　ステップをあまりにやさしくすると逆の問題が起こります。こうした状況では，子どもはごほうびのために努力する動機を失い，あるいはあまりに簡単に手に入るのでその価値を低く見てしまいます。多くの親はステップを大きくするので，このことは稀にしか問題になりません。しかし，プログラムが進むにつれてこれが問題となります。例えば，先ほどの3歳児は2～3週間後には各通路を歩き終るたびにお店で継続的にステッカーを貰えるようになります。ステッカーを貰うには3本の通路を無事完了しなければならないと子どもに求めることでプログラムをもっと挑戦的なものにしない限り，ステッカーは行動を強化する価値を失います。

　子どもが新しい行動を最初に学習するにあたって，ごほうびを手に入れるのが十分簡単であるようにするのが経験則です。まずは，繰りかえす成功体験によってごほうびと親による称賛を認識し，望ましい行動を取れる力があることを理解する必要があります。それから少し難しくします。徐々にごほうびの間隔を開けてゆき，最後にはごほうびはまったく必要でなくなります。最終的に親による称賛が行動を維持するのです。しかし，注意する点があります。プログラムが成功していると感じる親がステップの進み方をあまりに早くすることがときどきあります

が，こうすると子どもは成功できないことにフラストレーションを感じて退行してしまいます。ステップの進み具合が正しいことを常に確認することが目に見える形のごほうびプログラムの成功の秘訣です。

行動の数を注意深く選びましょう

　一時に多くの，そして難しい問題行動を取り組むようなプログラムを作ると，失敗することがときどきあります。親の言うことをきく，きょうだいや友達をいじめない，文句を言わないでベッドに行く，朝には時間通りに着替えを済ませることにすべてステッカーを与えるというごほうびプログラムを開始しようという，やる気満々の親もいます。そうしたプログラムは複雑すぎます。生活の様々な異なる領域でうまくやるというプレッシャーはとても圧倒的で，子どもはそれだけでもう開始する前から諦めてしまいます。こうしたやり方のもうひとつの欠点は親が一

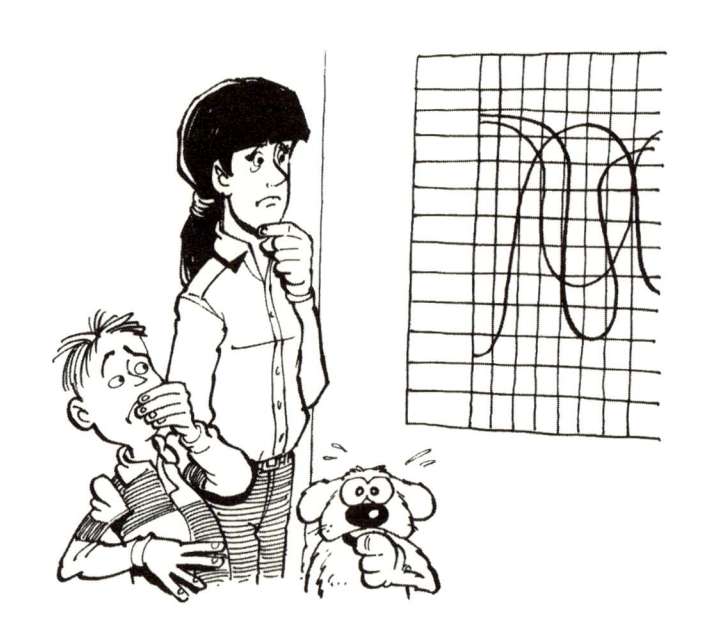

ごほうびプログラムは単純に

日中絶え間なく観察をしなければいけないという点です。終日子どもの「法令順守」を観察するのは，とてつもない努力量を必要とします。子どもの行動を観察し，結果をフォローすることが現実的にできないなら，最もよくできたプログラムでも失敗は免れないことを覚えておきましょう。

　一度に子どもが学習すべき行動の数をいくつかにするか決める際，重要なポイントが3つあります。(1) それぞれの問題行動の起こる頻度，(2) あなたのお子さんの発達段階，(3) あなたが現実的にできる限度，の3つです。まず，問題行動の出現頻度について，言うことをきかない，めそめそする，いじめ，口論などは頻回に起こるでしょうから，親の観察が大変になるでしょう。つまり，現実的には一度に複数の行動に焦点を当てることはできません。一方，着替え，歯磨き，自動車に乗ったときにシートベルトを締めるといった行動は比較的頻度が低いものですから，同時に3〜4つの行動を一覧表に含めることもできるでしょう。

　次に考えるべき重要な点はあなたのお子さんの発達段階です。年少の子どもに対しては簡単に理解できて，一度に1つか2つの単純な行動に焦点を当てるプログラムが必要です。年少の子どもにとっては，親の言うことを聞くとか，夜にベッドの中にいることを学習するのは重要な発達課題です。いずれも，親の側に学習を何度も繰り返す取り組み，時間と忍耐を必要とします。しかし，年齢が上がれば（学童期や青年期），子どもが目に見えるごほうびプログラムをよりよく理解し覚えていられるので，もっと複雑にすることができます。同様に，この段階での問題行動は起こる頻度が少なく，観察するのがもっと容易です。学童には，歯磨き，衣服をハンガーに架ける，宿題をする，食器の後片付けを手伝うことにステッカーを与えるといったプログラムが現実的なものとなるでしょう。

　あなたが現実的にどのくらい観察できるかを評価することが，子ども

のどの行動に焦点を当てるかを決める第3の要因です。家の外で仕事を持っていなくても，未就学児童が何人もいる母親にとって一日中子どもの「法令順守」を観察することはありえません。そこで，一日の中でも問題行動に焦点を当てることができる時間帯を選んでもよいでしょう。例えば，赤ちゃんが寝ている午後の2時間や，上の子どもがプレイスクールに行っている朝の時間帯は良い選択肢かもしれません。一方，朝は出勤準備で急いでいて，夕刻は疲れ果てている親は，毎朝の30分だけが問題行動観察にエネルギーを持てるのかもしれません。

プラスの行動に焦点を当てましょう

もうひとつの問題はマイナスの行動にだけ選択的に焦点を当てることです。例えば親は，子どもの喧嘩のような消去したいマイナスの行動は，明確に認識するでしょう。その場合のプログラムは，喧嘩をせずに1時間を過ごしたら一定のごほうびを与えるように設定しています。そこまでは良いのです。でもプログラムはそれ以上に進んではいません。子どもに何をしてはいけないかを明確に伝える一方で，適切な代替行動を説明きもせず，ごほうびも与えていません。したがって，不適切な行動のほうが適切な行動よりも親の注意を集めてしまうのです。

マイナスの行動に取って代わるべきプラスの行動を決めて，それを目に見えるごほうびプログラムに含めることが重要です。きょうだいと15分以上にわたって口論をしないことと同様に，シェアして静かに遊ぶことにも子どもたちへのごほうびを与えるべきです。消去すべきマイナスの行動と同様にプラスの行動を明確に書き出すことが決め手です。

ごほうびの選びかた

高額でないごほうびを選びましょう

　信じられないかもしれませんが，プログラムを作った親がほとんど破産してしまいそうなごほうびプログラムを見ることがあります。すべての子どもたちは自転車やディズニーランドへの旅行といった高価な項目をごほうびメニューに入れたがります。子どもたちがそれを手にするだけの十分なポイントを稼ぐとは考えずに，あるいは罪の意識からこうしたものを子どもたちに与えることができると良いと思うため，降参してしまう親もいるかもしれません。子どもたちへの限界設定が難しくて高額な項目を入れる親もいます。たとえ親の動機が良いものであっても，高額なごほうびを入れることはプログラムを台無しにしてしまいます。子どもは必要なステッカーやポイントを取ってしまうことがあまりに多いのです。そこで親は，ごほうびを与えられないか，ごほうびを与えても不愉快に感じてしまうかの，すっきりしない状況におかれてしまいます。こうした場合，子どもは目標到達について複雑な親の喜びのメッセージを受け取ることになります。これはごほうびプログラムの目的を台無しにして，プラスの行動を強化しようとする将来の努力に対して親の信用の土台を崩

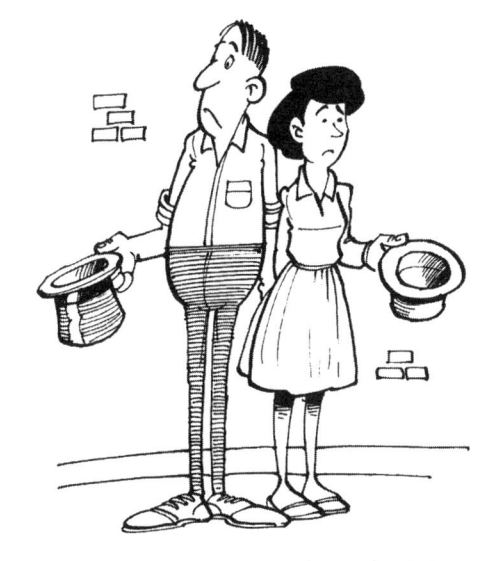

親を破産させてしまうごほうびに注意

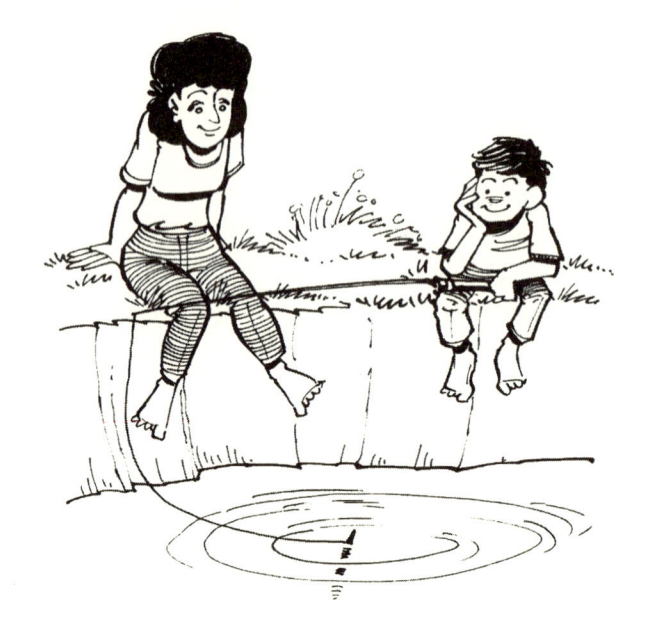

最良のごほうびは無料のことが多い

してしまいます。たとえ家族がもっと高価なごほうびを買うことができたとしても，こうしたものだけを使うことで，子どもたちは自分の成功に対して大きなごほうびを期待することを学習します。子どもの成功で親と子の双方が感じる満足感や誇りよりも，ごほうびの大きさに強調されてしまうのです。

　一般的には，ごほうびリストのどれかひとつの項目の出費に，あなたの家庭がどれほど払えるかを考えて，例えば1ドルといった上限を設けることが良い考えです。子どもたちにはこのことを最初に伝えます。彼らは高価なものを要求し，このことに関するルールを試そうとしますが，普通は，安価なもののほうがより強力な強化手段です。小さい子どもは親と過ごす時間を得ること，例えばお話を聞かせてあげる，公園に一緒に行く，ボール遊びをするなどをよく好みます。レーズン，キャンディー，好みのシリアルやお菓子を選ぶことなどの食べ物も魅力的で

す。年長児はお金や特別な権限，例えば特定のテレビ番組，友達のお泊り，電話をかける，花を植えるなどを好むでしょう。ごほうびの段階を下げるより上げるほうがずっとやさしいことを覚えておきましょう。

日々のごほうびと毎週のごほうびを計算しましょう

　ごほうびをひどく大きくて高価なものにする親がときどきいますが，子どもたちがごほうびを手に入れるまでの間隔を非常に長くする親もいます。例えばトムの父親が「ステッカーを400枚貯めたら自転車を買ってあげる」あるいは「100ポイントで野球を見に行ける」と言ったとしましょう。一日にいくつのステッカーやポイントが手に入るかにもよりますが，トムがごほうびを手に入れるのに1ヵ月かそれ以上かかるかもしれません。多くの年少児（3～4歳）はその日のうちにごほうびを手に入れられないとあきらめてしまいます。年長児（6～8歳）はその週のうちに何かを得られなければいけません。ごほうびの現実的な価値を設定するには，まず子どもがプログラムを100％遵守したらいくつのステッカーあるいはポイントを一日で得られるかを決めましょう。例えば7歳のトムが，歯磨き（一日に2回＝2点），自動車に乗ったときのシートベルト（一日に2回乗車＝2点），5時から5時30分まで1人で遊ぶ（1回＝1点），言われたら1人でベッドに行く（1回＝1点）ことでステッカーを貰えるとすれば，彼が一日に手に入れられるステッカーの枚数は6枚です。そこで，一日でプラスの行動の3分の2の目標に達したらごほうびリストから何かを選べるように，強化ごほうびのリストには4つのステッカーで入手できる小さな項目をいくつか入れるべきです。2～3日待てば10ポイントの価値のある好きなお菓子が貰えるメニューも選べるように，4ポイントから25ポイントまでの範囲の他の項目も入れるのは良い考えでしょう。野球を観戦に行くための100ポイントをトムが手に入れるには，毎日完璧であっても16日はかかります。もしトムが3分の2の時間だけ成功しているのであれば100ポイントに達

するのに25日が必要です。効果的な行動強化メニューを設定するカギは，子どもが手に入れる項目の創造的リストを作るだけでなく，子どもの通常の一日で得られるポイントに準拠してそれぞれの項目の現実的価格を決めることです。親の言うことを聞くことにステッカーやポイントを用いると，子どもが一日に30ポイントも得ることができるということに気が付くでしょう。したがって，こうした子どもたちへのごほうび項目の価格は，一日にステッカーを6枚しか得られない子どもへのごほうびの価格より高くなるでしょう。

プログラムに子どもを引き込みましょう

ときどき，子どもを強化するというより，自分たちを強化するような目に見えるごほうびを選ぶ親がいます。彼らはピッツァを食べに行くとか音楽会に行くなど，自分たちがしたい活動をリストに入れます。プログラムに過剰な統制を掛ける親もこれに関連した問題です。絵で飾られた凝った表や，子どもではなくて親が選んだ意匠を凝らしたステッカーを見たことがあります。子どもに何らかの裁量権を与えない限り，プログラムは失敗することが多いです。目に見えるごほうびプログラムの目標はあなたのお子さんに自分自身の行動にもっと責任を持つことを教えることであるべきです。あなたが何らかの権限をお子さんに委譲することに不本意であることをお子さんが感じ取ったとしたら，お子さんは戦いに固執し，彼らの焦点は協力することや良い行動をする喜びから，マイナス方向へ注目させる努力を増すことで権力争いに勝利することの満足に移動してしまうでしょう。

それぞれの子どもごとに最もやりがいがあるものは何かを見つけましょう。子どもたちが何についても始めない場合を考えて，ごほうびについてたくさんのアイデアを準備することもできます。しかし，子ども自身に提案をさせるように努力しましょう。乗り気でない子どもには「ジュリアをお泊りに呼ぶのは好きでしょ。それをあなたのリストに挙

げるのはどうかな？」と言っても良いかもしれません。そして，行動強化メニューは1回の話し合いで完成させる必要はなく，あなたのお子さんがそれをやろうと他の項目を思いついたごとに何回も加えていくことができることを覚えておきましょう。ステッカーを使うのであれば，あなたのお子さんにお店でステッカーを選ばせ，表に記入したり，ある項目が何枚のステッカーの価値があるかを決めるのにお子さんを引き込みましょう。

適切な行動があってはじめてごほうびです

　賄賂（わいろ）とごほうびの違いは何でしょうか。銀行で泣き叫ぶ子どもに「イライザ，泣き止んでくれたらこのチョコレートを上げるよ」と言っている父親を想像してみましょう。あるいは，夜にベッドから出てきた子どもに「サンジェイ，この後でベッドに戻ってくれるのならこのスナック菓子を上げるよ」と言っている父親を考えてみましょう。こうした例では，チョコレートやスナック菓子は賄賂なのです。なぜなら，それらが望ましい行動が発生する前に与えられ，かつ不適切な行動で誘発されているからです。こうした親は子どもたちに，もし彼らの行儀が悪ければごほうびが与えられると教育しているのです。

　ごほうびはプラスの行動が起きた後で与えられるべきものです。「まず－そして」原理を覚えておくとよいでしょう。つまり，まずあなたが望む行動を得て，そしてあなたのお子さんはごほうびを手にするのです。イライザの父親は銀行に入る前に「イライザ，銀行の中で私のそばにおとなしくいられたら，銀行が終わった後で公園に連れて行ってあげる」と言うことができたかもしれません。親はまず望ましい行動を手に入れ，そしてごほうびを与えるのです。就寝時間の例ではサンジェイの父親は「一晩中ベッドの中にいられたら，朝にお父さんとどのゲームをして遊ぶか選ばせてあげよう」と言えたかもしれません。

毎日の成果に目に見えるごほうびを利用しましょう

　学校の成績でAを取る，家中の掃除をする，2日間のドライブ旅行の間中おとなしくしているなどの，子どもの特別な成果のみに見える形のごほうびを取っておく親もいます。これは最終目標へのステップをあまりに大きく設定した例です。ごほうびを与えるのに親が長く待ちすぎるだけでなく，完璧さのためにごほうびを貯めてしまうことになります。そして子どもには，親の言うことを聞く，日々の仕事を共有して完成するといった毎日の行動が取るに足らないというメッセージを与えてしまいます。

　小さなごほうびを頻回に与えることを考えてみましょう。例えば静かなドライブ旅行を希望する両親がビックリ袋（クレヨン，本，パズル，ゲーム）を準備して，子どもたちがおとなしくして喧嘩をしなければ130〜160キロ進むごとにそれを開けることもあるでしょう。そうした

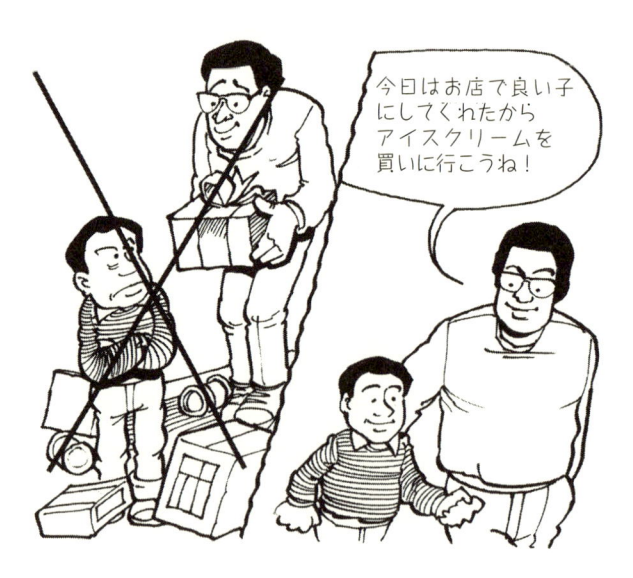

適切な行動があってそれからごほうびを

ごほうびは長いドライブの間に子どもたちの刺激欲求を満たします。たしかに特別な成果に対してごほうびを計画することもできますが，そこまでの間に，例えば算数の宿題をする，おもちゃを片付ける，シェアする，一晩ちゃんと寝ている，トイレに行くなどの小さなステップについてごほうびを使わなければなりません。ステップごとにごほうびをすることでのみ，良い成績，持続的に親の言うことを聞く，友達と良い関係を持つといった大きな目標は達成できるのです。

見える形のごほうびを社会的承認に変えてゆきましょう

　見える形のごほうびを使いすぎることに懸念を示す親もよくいます。子どもたちが内的なコントロールを成長させるのではなく，報酬のみのために行動することを学習するであろうという懸念です。これは当然の心配で，2つの状況で起こり得るものです。第1の状況は「ステッカー依存」の親です。彼らは子どもがするすべての行動にステッカーやポイントを与え，社会的承認や称賛を忘れています。つまり，こうした親は，成果について親子双方が感じる喜びよりむしろ報酬のために行動することを子どもに教えているのです。第2の状況は，親が見える形のごほうびを段階的に取り除き，社会的承認で行動を維持させることを計画しないときに発生します。言葉を変えれば，子どもたちがやがてはごほうびなしで自ら行動できるようになることを期待しているというメッセージを，親が子どもに与えていないのです。

　見える形のごほうびを使うことは子どもたちに新しくてこれまでより難しい行動を習うことを助ける一時的手段であるべきです。こうした行動は社会的承認で完成させなければいけません。新しい行動を教える場合，見える形のごほうびを徐々に消してゆき，社会的承認でそれを維持させることができます。例えばソニアの母親は「ほとんどいつもトイレでおしっこができるようになったのだから，もっと楽しいことをしましょう。2日にわたってお漏らしをしなかったらステッカーを1枚もら

えるということにしましょう」と言ってもよいでしょう。ソニアが2日間うまくできるようになったら，その期間を4日間に延長し，さらに延長することができ，やがてステッカーが必要ではなくなります。その時点でソニアの母親は違う行動を身につけさせるためにステッカーを利用することを考えてもよいでしょう。「一緒にしたステッカーゲームであなたはおしっこに行くことをちゃんと勉強できましたね？では，ステッカーを使って朝着替えることを勉強しましょうか」と言えるかもしれません。このようにしてごほうびプログラムを段階的に停止し，別の行動に対して再び使用することもできるのです。

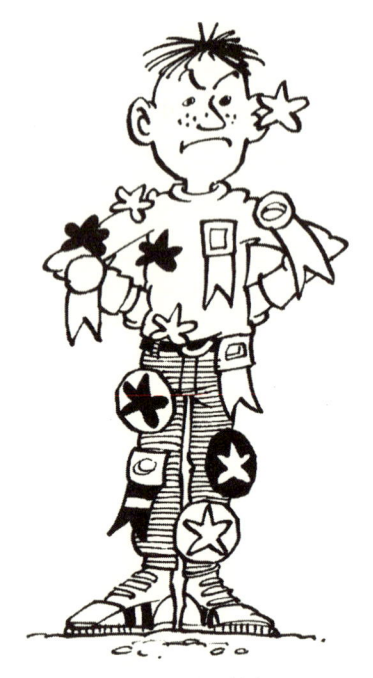

ステッカー依存

　ごほうびプログラムの重要な側面はごほうびに伴うメッセージです。親は，子どもの成功を承認するだけでなく，その成功には子どもの努力——ごほうび自体ではなく——が基礎になっていることを認識していると明確に伝えなければいけません。こうやって親は子どもの成功を内在化させ，それを手柄とさせることを助けるのです。マークの父親は「おまえが一晩中寝室にいられたことを身につけたことは立派だよ。努力したのだから，それを誇りに思っていいよ。たしかに大きくなったね」と言ってもよいでしょう。マークの父親はこうして息子の成果に称賛を与えているのです。

第3章　見える形の報酬（ごほうび），インセンティブ，称賛

明確で特定されたごほうびの一覧表を作りましょう

　ごほうびプログラムで良くある問題のひとつはごほうびが漠然としすぎていることです。ビクターは娘に「私がお前にして欲しいことをしてポイントをいっぱい取ったら何か買ってあげる。何が欲しいかな？」と言います。ティナは「猫のガーフィールドが欲しい」と答えます。そしてビクターは「それか他のものを買ってあげようね。ポイントをいっぱい取れるか見てみよう」と言います。この例では，ごほうびの内容とそれを入手するのに必要なポイント数について曖昧です。その結果，ティナはポイントを取る動機がつかなくなります。

　効果的なごほうびは明確で正確なものです。あなたとあなたのお子さんは合意に至ったごほうびの内容と各項目の価値を含む一覧表を書かなければなりません。このメニューは誰でも見られるところに貼っておきましょう。次ページのような感じです。

いじめない！　仲良く一緒に遊ぶ！

	月曜日	火曜日	水曜日	木曜日	金曜日	土曜日	日曜日
4：30～4：45							
4：45～5：00							
5：00～5：15							
5：15～5：30							
合計							

15分間いじめがなくて一緒に仲良く遊んだらステッカーを1枚

ステッカー3枚 ＝ パパかママが絵本を1つ読んであげる

ステッカー6枚 ＝ パパと公園に行く

ステッカー3枚 ＝ 好きなデザートを1つ

ステッカー6枚 ＝ 学校まで自転車で連れて行ってもらえる

ステッカー3枚 ＝ ビックリ袋からプレゼントを引ける

ステッカー12枚 ＝ 友達をお泊りに呼ぶ

ステッカー12枚 ＝ 友達と映画を見に行く

親の氏名：

子どもの氏名：

この一覧表は契約書に似ています。年長の子どもであれば，みんなが理解したことを明らかにするために子どもと一緒に署名することも良いかもしれません。1週間たったらプログラムを改訂，変更，追加する必要があるか振り返ることを子どもたちに伝えることも良いアイデアです。

一覧表は変更のきくものにしましょう

　ごほうびプログラムが固定された一覧表があります。親と子が1回の検討で決めた一覧表をその後3ヵ月にわたって改訂しないような場合です。このようなプログラムでは開始時点で子どもたちが何のために努力するかはっきりしていないことが多くあります。後になってもっと興味のあることを考えることもあります。

　ごほうび一覧表には柔軟性を持たせ，変えられるようにしましょう。子どもたちが様々な項目——親と過ごす時間，特別な権限，高価でないおもちゃ，家の外での活動，外食といった——を入れるようにさせましょう。もちろん，カギは子どもたちにとって最も動機づけになるものを発見することです。魅力的で変更のきく一覧表は子どもたちの気分が日ごとに変わるに合わせて，大抵は彼らに選択を与えるのです。さらに，数週間ごとにメニューを見直して子どもたちに新しいものを加えることを許すことは，当初の目新しさが消えた後でも彼らをプログラムに興味を持たせ続けることから，重要なのです。

インセンティブが年齢相応であること

　3～5歳の子どもたちにはインセンティブ・プログラムは明らかで，単純で，楽しいものでなければなりません。この年齢の子どもたちは切手やステッカー，さらには福引のおまけを収集するのが好きです。大きな賞品と交換できるごほうび一覧表で小さな子ども用システムを複雑にする必要はありません。あなたからの励ましと一緒にステッカーをもら

い，ステッカー帳が埋まってゆくのを見ることが彼らが必要とする報酬のすべてなのです。

　子どもたちが数の概念を学習し，曜日の考え方と時間経過を理解するなら（6歳以上），物を集めて交換するプログラムに参加することを好みます。ここが「収集」——フットボール・カード，野球カード，石，コイン，切手の収集——を開始する年齢なのです。この年齢から，子どもたちにステッカーを集めて大きな賞品と交換する機会を与えることができるようになります。

プログラムを前向きにしましょう

　ごほうびプログラムを作るのに多くの努力を払ってもあなたのお子さんがポイントを取ることができなかったらどうなるでしょう。お子さんを批判したり，あるいはもっと一生懸命やらなければいけないとお説教をしたくなるかもしれません。残念なことに，こうすると子どもたちの能力についての自信を失わせるメッセージを伝える（そしてこれが自己充足予言になることもあります）だけでなく，否定的な面への注意と親子の権力争いが確実なものになり，知らずに不適切な行動やプログラムへの不服従を強化することがあります。言葉を変えれば，子どもたちはプログラムを行うより行わないことでもっと大きい成果を挙げることになってしまいます。

　あなたのお子さんがポイントやステッカーを取り損ねたとしても，静かに「今度はできなかったけれど，次はきっとできると思うよ」と話すのが最も良いのです。あなたが未来を予測すれば，プラスの期待感を伝えることができるのです。しかし，あなたのお子さんがポイントを取るのが連続して困難であれば，ステップを大きくし過ぎていないか確認しましょう。

ごほうびプログラムとしつけを分けること

　ごほうびプログラムを作り，それを懲罰と混ぜてしまう親がいます。例えばきょうだいとシェアしたことでステッカーをもらっても，喧嘩をしたのでそれを取り上げられる子もいます。そうするとステッカーはプラスというよりマイナスの関連を持ってしまいます。この方法では，子どもが「赤字」になってしまうとさらに問題を起こしてしまいます。唯一の展望が「借金」を返すためにステッカーを得るのであれば，良い行動に対する前向きのインセンティブはすべて消えてしまいます。自然な結果として，子どもはやる気をなくし，変わろうとするすべての努力を放棄します。

　ごほうびプログラムをしつけのプログラムから分けましょう。すでに手に入れたポイントやごほうびを懲罰として取り上げると，適切な行動をすることに注意を向けさせるという本来の目的を壊してしまうので，しないようにしましょう。しつけの技法として特典の剥奪を使いたいなら，取り上げることを予想できる特典（例えばテレビの時間，自転車に乗ること）はどんなものであれ，ごほうびプログラムからは離しておきます。

プログラムを管理しましょう

　ごほうびプログラムの維持ができなくなることがあります。その第1は，「ほとんど良い」出来栄えにごほうびを与えることです。つまり，あなたのお子さんが求められていたポイントを得ていないときにもごほうびを与えてしまうやり方です。大抵はお子さんが求められたことすべてやったと主張してごほうびを要求することで起こります。残念なことに，こうすることであなたの権威と契約のルールが知らない間に傷つけられてしまうのです。またあなたのお子さんがポイント獲得についてねだったり口論することを加速させる可能性があります。問題行動を解決

する代わりに，新しい問題行動ができるのです。第2の問題は，子どもの手の届くところにステッカーやごほうびを置いておくため，あなたのお子さんがそれを手に入れてしまうことです。第3の問題は最後まで見届けないことです。これはお子さんがプログラムに沿って行動したにもかかわらずあなたがそれを見過ごしたり，ステッカーを与えることを忘れるときに起こります。ごほうびがひどく遅れて与えられたり，一定しない方法で与えられるなら，その行動が強化されることはほとんどありません。

　目に見える形のごほうびプログラムが効果的であるには，親の側に多大な努力が要求されます。あなたのお子さんがステッカーやポイントを得られるかを決定するためには，彼らの行動を連続的に観察しなければなりません。子どもがシェアをしたとか，トイレに行ったとか主張しても，あなたがその行動を観察した場合にのみステッカーを与えます。親の言うことを聞かない，いじめをする，めそめそするなど頻回に起きる問題に取り組むなら，多大な注意が求められます。報酬は望ましい行動がなされた直後に与えられて，最も効果的なのです。また，これらのプログラムが作動するためには，あなたが常に限界を設定する必要があります。すべての子どもは限界を試そうとし，少ない作業で報酬を得られるか見ようとします。そのことは自然ですが，あなたはこの試練に準備をし，メニューを堅持し，あなたのお子さんが十分なポイントを獲得していない場合は口論，議論，依願を無視しなければなりません。最後に，ごほうびを管理しなければなりません。賞品やステッカーは隠しておきます。ごほうびとしてのポイントやステッカーはあなたのお子さんではなくあなたが決めるのです。

学校の先生と協力すること

　学級内でも起こる問題行動を扱うなら，あなたの計画をお子さんの先生と調整することは賢明です。例えばあなたのお子さんの反抗的行動と

攻撃性が学校でも問題なら，あなたと先生が両方の状況で起こる動機づけシステムを計画することもできます。あなたのお子さんがシェアをして指示を守ったときはいつでも，先生がお子さんの手にスタンプを押したりステッカーを与えてもよいでしょう。その日の終わりに，こうした報告が家に持ち帰られ，その日いくつのステッカーを得たかをあなたに伝えることになります。学校での行動にいくつのステッカーを与えるかを約束しておき，家にあるお子さんの表の上にボーナスのステッカーを与えることでこうした効果を倍増することができます。そして，家でも行動確認表を続け，あなたの指示を守ったり，他のきょうだいとシェアすることで，お子さんはより多くのステッカーを手に入れることができます。子どもたちがさまざまな状況で共通した同一の行動管理を受けることで，不適切行動はずっと早く改善します。

まとめ

- 適切な子どもの行動を明らかな形で定義しましょう。
- ステップは小さくしましょう。
- 徐々に難度を上げていきましょう。
- プログラムを複雑にせず，1つか2つの行動から始めましょう。
- プラスの行動に焦点を当てましょう。
- 高額でないごほうびを選びましょう。
- 日々のごほうびを与えましょう。
- 子どもをごほうび選びに引き込みましょう。
- 適切な行動があって初めてごほうびを与えましょう。
- 毎日の成果にごほうびを与えましょう。
- 見える形のごほうびを徐々に社会的承認に変えましょう。
- ごほうびについては明確で特定できるものにしましょう。

・ごほうびの一覧表は変更のきくものにしましょう。
・成功すると予想していると伝えましょう。
・ごほうびと懲罰を混同しないようにしましょう。
・ごほうびプログラムを持続的に監視しましょう。
・プログラムを学校の先生と調整しましょう。

第4章

限界設定

　子どもたちが良い子でいるときに褒め，ごほうびをあげることは大変重要ですが，それと同じくらいに，不適切な行動については親が制限を設定し，管理することが必要なときもあります。実際，明確に伝えられた基準や規則が少ない家族には，問題行動をする子どもがいることが多いです。一貫した制限の設定は，子どもたちを穏やかにし，安全を感じさせます。

　しかし，すべての子どもたちが自分の親の規則や指示の限界を試すということを覚えておくことも重要です。これは特に，親がこれまで一貫性を持たず，規則を強制しなかったときに見られます。子どもたちは規則を破ることによってのみ，それが本当に効力を有していると学ぶことができるのですから，そうした子どもからの「テスト」に備えましょう。問題行動に対して一貫した結果が出ることで，良い行動が期待されているということを子どもたちに教えるのです。**研究結果では，標準的な子どもたちは3回に1回は親の要求に応じません。**幼い子どもたちは，おもちゃを取り上げられ，望んだ活動を禁じられると，文句を言い，叫び，癇癪を起こします。学齢期の子どもたちも，自分の活動や持ち物が否定されたら，文句を言い，異議を唱えます。これは正常な行動で，独立と自主性を子どもが要求する健康的表現です。そのような異議

申し立てが始まったら，それをあなたに対する個人的な攻撃と受け取ってはいけません。あなたのお子さんは単に，あなたのしつけが一貫しているかを確かめるために規則を試しているのだと覚えておきましょう。もしあなたの態度が一貫していなかったら，彼らは次にはおそらくもっと強く試すでしょう。あなたのお子さんの異議申し立てを学習体験のひとつ，つまり世の中の制限や規則を探って，どういった行動が適切・不適切かを学ぶやり方だと考えるようにしてみましょう。

子どもたちに制限設定をしたときにしばしば遭遇する問題と，指示を出すときの効果的なやり方の例を次に見ていきます。

指示を減らしましょう

実際にどのくらいの数の指示を子どもに与えているかに気がついている親は少ないものです。平均的な親が30分に17もの指示を出していると聞くと驚きませんか。そして，子どもたちにさらに問題行動がある家族では，その数は平均で30分に40にまで増えるのです。さらに，研究結果では，度を越えた回数の指示を出す親の子どもは，ますます問題行動を増やすということが示されています。このように，頻回な指示は，子どもの行動を改善するものではないのです。したがって，あなたがお子さんに与える指示の数とその形式の両方を見直して，必要最低限にそれを減らすことは重要なことなのです。

もうすでに子どもたち

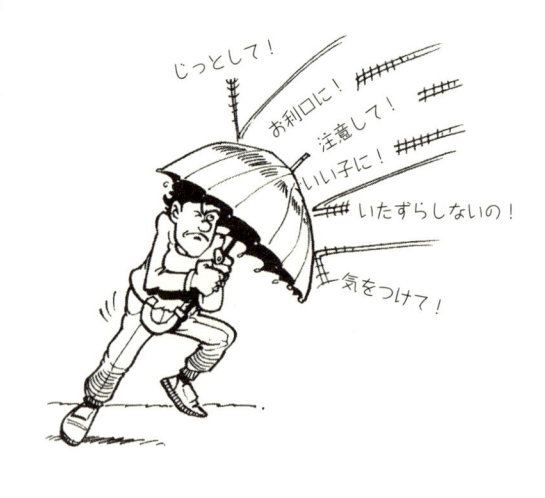

指示の嵐の中の子ども

が親から要求されたようにやっていてもなお，指示を繰り返す傾向の親がいます。例えばジョイの父親は，ジョイがすでにおもちゃを片付け始めたときに「おもちゃを片付けなさい」と2回目の指示を出します。もしジョイの父親が注意を払っていたなら，彼はもう一度指示を言う必要はなく，ジョイを褒めることが重要だと理解したでしょう。また別の親は重要性のない問題についての指示を与えます。彼らは「カエルは緑に塗りなさい」「青いシャツを着なさい」「デザートを食べきるのよ」などと言うかもしれません。これらの注文は不必要です。子どもたちは，親の意向とぶつかり合うのではなく，そうした事柄を自分で決めることを許されるべきです。もし親が30分間に20〜40もの指示を出すのなら，それらをすべてやらせるようにするのは不可能と覚えておくことが重要です。その結果は，指示の重要性について混乱したメッセージを子どもたちに与えることになります。

　指示を出す前に，それが重要な問題であるかそうでないか，もし子どもが従わなかった場合に，あなたがその指示の結果を最後までやり通す意思があるかどうかについて考えましょう。あなたの家族にとって重要な規則を書き記すことは役に立つ練習方法です。おそらくあなたは，「譲ることができない」ものが5〜10あることがわかるでしょう。これらは冷蔵庫などすべての家族の目に入る場所に提示するべきです。この方法で，ベビーシッターも含めて誰もが，規則が何かを知るのです。そのようなリストには，次のものがあるかもしれません。

・車に乗るときはいつもシートベルトをつけること。
・人を叩くことは許されません。
・室内で物を投げることは許されません。
・テレビは7時までに切らなければいけません。
・食べ物はキッチンに置かなければいけません。

　このように重要な規則を明確にしたなら，あなたがこうした規則につ

いて述べる際に，今までよりずっと正確になるばかりでなく，他の不必要な指示を減らすことができることに気が付きます。その結果，あなたのお子さんがあなたの指示は重要で，それに従うことが期待されていると学ぶのです。

一度にひとつの指示

　さらなる指示をいくつも出す前に，まずは最初の指示をやり遂げる時間を子どもに与えることをせず，指示を数珠繋ぎに出す親がいます。幼い子どもたちにとって，これは情報過多という結果になり得ます。例えば，エバは彼女の4歳の子に「寝る時間よ。マジックペンをしまって，紙を片付けて，上へ行ってパジャマを着て，歯を磨いてね」と言います。このような連続した指示を子どもがすべて記憶するのは難しいものです。大抵は一度に1つか2つのことしか記憶できません。速い指示のもうひとつの問題は，それぞれの指示のうちいくつかを成し遂げたことについて子どもを褒めることができないということです。これは結局，ある面では子どもが単にすべてのことをやり遂げられないために，またある面では遵守することが強化されないために，子どもが言うことを聞かないという結果を生むのです。

　指示が連続するもうひとつのタイプは，まるで子どもが聞いていないかのように，何度も何度も同じことを言う親で見られます。多くの親は同じ指示を4，5回繰り返しますが，子どもたちは，5回目までは本当に従う必要がないということをすばやく学習するのです。さらに，連続した指示は，多くの注意が絶え間なく繰り返し与えられることによって，不服従行動を強化してしまうのです。

　まるであなたのお子さんが指示を無視するのを予期しているかのように指示を繰り返すのではなく，指示は1回だけ言いましょう。それをゆっくりと言い，子どもたちがやろうとするかそうでないか確かめるために待ちましょう。どのように子どもが反応するかを観察し，確かめる

第4章　限界設定　　　　　　　　　　　　　　　　　　　　　85

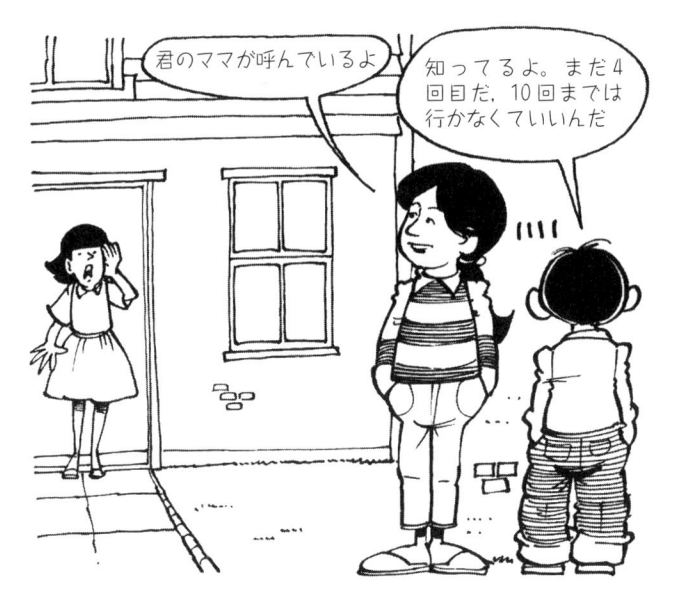

連続した指示は避けましょう

のであれば，心で数を数えるのも役立ちます。これは口うるさくなるのをこらえるのに役に立ちます。

現実的な指示を出しましょう

　親が非現実的あるいは自分の子どもの年齢に不適切な指示を出すことがときどきあります。例えば，ティムの母親は3歳の息子に，ベッドを準備することや，お気に入りのおもちゃを1歳の妹と一緒に使うように指示します。これらの要求はティムの年齢に対して現実的でないために，失敗します。非現実で不適切な指示の他の例としては，4歳児にお風呂を綺麗にしておくことを期待したり，3歳児に両親が長時間話し合っている間静かにしていることを期待したり，あるいはどんな年齢の子どもであっても，いつもお皿の上の物をすべて食べることを期待することなどがあります。

あなたがご自分のお子さんがうまく実行することができると信じる指示を出しましょう。お子さんが失敗し，あなた自身の挫折にもなるような設定をしてはいけません。そして不注意で，過度に活発で，衝動的なお子さんなら，現実的な指示を出すことは特に重要です。そのような子どもに夕食時に長時間座っていることや，長い間じっとしていることを期待すべきではありません。もっと現実的な期待は，5～10分間，席についていることでしょう。

わかりやすい指示を与えましょう

規則や指示が多すぎる親がいる一方で，どんな規則も設定することを嫌う親もいます。彼らは自分の子どもたちに嫌がられそうな何かをするように言うとき，罪の意識を感じます。こうした親たちはしばしば，自分の罪の意識を軽くするために規則を曖昧で遠まわしなものにして，指示をごまかすのです。曖昧で非特異的な指示のいくつかの例は，「ほら見て」「気をつけて」「いい子にして」「それをやめて」「ちょっと待って」です。これらの言い回しは，子どもに期待されている行動を特定していないので，まごつかせるものです。

もうひとつのタイプのはっきりしない指示は，事柄を単に叙述するかのような発言として述べられるものです。例えば，デリアは彼女の娘に「まあデニス，ミルクをこぼしているよ。気を付けたほうがいいわね」と言います。あるいはデレックの父親は窓から外を見て「デレック，君の自転車はまだ庭にあるね」と言います。明瞭さを欠いているのに加えて，これらの言い回しの中には批判が含まれています。直接な指示（「コップは両手で持ちなさい」「自転車を片付けなさい」）よりも，言い回し形式が使われると，子どもがそれに従うのが難しいだけでなく，そのような接し方の批判的側面が，怒りの種となりやすいのです。

はっきりしていない指示のまたもうひとつ別のタイプは，「おもちゃのお皿を洗おう」や「寝る支度をしよう」といった「～しよう」という

指示です。これは特にもしも親が関わるつもりがないときには，幼い子どもたちを混乱させるでしょう。例えば，2人の息子と一緒にキッチンで遊んでいたある母親が，今おもちゃを片付けて欲しいとします。彼女は「おもちゃを片付けよう」と言います。もしも彼女が息子たちを手伝うつもりがないなら，彼らはおそらく要求されたようにはしないでしょう。そして彼女はおそらく，はっきりしない指示に従わないことで彼らを不愉快に思うでしょう。

　指示を与えるときには，あなたがお子さんにやって欲しい行動を特定します。もしキムがあなたに一緒に遊ぶようにせがんだら，「ちょっと待ってね」と言う代わりに，「5分待ってね，それから一緒に遊ぶわ」と言ってもよいでしょう。ロビーがジュースをこぼしそうなときに，「気をつけて」と言ってはいけません。「コップにジュースを注ぐのは両手を使って」と言いましょう。「おもちゃを片付けよう」と言う代わ

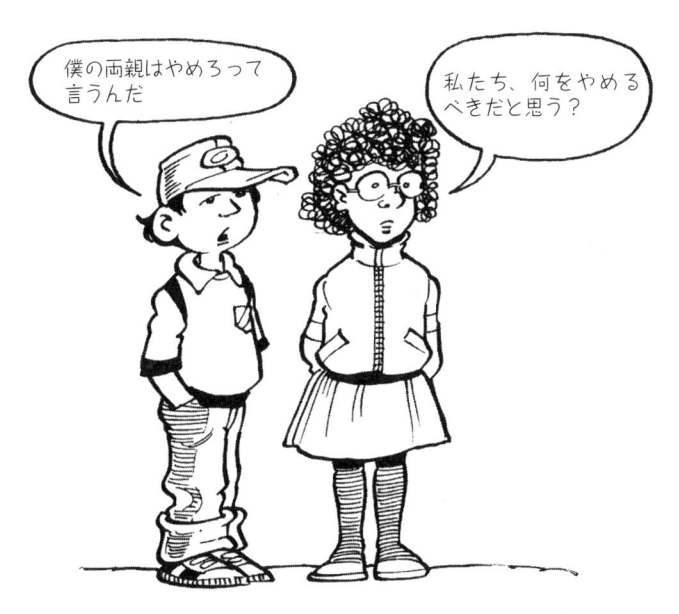

はっきりしたポジティブな指示を用いることを忘れずに

りに「おもちゃを片付ける時間だよ」と言いましょう。

「……しなさい」という指示を出しましょう

　質問形式の指示は，特に子どもたちを混乱させます。ここでの問題は，お願いと指示の微妙な違いです。お願いには，要求されたことを子どもがするかしないか選択する自由が含意されています。もしあなたが，お子さんが従うことを期待しながら，質問形式で指示を出せば，混乱するメッセージを与えているのです。質問形式の指示のもうひとつの問題は，あなた自身が困った立場に追い込まれることがあることです。もしあなたが「今お風呂に入りたい？」と言って，お子さんが嫌だと言い，あなたは途方にくれます。あなたは質問をし，望んでいない返事を受け取り，その結果，どうやってお子さんをお風呂に入れるよう説得するか決めなければならないのです。

　あなたの指示を質問形式ではなくはっきりと積極的な言い回しで伝えましょう。文の中に動詞を入れて，「……しなさい」という指示を出しましょう。つまり，「おもちゃを片付けなさい」「お布団に入りなさい」「ゆっくり歩きなさい」「優しく話しなさい」です。ここでは指示において行動を示す動詞が必ず出てくるので，そのためあなたのお子さんは避けようがないのです。

礼儀正しい指示

　指示をするときに親が怒っていたら，指示の中に批評や否定的意見を含むために子どもの不従順を助長することがしばしば見られます。ビリーの父親は「ビリー，おまえは何で人生の中で一度でもじっと座ったことがないんだ！」と言うかもしれません。あるいは彼はビリーに皮肉な声の調子でじっと座っているように言うかもしれません。これまでに何度も言っていることを子どもがやらないので，フラストレーションを爆発させる手段として，時には指示に辛辣なこきおろし言葉を含めるこ

とがあります。しかし，指示の背後に表現された感情は，用いられる実際の言葉と同じくらい重要です。あなたのフラストレーションを感じたお子さんは，あなたの批評に報復する手段として，不服従を選ぶこともあるのです。

　指示を出すときにはあなたのお子さんを批評することを避けましょう。否定的指示は，子どもたちに無能感，防衛心，そして少ししか従おうとしない気持ちを感じさせます。子どもたちが自分は人として価値があるという感情を持つことが，従順であることと少なくとも同じくらい重要と考えられるべきです。指示はポジティブに，礼儀正しく，敬意をもって述べられるべきなのです。

始まりの指示を用いましょう

　止めろという指示は，子どもがしてはいけないことを伝えているため，否定的な言い回しのひとつです。「叫ぶのを止めなさい」「そんなことしないの」「止めなさい」「黙りなさい」「終わらせて」「十分でしょう」はすべて止めろの指示です。これらは子どもに批判的なだけでなく，子どもに正しい行動の仕方を伝えるのではなく間違った行動に焦点を当てているのです。

　もし野球の監督が投手に「"まっすぐ"を投げるな」と言うと，頑固さからでなく，単に監督の言葉がそれを視覚化したため，投手が直球を投げがちになることをスポーツ心理学者が発見しています。ですから，あなたがお子さんにやって欲しい行動を詳しく述べるポジティブな指示を出すあらゆる努力をする価値があるのです。「叫ぶのを止めなさい」や，「水をバチャバチャするのを止めなさい」と言う代わりに，「ゆっくり話して」とか「容器の中に水を入れておいて」と言いましょう。あなたのお子さんが，あなたが好まない何かをするときは，あなたがして欲しい何か代わりの行動を考え，そのポジティブな行動に焦点を当てて指示を言い回しましょう。

従うための時間を与えること

　そうする機会のない指示は子どもが要求に従うチャンスを与えません。例えば，ニナの父親は「君の洋服を片付けなさい」と言うと，子どもが従う前にそれらを自分で片付け始めます。あるいは，リノの母親は「ブランコからおりて」と言って，彼が従うかを見ずに，彼をブランコから降ろします。即座に従わせることが特に安全面の問題に関しては必要なときがある一方で，多くの場合には，子どもはやり遂げる機会を与えられる権利があるのです。

　指示の後で，間を取りましょう。辛抱強く待つことに役に立つなら，静かに5つ数えて待つと良いかもしれません。もしあなたのお子さんがさらに従わなかったら，これは不服従と考えられます。しかし，あなたがお子さんに従う時間を与えると，思いのほかお子さんがやることに気が付くでしょう。指示を出した後で待つことは，あなたのお子さんが嫌だと思っているかどうかに対して，あなたが注意を払うことに焦点を当てることでもあるのです。そうすれば，あなたは，従ったことに対してごほうびをあげるか，あるいは従わないという結果に最後まで対応することができるのです。

事前の警告と注意を与えましょう

　警告も何も与えずにいきなり指示を出す親がいます。次の場面を思い描いてください。ジェニーがブロックでお城を作るのに夢中になっています。突然，父親が部屋に入ってきて，寝るように言います。次に何が起こるでしょう。おそらく，たくさんの不幸なこと，ジェニーからの抗議，そして抵抗です。

　適当と考えられるときはいつでも，警告と注意を指示の前に与えるようにすることが役立ちます。これは，子どもに作業の転換の用意をさせる効果的な方法のひとつです。もしジェニーの父親が，娘がブロックで

第4章　限界設定　　91

遊ぶことに熱中していると気がついていたら，「あと2分だよ。2分したらブロックを片付ける時間だよ」と言えば，おそらくジェニーは不平を言わなかったでしょう。注意を与えるにはたくさんのやり方があります。時間の概念を理解しない幼い子どもには，タイマーが役に立ちます。そしてあなたは「タイマーが鳴ったら，ブロックを片付ける時間だよ」と言うのです。年長の子どもには，時計を示すことができるでしょう。

　子どもたちの希望と好き嫌いも考慮されるべきです。例えば，もしあなたの8歳のお子さんが本を読むのに夢中になっていたら，あなたは「その章を読み終わるのに，あと何ページなの？」と尋ねてもよいでしょう。あなたのお子さんが「あと1ページ」と答えたら，「わかったわ，そのページを読み終わったら，テーブルを用意してほしいの」と言ってもよいでしょう。あなたがお子さんの願いによく反応してもう少し時間をあげるなら，即座に従ってもらうことを期待するよりももっと，子どもの従順な反応を得られるでしょう。

「……したら，そうすれば」指示

　時折親は，「テレビを見続けたら，後で困るわよ」や「そうしたことに後で後悔するわよ」のような脅しのように聞こえる指示を与えます。その意図は，困ったことにならないように警告することや，子どもに信号をあげることかもしれませんが，この種の脅しとそれらに漠然となりゆきを暗示する結果は，従順さよりも，子どもが反抗的で否定的になるのを引き起こす傾向があります。

　あなたのお子さんに前もって正確な行動の結果を伝えるような，「……したら，そうすれば」指示を使いましょう。例えば「テーブルを用意したら，テレビ番組を見られるよ」や「お皿を洗い終わったら，お友達と遊びに行っていいよ」です。はじめに，あなたがして欲しい適切な行動を示し，その後でポジティブな結果を与えるのです。このタイプの指示

は子どもに従うか従わないかの選択を与え，それぞれの選択の結果についての知識をもたらすのです。言うまでもなく，この種の指示は，従うか従わないかを子どもに決めさせてもよいときにだけ使います。もしも指示に従わせる必要があるなら，はっきりしたポジティブな指示を与えましょう。

選択肢を与えましょう

しばしば親たちの指示は，友達と遊ぶとか，もっとテレビを見るというような子どもがやりたいことを行うことを禁止します。そのような例では，親は子どもたちに，できないことについては言うけれども，その代わりにできることを言い忘れているかもしれません。子どもたちが楽しい活動を厳しく制限され禁じられたと感じるときは，彼らは抗議し，従わないという反応をするでしょう。

子どもに何かを禁じる指示は，その代わりに何をしたら良いかという提案を含んでいるべきです。あなたは，「今テレビを見てはいけないけれど，このパズルで一緒に遊べるよ」とか，「お父さんの物で遊んではだめだけど，物置に基地を作るのはできるよ」と言うかもしれません。このようなアプローチは，子どもができないことについて張り合う代わりに，何か他のポジティブな活動に焦点を当てているので，権力争いを減らす助けになります。

指示は短くしましょう

説明，質問，言葉の嵐で覆われると指示は息苦しいものになります。例えば，スタンは息子に「クレヨンを片付けなさい」と言い，なぜすべてのクレヨンが出ていて，何を描いているのかというたくさんの質問を続けます。その結果，はじめの指示が忘れられてしまうのです。関連する問題は，親がときどき，指示と同時に多すぎる説明を与えるということです。彼らはおそらく，長い説明を与えることが，子どもが協力する

見込みを増大させるだろうと信じているのですが，このアプローチには通常反対の効果があります。大抵の子どもたちは，その原理的説明へ屁理屈を言おうとし，もともとの指示から親の注意をそらそうとします。

　指示を明確にし，短くし，ピントを合わせましょう。子どもとアイコンタクトをすることも役立ちます。もしもあなたが，指示についていくつかの原理的説明を与えるなら，簡潔に，指示の前に言うか，あるいは子どもが従ったあとに言うかのどちらかです。あなたがご自分のお嬢さんに居間を片付けるように頼んだとします。彼女がそれをやりはじめたら，あなたは「ありがとう。すごく上手だわ。夕食にお客さんが来るから，ママは本当にきれいにする必要があるのよ」と加えてもよいでしょう。あなたからの指示についての屁理屈と抵抗に注意を向けると，不従順さをかえって強めてしまうので，それらは無視するものと覚えておきましょう。

支持的な指示

　もうひとつの問題は，両親がお互いに相反する指示を与えるときに起こることがあります。片方の親がもう片方の親が指示をしていると気がついていないとき，相反する指示がときどき与えられてしまいます。想像できるように，これは不従順さを引き起こし，家族内の衝突をエスカレートさせるに違いありません。

　家族内の大人が，それぞれが出した指示を注意深く聞いて，お互いの指示に支持的であることが重要です。あなたのお子さんに別の指示を与える前には，誰かから言われたリクエストをあなたのお子さんが完成させたことを確かめましょう。

褒めましょう，そして最後までやり通しましょう

　親が子どもたちが指示に従うかどうかに注目しないことがあります。もしも最後までやり通さず，子どもたちが従うことを強化されもせず，

従わないことに責任を負わされもしないないなら，指示が無視されることを予想しなければなりません。

　言うことを聞いたことを褒めることは，あなたのお子さんがもっと協調的になり，あなたの要求に価値を置くことを促進します。もしもあなたのお子さんが言われたようにしなかったら，あなたは警告する内容の表現をしなければいけません。ひとつは，「もし……，さもなければ」の言い方です。「ケビン，もしもあなたがブーツを片付けなかったら，タイムアウトに行かなきゃいけないよ」。お子さんが親に指示されたようにするかどうか確かめるのに，5秒待つべきです。もしも子どもが従ったら褒め，もしも従わなかったら彼にはタイムアウトが与えられます。

まとめ

　効果的な指示を出すことは，あなたに独裁的で，権威主義的で，厳格になることを要求したり，あるいはお子さんを100％服従させることを期待するものではありません。むしろ強調すべきは，指示を出す前に，それが必要で，あなたがその結果をやり通す用意があるかどうかを確かめ，注意深く考えることです。子どもの選択と大人の規則との間の妥協点を見出すのが重要です。規則の決定にお子さんを関与させることもできます。これは，4歳以上の子どもに最適です。2人の就学前の子どもたちが，どちらもシャボン玉で遊びたいけれど，シャボン玉機がひとつしかないので喧嘩をしているところを考えてみましょう。「まずダグ，きみが使いなさい。そうしたらスージー，今度はおまえの番だよ」。別のアプローチは，2人の子どもたちを問題の対処方法決定に関わらせることです。父親は「君たち2人に，シャボン玉機がひとつだけ。どうしたらいい？　何かアイディアはあるかい？」と言っても良いでしょう。

もしもダグとスージーが何か解決策を見つけたら，父親はその問題解決力を高めるようにすることができます。このやり方で，親が独裁権威主義的になるのを避け，子どもたちが問題解決方法をどのように見出すかを学ばせることができるのです。

　効果的な指示を与えることは，当初あなたが予期しているよりも難しいものです。親の指示を絶対的なものとして与えられるべき状況もあります。例えば自動車に乗ったらシートベルトを着ける，叩いてはいけない，通りからはみ出して自転車に乗らない，そしてテレビの制限に関わる状況では，あなたはお子さんを管理する必要があり，指示をポジティブで礼儀正しく確固とした言い方で言わなければいけません。あなたが管理するのをあきらめ，不必要な指示や非現実的な期待を避けるべき状況もあります。どの洋服を着るとか，お皿の上の食べ物すべてを食べるかどうかとか，寝る前に何の本を読むかというようなことを決めるのに，子どもたちに管理権を許しても良いのではないでしょうか。また他の状況では，あなたとお子さんが問題を解決し，管理権を分け合うことを学ぶこともできます。これはゆっくりしたプロセスで，子どもたちがティーンエイジャーになって初めて効果が現れるものですが，4，5歳のうちから交渉し一緒に話し合うようにすることは将来的に大変有用です。

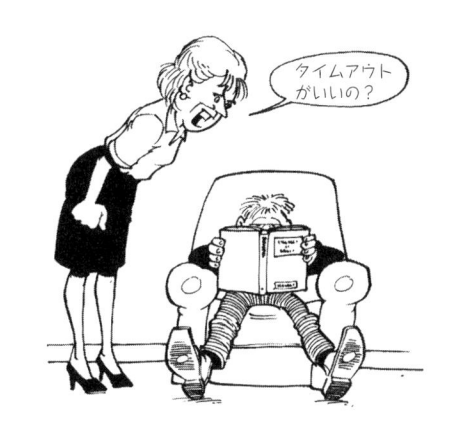

指示はやり通しましょう。さもないと子どもはあなたを無視することを学ぶでしょう

☆覚えておきましょう☆

・不必要な指示は与えないようにしましょう。
・一度にひとつの指示を言いましょう。
・説明は現実的に，年齢に合った指示を使いましょう。
・求められている行動を明確に詳しく述べる指示を使いましょう。
・「……しなさい」指示を使いましょう。
・ポジティブで礼儀正しい指示をしましょう。
・「やめなさい」指示を使わないようにしましょう。
・従うための十分な機会を子どもたちに与えましょう。
・警告と役立つ注意を与えましょう。
・子どもたちを脅さないようにしましょう；「……したら，そうすれば」指示を使いましょう。
・可能なときは子どもに選択権をあげましょう。
・指示を短く，ピントを合わせましょう。
・あなたの配偶者の命令を支持しましょう。
・従ったら褒め，従わなかったときは自然のなりゆきを提供しましょう。
・親と子どもの管理のバランスを調和させましょう。
・子どもたちと一緒に問題解決することを促進しましょう。

第5章

無視する技法

　めそめそする，しつこくせがむ，屁理屈をこねる，乱暴な口をきく，癇癪を起こすというような不適切な言動は，その子どもや他人に危害を加えるようなものでなく，計画を持って無視すると，見られなくなることが多いものです。無視することはしつけにならないと感じる親もいるでしょう。実際は，無視は子どもに対し用いられる最も効果的なテクニックのひとつです。無視の原理は，わかりやすいものです。子どもたちの言動は，それに対して大人が注目することで維持されます。たとえ，親が口うるさくなる，大声で叫ぶ，しかるというような，否定的な注目であっても，子どもには報酬となります。自分の子どもたちが問題行動を起こしたときに親がこれを無視すれば，間違った行動が続くことに対していかなる報酬も与えないことになります。継続的に無視を繰り返せば，子どもたちはやっていることをいつかは止めます。そして，適切な行動が肯定され，注目されることで，不適切にするよりも適切に行動するほうがより有益だということを学習するのです。

　無視の技法は非常に効果的な一方で，親が実行するのが最も難しいテクニックでしょう。この章では，子どもたちの間違った行動を無視しようとするとき，親が直面する主な問題を取り扱いたいと思います。

議論とアイコンタクトを避けましょう

　実際にはかなりの注目を注いでいるのに，自分は子どもたちの問題行動を無視していると考えている親をときどき見かけます。こうした親は，子どもに話しかけるのを止めていたかもしれませんが，にらみつけたり，しかめ面をするなどして，自分が問題行動に影響されていることを子どもに知らせ続けているのです。子どもとのアイコンタクトを避けてはいますが，批判や怒りのコメントを言い続けている親もいます。どちらの場合も，問題行動を取っている子どもは，親からの注目と，そしておそらく，強烈な否定的な感情反応をも，受け取るのに成功しているのです。

　効果的な無視の技法は，あなたのお子さんがしていることに対するあなたの反応を中立化できたときに成り立ちます。あなたの顔の表情を変えず，アイコンタクトを避け，すべての議論を止めなければいけません。無視することには，特に近くに接していたときに，子どもから離れることも含みます。ポジティブな注目の最も強力な形式に，微笑む，アイコンタクト，言葉で褒める，身体に触れるというのがあるのと同じように，無視することの最も強力な形式は，アイコンタクトをせず，いかなるコミュニケーションもとらず，身体をそむけ，表情を変えずにいることです。

一貫して無視しましょう：最初のうちは，問題行動がかえって悪くなることに備えましょう

　子どもの反応に対する備えをしないまま，癇癪や屁理屈のような問題行動を良かれと思って無視し始める親もいます。大抵の子どもたちは，自分が親をやり込められるかを確かめるために，はじめのうちは否定的行動を強めて反応します。例えば，5歳のメイガンは外に行きたくて，母親とそのことを数分間口論しています。最終的に，母親は外には行けないと言い，娘の抗議を無視し始めます。メイガンは，やりたいことを

通せるかを確かめるために，要求をエスカレートさせます．憤慨し根負けさせられた母親が，「いいわよ．外に行きなさい！」と言うまで，これが10分間続きます．生活を平和にするという短期的利益のために降参してしまうことで，母親は長期的な問題を生み出してしまいました．つまりメイガンは，もしも自分が長く，十分激しく屁理屈をこねれば，やりたいことができるということを学習したのです．このようにして彼女の問題行動が強化されたのです．

　問題行動を無視し始めると，最初の頃は通常，それが悪化するものと覚えておきましょう．もしもその行動が改善すべきものだったら，あなたはこの時期をしのぐ備えをしなければなりません．もしあなたが降参したら，あなたのお子さんは不適切に行動することは，欲しいものを手に入れる効果的な方法だと学ぶのです．

　メイガンと母親の例は，あなたが自動販売機の前で遭遇したときの経験と似ていなくもありません．ソフトドリンクを買うために小銭を入れたけれど，出てこないで，お金も戻ってこないのです．あなたは返却ボ

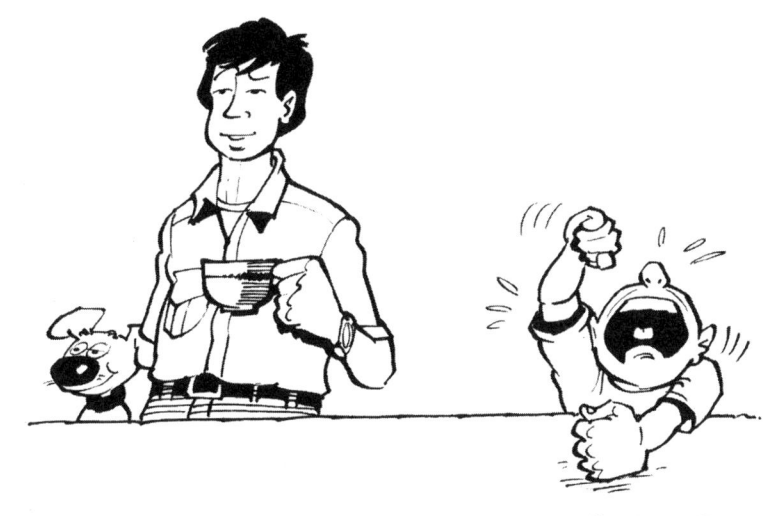

あなたが無視しているとき，子どもに試されるのに備えましょう

タンを何回か押し、そしてそれが機能しなければ、もう一度商品のボタンに挑戦します。どれほど喉が渇いているか、または不愉快に思っているかによって違いますが、しつこくボタンを押し続けて自動販売機をガンガンと叩くかもしれません。もしもソフトドリンクが出てこなかったら、最終的には叩いても何も出てこなかったので、あなたはあきらめて何か他に進みます。しかし、もしもあなたが叩き続けている間に運良くソフトドリンクが出てきたら、次にソフトドリンクを得られないときは激しく十分長く叩くのがコツだと知るはずです。子どもたちは、しつこい癇癪玉になることを学習する可能性があります。これが、無視の技法が親にとって実行の難しい理由のひとつです。すべての子どもたちは、問題行動をエスカレートさせることで親の無視する技術を試そうとします。もしもあなたがこのテクニックを使おうと決心したら、無視するというあなたの決意に対する確信を思い出すことによって、この時期をしのぐ備えをすべきです。

無視と注意をそらすこと

　問題行動を無視する選択肢を選んでも、状況を改善するため積極的にできることが何もないということはありません。事実、代替的提案で注意をそらさないと、適切な言動が権力争いの中に親と子どもを封じ込め、子どもたちが問題行動を長引かせる可能性があります。次の筋書きを考えてみましょう。買い物外出の際にトウニィは父親におもちゃを買ってとせがみます。父親は拒否し、トウニィはわめき叫び始めます。父親は歩き続けることでこれを効果的に無視し、数分後その叫び声はおさまります。この時点で父親は、考えられる何か新しいことでトウニィの気を紛らわせることができたかもしれません。しかし、父親はただトウニィが寄ってきて一緒に行動するのを待ちます。トウニィはといえば、無視されたと感じ、再び叫び始め、父親の注意を得ようとするのです。

無視されたことへの子どもたちの反応は，子どもの注意をそらすことで軽減することができます。注意をそらすことは，2，3歳の子どもに特に役に立ちますが，年長の子どもにも有効です。いったんトウニィが叫ぶのを止めたら，父親は彼に，お小遣いから十分なお金を貯めたら欲しいおもちゃを買うことができると教えても良かったでしょう。もしもあなたのお嬢さんが欲しがっている砂糖のかかったシリアルは手に入らないと言われてめそめそし始めたら，彼女がめそめそするのを止めるまでは無視し，そのあとで，別の食べ物を探すのを手伝ってくれるよう彼女に頼むのです。この方法は，何かが手に入らないと言われたことに対する反応の間違った行動の部分は無視し，もっと適切な行動を取り始めたらすぐに，注意をそらすということです。もちろん，注意をそらすことに対して再び問題行動で反応するなら，再び無視する必要があります。

　無視することと注意をそらすことを組み合わせるもうひとつの方法は，あなた自身があなたのお子さんの不適切な行動から気をそらすことです。自分自身や他の人に話しかけたり，別の活動に没頭することで，これをすることができます。癇癪を起こしているお子さんを無視するなら，キッチンの流し台に行って，じゃがいもの皮をむくのも良いでしょう。あるいはキッチンの窓の外で起こっている何かについてコメントするのもよいかもしれません。あなたが気をそらしているとお子さんが思ったら，問題行動はすぐに消えることがあります。

あなたのお子さんから距離を取ります，でもその部屋にいましょう

　部屋から出て行くことであなたのお子さんの問題行動を無視するのは，理にかなっているように見えるかもしれません。これは，子どもがすがりついていて，身体的に注目を要求しているのなら，効果的なテクニックのひとつになり得ます。しかし部屋から出て行くと困るのは，子どもの適切な行動に注意を払い，それを強化することができなくなると

いうことです。

　無視するときは，立ち上がって部屋の別の場所へ歩いていって，身体的に離れるのが一番です。この方法は，あなたがお子さんの行動を監視することができ，問題行動を止めたらすぐにお子さんの反応を強化することができます。あなたの脚や腕をつかんでついてきたら，そのときは部屋から出る必要があるかもしれません。しかし，適切な行動が起こったらすぐに反応できるようにできるだけ早く戻ってくるべきです。

無視することは，セルフコントロールを教えることです

　無視することは失礼なことで，子どもの自尊心に有害だと感じて，このやり方を用いない親もいます。このやり方が自分の子どもたちとの関係性にダメージをもたらすだろうと心配しているのです。また，子どもたちを十分に懲らしめるものでないと感じて，無視することをしない親もいます。彼らは「乱暴な口をきいたり，わめいたりというのを無視するだけですか？　こうした行動にはしつけが必要です」と言うのです。

　無視する技法は，恐怖ではなく敬意を基礎にしたポジティブな親子関係を維持させ，効果的しつけの方法のひとつであることを，研究は明らかにしています。親が大声を挙げたり批判したりする代わりに，叫んだり乱暴な口をきいたりするのを無視することができたら，衝突と怒りに直面したときに親自身が自己統制を維持できるのだということをお子さんに示すことになるのです。そして問題行動であなたがうろたえないので，お子さんは，それらが少しの効果あるいは見返りもないとわかり，行使し続ける価値がないと学ぶのです。

無視することを他人に教えましょう

　たとえ親が子どもの問題行動を無視していても，他の誰かが子どもをからかったり，あるいはなぐさめようとしてその行動に注意を向けているために，無視することが時に裏目に出ることがあります。これが起

こっていたら，子どもは問題行動でまだ注目を得られているため，あなたの無視は機能しません。もし他の人が子どもの問題行動に注意を向けていたら，無視することが賢明であることを伝える必要があります。例えば「ラモーンが自制できるまでちゃんと無視するのが一番彼のためになると思います」と言っても良いでしょう。

無視する行動の上限の数を決めましょう

　無視する技法を非常に稀にしか使わないという問題を抱えている親がいる一方で，無視をしすぎる親もいます。そのような人々は，はじめは子どもたちの問題行動を効果的に無視しますが，その後，数時間あるいは数日間も無視を続けて，注意，援助，承認を与えないままでいます。類似の問題のひとつは，親が例えば，めそめそする，わめく，さけぶ，屁理屈を言う，きたなく食べるなど，あまりにたくさんの問題行動を一度に扱っているときに起こります。あまりにもたくさんのことを無視することで，子どもは放っておかれていると感じ，親はそこに埋没してしまいます。一貫して無視するのが難しいとわかるだけでなく，反対の，好ましい言動に注意を払うことを思い出すのも難しいという点がわかります。

　無視するときは，どの行動に焦点を当てるかを明確にすることが重要です。どんなときでも，体系的に無視するのは1つか2つだけ選ぶようにしましょう。こうしてあなた自身を制限することによって，問題行動が生じたどんなときにでも，より現実的に，それを一貫して無視することが期待できます。また，このしつけテクニックが特定の言動に効果を示しているかを観察・監視することもできるのです。

無視されるべきではない行動もあります

　深刻さや状況に関係なく，子どもたちのあらゆる問題行動を無視する親がいます。これは，子どもたち自身や他の人や対象に破壊的である行

動に対しては適切なやり方ではありません。また，例えばバスに乗っているときの癇癪など，子どもたちが他の誰かから注意を向けられるような状況や，うそをつく，盗む，日課の仕事を守らない，忘れたりするというような言動に対しても不適切です。

　ほとんどの状況では，めそめそする，口をとがらす，叫ぶ，癇癪のようなイライラさせられる行動は，無視することによって効果的に扱うことができます。一方で，人を叩く，言語的に虐待する，逃走する，火をつける，物を壊すというような，危険あるいは虐待的な言動は，無視する行動ではありません。きょうだいをいじめることや盗むことも，他の誰かに不便や害をもたらす一方で子どもたちに即座に利益をもたらすものであり，無視するものではありません。これらの状況では，その行動を変えるために，例えばタイムアウト，日課の仕事を課す，特典をなくすというような，強力な結果を用いる必要があります。それゆえに，無視することにする言動を注意して選択し，問題行動を無視するのは親の注目が主な強化の源泉になるようなものにのみ効果的だということを覚えておくことが重要です。

☆就学前の子どもの言動で無視が有効な例☆

- めそめそする，口をとがらす
- 癇癪を起こす
- 乱暴な口をきく
- しかめつらをする
- 生意気な口をきく
- 子ども同士のささいな口げんか
- 夜中に短時間泣く
- えり好みする食べ方やきたない食べ方

- 何かをやることや手にいれることを禁止されたときに抵抗する
- 鼻をほじることと，つめをかむこと
- 親指しゃぶり
- 歪曲した赤ちゃん言葉

好ましい言動に注意を払いましょう

　自分の活動にあまりにも専念していて，子どもたちが上手に話していたときや，おもちゃをシェアしたとき，難しい問題を解決したとき，あるいは静かに遊んでいるときに，注意を払わない親がいます。こうした好ましい言動は無視されることで，消えてしまいます。親はしばしば，自分の子どもたちがごたごたを起こしているときにのみ対応する，反射的な反応を身につけています。彼らが間違った言動をするときに注意を払い，適切に行動しているときは無視するという悪循環は，実際には，問題行動の頻度を高めるのです。

　無視という技法を使うなら，好ましい行動，特に無視していることとは正反対の言動に注意を払い，褒めることが重要です。例えば，めそめそするのを無視しようと決めたなら，適切に話したときはいつでも「丁寧に話してくれるのは本当に好きだわ」と，あなたのお子さんを褒める意識的な努力が必要です。問題の行動と置き換わってほしいと思う好ましい言動に焦点を当てることが重要です。お嬢さんが横取りをして，相手を叩くということを心配するなら，彼女がうまくシェアして遊んでいることに対して褒める必要があるのです。

　もうひとつの効果的なテクニックには，2，3人の子どものグループで，無視することと褒めることを同時に行うやり方があります。1人の子どもが問題行動をしているとき，あなたの注目を適切な行動を取っている子のほうへ向けるのです。デイビッドはお皿の上のものをきれいに，きちんと食べているのに，ピーターは床にエンドウマメを投げてい

るという夕食の場面を想像しましょう。間違った行動をしている子ども に焦点を当てることは自然な反応です。「ピーター，そんなことしない のよ」と言うでしょう。しかしこれではピーターの問題行動を強化させ るでしょう。そうする代わりにあなたがピーターを無視して，デイビッ ドを褒めたら，ピーターは，適切な行動が注目してもらえて間違った行 動はそうではないとわかるので，おそらく行儀よく行動し始めます。

あなたの注意をできるだけ即座に返しましょう

問題行動で不快にさせられ怒りを感じさせられると，ときどき親は子 どもの良い行動に焦点を当てることができなくなります。あなたのお子 さんが問題行動を止めたらすぐに，すばやく（5秒以内に）注意を取り 戻し，適切な行動を褒めなければいけないと覚えておくのが重要です。 問題行動への注目を撤回することと，適切な行動に首尾一貫した注意を 向けることを同時に行うことによってのみ，ネガティブな行動に対する ネガティブな注目という悪循環を逆転させるのです。ですから，問題行 動が収まったらすぐに微笑みはじめ，あなたのお子さんに話しかけ，何 か褒めることを探しましょう。

さりげない無視を用いましょう

子どもたちを無視するやり方があまりに芝居じみてしまうことがあり ます。子どもが口をとがらせたり乱暴な口をきいたりし始めたら，親は 問題行動を無視して離れるしぐさを誇張させて行うのです。これでは子 どもに，自分の親の強い感情反応を引き出すことができたと示してし まっているので，問題行動に注目を注いでいるのとほとんど同じくらい の強化を与えてしまいます。

無視するときに，身体的接触，アイコンタクト，言語的接触を止める ことは的を射ていますが，あなたの感情反応を平坦でさりげなくしてお くことも重要です。もしもあなたのお子さんがめそめそしていたら，冷

静で事務的にそっぽを向き，おそらく自分自身や他の誰かに，進行中の何か他のことについてコメントを言うべきです。これは，お子さんの問題行動によってあなたが影響されているという徴候を少しも示さないので効果的なのです。

戦略を持続しましょう

　サンドラは仕事に遅れて慌てていますが，彼女の4歳の息子はだらだらしていて靴をはこうとしません。彼女はあまりに不満を感じてついに「ジミー，急いで身支度をしないなら，あなたを置いていくわ！」と言います。彼がだらだらし続けたら，彼女は家から出ていき，車に乗ります。もちろん，少し隠れたり，一角を周って運転したりするかもしれませんが，彼女はそこで待っています。

　無視という技法を極端に用い，子どもから離れて行ってしまうと脅す親は，親が去ってしまうという不安が子どもをより従順にさせると信じています。そのような脅しはジミーをドアから外に出させるかもしれませんが，いくつかの長期的な不利が伴っています。効果を持続させるためには，すべての脅しは，そうした結果が起きうることを実証する必要があります。いったんあなたのお子さんが，あなたが行ってしまう振りをしているだけだと理解したとたんに，彼は同じ脅しに，「どうぞ僕を置いていきなよ。僕が心配するかを見るんでしょう」と答えるでしょう。そうなるとお子さんがあなたをたいしたことはないと見くびるようになるので，あなたは無力な立場に置かれてしまいます。もしもあなたが行かなかったら，あなたは最後までやりぬかないことになるのです。しかし本当に行ってしまうことは，あなたのお子さんが家で1人でいるのは安全なことではないので，実際には選択肢とはなりません。子どもたちを置き去りにすることは子どもたちを不安にし，自尊心を低下させることから，感情的危険も大きいのです。さらにあなたはお子さんに，人間関係上の衝突に直面したとき用いる強力な戦術を教えているので

す。自分が欲しいものを手に入れるためのこの作戦の威力を試すべく，彼は逃げ去ると脅し始めるか，家出をするかもしれません。

　たとえどんなに大きな衝動にかられても，あなたのお子さんを置き去り，見捨てると脅してはいけません。子どもたちがもっと従順になる効果的な作戦を他に考えましょう。あなたが，あまりに苦痛でお子さんを置いて行きたくなるような行動を無視できたら，おそらく彼らはもっと適切に行動し始めます。無視するという技法を行使できないなら，タイムアウト，仕事を課す，特典をなくすというような，別のしつけのテクニックをやってみる必要があるかもしれません。これらの作戦は目先のことを考えるとあなたの時間を費やしますが，あなたのお子さんに，たまの衝突とは関係なく自分たちの関係は安全だということを教えます。これらの作戦は，見捨てられる恐怖ではなく尊重することを基礎にしているので，ずっと好ましいものです。

要約すると……

　もしあなたが無視という技法を使うと決めたなら，問題行動がやむまで何が何でもあなたのお子さんを無視すると決意しなければなりません。一貫性は無視という技法の核心です。あなたのお嬢さんが癇癪を起こしたら，屈服する誘惑にかられるかもしれません。しかしあなたがそうするたびに，あなたを負かすことができると彼女に教えているので，実際にあなたが問題行動をさらに悪くしているのです。次のときには，癇癪はさらに大きく長く続くでしょう。そのため，行動が変わるまで無視を続けなければいけません。

　無視することは，あなたたち2人の間に好ましい関係性が築かれていない限り，あなたのお子さんの行動に影響しないと覚えておきましょう。行動を変化させるどのような計画においても第1の課題は，好まし

い行動に対するあなたの注目と称賛を増やすことです。無視することはイライラさせられる問題行動を減らしますが，好ましい行動を増やしはしません。好ましい行動を増やすためには，良い行動に対して社会的に是認するとともに，あなたのお子さんがうまく振る舞ったときに何が良い行動かを教えなければなりません。

☆覚えておきましょう☆

- 無視しているときはアイコンタクトと議論を避けましょう。
- 子どもから身体的に離れますが，可能ならその部屋にいましょう。
- あなたが無視するときはさりげなくしましょう。
- 子どもから試されることに心の準備をしましょう。
- 一貫していましょう。
- 問題行動がやんだらすぐに注目を戻しましょう。
- 無視と同時に，注意をそらし別の方向へ向けることをしましょう。
- 子どもの行動のうち無視するものを選択し，それらはあなたが無視できるものであることを確かめましょう。
- 意図的に無視する行動の数を制限しましょう。
- あなたの子どもの好ましい言動に注意を払いましょう。

第6章

落ち着くためのタイムアウト

　子どもは継続して変わらない親の愛情，支援，プラスの注目，理解，コミュニケーションの積み重ねの上に，社会的にも情緒的にも発達していくものですが，一方では，親が問題行動に対して明らかな制限と適切な結果を準備する必要もあります。多くの親はお仕置きをしたり，説教したり，小言を言ったりします。しかし，これらはしつけの方法として効果がないことが研究で示されています。事実，子どもが問題行動を行っている間に口やかましく言う，批判する，議論する，叫ぶ，説得することは，親の注目を与える一形態であり，それが実際には特定の問題行動を強化し，親に対して叫び，批判し，議論することを子どもに学習させる結果となることがあります。

　一方，殴る，叩く，お尻を叩くなどは，短時間的には問題行動を中止させる迅速な方法であることが多いものです。しかし，子どもを叩くということには長期的な欠点があります。第1に，親が問題行動への攻撃的反応のモデルを示すことで，子どもたちはフラストレーションが溜まったときに攻撃的反応を使用することを学習するのです。さらに悪いことに，お尻を叩いたときに親が自制心を失うことがあります。これは子どもにとって怖いことであり，さらに親は自制心を失ったことで落ち着いたときに罪責感を感じることから，親にとっても怖いことなので

す。彼らは元気づけの言葉やプレゼントで過剰に埋め合わせをするか（ときどき，報酬を得るために子どもが叩かれることを我慢することになります），あるいは今後，しつけを避けることがあります。親の態度が一定しているからこそ，子どもたちが親の行動が予測可能なものであると理解できるということは，すでにお話ししました。お尻叩きが，問題行動が起きるとすぐにされるのではなく，親が本当に不愉快に感じたときにだけ起こるなら，子どもがそれを避けるのは困難です。お尻を叩いたり殴ったりすることの2つ目の問題は，それが子どもにとって「すべてを水に流す」ことになり，問題行動への持続的自責感をなしにしてしまい，彼らに何をさせたいかを教育することができないことです。結果として，子どもたちは親がいるところでは従いますが，他の状況やあるいは他の大人と一緒のときは不適切に行動する可能性が大きくなります。また叩かれないように問題を隠したりウソをついたりすることを学習するのです。侮辱するような批判であれ，身体的懲罰であれ，しつけが傷つけるものであればあるほど，子どもは素直でなく，抵抗するようになり，親を嫌うようにさえなって，親が子どもにしてもらいたいと思うことをさせることがさらに困難になります。

　親のすべき仕事は，どんな行動が望ましくないのかを子どもに教える一方で，次はもっと良くできるというプラスの期待と，子どもが深く愛されているという，しつけについての倫理的アプローチを与えることなのです。無視，自然のなりゆきと論理的帰結，特典の剥奪，問題解決法といった手法は多くの問題に対する効果的しつけ法であり，これらについては他の章で述べます。この章ではタイムアウトというしつけの方法について述べますが，これは攻撃的で破壊的な行動など，非常に強い問題に特に使える手法です。また，親が子どもを社会化する一里塚が子どもの親への従順さであることから，この方法は特に非従順，反抗的，挑戦的な子ども（あなたがしてもらいたいと思うことを拒否することが75％を超えている子どもと定義します）にも有効です。

第6章　落ち着くためのタイムアウト

　タイムアウトという用語は「プラスの強化からのタイムアウト」の短縮形で，実際はすべてのプラスの強化の源，特に大人からの注目から短い時間だけ子どもを隔離し，落ち着く機会を与えるという手法であり，親による無視の手法の拡大形なのです。正しく使えば，タイムアウトは説教やお尻叩きといった古典的しつけの手法に比べいくつかの長所があります。タイムアウトは，葛藤への非暴力的対応のモデルになり，葛藤とフラストレーションを止め，子どもと親の双方にクーリングオフの時間を与え，子どもが自分の問題と失敗について親に正直でいられると感じることができる，尊敬と信頼の関係を維持するものなのです。タイムアウトは子どもたちが自分がしたことを内省し，他の解決方法を考える機会を与え，さらに責任や良心の内的感情の発達を育みます。また，子どもに落ち着くための短い回避の時間の取り方と自己コントロールの仕方を教えることは，子どもたちが一生使える怒りの感情のマネージメント手法なのです。

タイムアウト設定のいくつかの段階

　多くの親は自分の子どもに何らかの形のタイムアウトを試したことがあり，それがうまくいかなかったことを経験しているでしょう。実際のところ，最も有効なタイムアウト手法を示している研究結果がかなりあります。タイムアウトを成功させるには2つの重要な点があります。まず，それが短いこと（通常5分で十分です），そして2つ目には親がタイムアウトの開始と終了をコントロールしなければいけないということです。タイムアウトを計画するうえで考える必要のある他の段階を次にお話ししましょう。

タイムアウトの場所

　お子さんにどこでタイムアウトを行うか慎重に考える必要があります。できるなら，部屋の何もない隅に置かれた椅子か，あるいはすべての家族の活動やテレビから離れた廊下が良いです。これを「悪い子の椅子」ではなく，「タイムアウト」「落ち着く場所」「考える椅子」と呼ぶのがよいでしょう。まず，お子さんが椅子にじっとしていられない場合に備えて，もうひとつの部屋を予備の部屋として用意しておくことも必要でしょう。できればこの予備の部屋はお子さんにとって薄暗くて，面白みがなく，しかし安全であるべきです。客用の部屋があるなら，良い選択肢です。風呂場は水，薬品，洗剤などがあるという理由であまり良い選択肢ではありません。スペースがほとんどない家庭では子ども部屋をタイムアウトに使う必要があります。これが有効な子どももいますが，そうでない子どももいます。子ども部屋の問題点は通常，興味のあるおもちゃやゲームがあることです。高度に攻撃的な子どもであれば，こうした品物は子どもの行動がコントロールされるまで，しばらく移動しておく必要があります。一般的に，こうした予備の部屋は，あなたがタイムアウトをやり抜くつもりかをお子さんが試しているのであろう最初の時期にのみ使います。事実，このことは特定の行動に当てはめたときのタイムアウト自体にも当てはまります。同一の問題について6週間にわたってタイムアウトを定期的に使い続けているなら，お子さんがタイムアウトを回避する能力を持っているのか——つまりあなたがお子さんに代替的行動を教えているのか——を再度見直すことは価値があります。もしかするとタイムアウトはお子さんに何か不快なことを避けさせているのでしょうか？

タイムアウトになる挑戦的行動を決めておきましょう

　タイムアウトを使う特定の問題行動を決定しなければいけません。極

端な不服従，反抗的行動，叩くといった破壊行動など，無視することができないものは選択すべき良い例です。しかし，小さくてまだ言葉を習得していない子どもたちは誰でも，軽く押したり，攻撃的行動や時には噛んだりしてしまうことがあることは覚えておきましょう。これらの軽度の攻撃的行動は，注意の方向を変える，言葉を使うように親が促す，止めなさいと直接命令することで，普通は対応できます。同様に，子どもたちというものは3回に1回は親の言うことを聞かないものであり，こうした問題は親が警告することで十分，対応できます。タイムアウトは，深刻で意図的な攻撃や持続的不服従のために取っておくべきです。子育てピラミッドでは，まず遊び，称賛，支持によってあなたのお子さんとの関係を構築し，積極的に促す手法を用いて，可能ならタイムアウトを開始する前に問題を予防することを覚えておきましょう。

タイムアウトの長さ

およそ一般的な原則は，3歳児には3分，4歳児には4分，5歳以上なら5分です。5分を超えるタイムアウトがさらに有効だということはありません。しかし，子どもたちが落ち着いたことを示す静かな状態が2分間を過ぎるまで彼らをタイムアウトから解放してはいけません。つまり，最初にタイムアウトを用いる場合，お子さんが泣き叫び続けるとすれば，もっと長くなる（30〜40分）かもしれません。彼らが，泣き叫んでも解放されず，静かになれば解放されることをいったん学習すれば，タイムアウトは通常短いものとなる（5分ほど）のです。考え方の中心は，タイムアウトをできるだけ短くして，お子さんにすぐにもう一度やらせて成功するチャンスを与えるということです。3歳未満の小さな子どもにタイムアウトを使ってはいけません（無視と注意の方向を変える作戦で乳幼児には十分なのです）。

タイムアウト開始の秘訣

攻撃的な子どもへのシナリオ

デレックは非常に攻撃的な5歳児で，彼の両親は，殴らないという我が家の規則を破ったら，居間の隅のタイムアウトに行くことを彼に説明してあります。攻撃的行動の場合，タイムアウトの前に警告はありません。デレックが妹を殴るのを見つけたら，「サリーをもう1回殴ったらタイムアウトに行くんだよ」と言うのは，デレックに妹を叩く2回目の機会を与えることから，適当ではありません。「殴らない」があなたの交渉不可能な家庭の規則のひとつなのですから，殴ったら自動的にタイムアウトとなります。例えば：

親：デレック，妹を殴ってはいけません。落ち着くためにタイムアウトに行きなさい。

慢性的に不服従な子ども（4歳以上）へのシナリオ

あなたはお子さんに明瞭かつ丁寧に何かをするように依頼しますが，彼は挑戦的に拒否し，あなたの依頼を無視します。彼の態度がそうでも，依頼に従うかを見るために5秒待ちますが，見たところ従う様子はありません。次に，「おもちゃをいま片付けなければタイムアウトに行くのよ」と明瞭で丁寧な警告を与えます。再び5秒待ち，彼がなお拒否していることを観察します。それから，確固とした，礼儀正しい，静かな声で，タイムアウトに行くことを伝えます。

次は，ほとんど全く両親の言うことに従わない7歳の男の子の不服従にタイムアウトを開始する例です。

親：デレック，上着を掛けなさい。（5秒待つ）
子：いやだ，いまテレビを見ているんだ。

親：上着を掛けないならタイムアウトに行くのよ。
子：後でするよ。
親：(5秒待つ) デレック，あなたに上着を掛けるように言って，あなたは従わなかった。いま，タイムアウトに行きなさい。

タイマーをセットしましょう

　あなたのお子さんがタイムアウトに入ったらタイマーを3〜5分にセットし，お子さんがタイムアウト中はあなたはお子さんを無視します。砂時計やゆで卵用時計でタイムアウトの経過を追っていくのは重要です。小さな子どもの多くは時間の観念を理解しておらず，一定の時間，座っているよう指示されるとパニックになることがあります。タイマーに集中させることで子どもを静かにし，椅子に座っている時間がどれほど残っているかについて視覚的に理解させるのです。砂時計やゆで卵用時計を，お子さんには見えるけれども触ることができないところに置いても良いでしょう。「チル・ボトル」を試しても良いでしょう。これは色のついた水の中にキラキラする物が入っているボトルです。あなたがそれを振っておき，お子さんはキラキラ光る物がボトルの底に溜まるまで「落ち着く椅子」あるいは「タイムアウトの椅子」に座っていなければいけないことを理解します。タイムアウト中はお子さんに話しかけないことが重要です。

タイムアウトの終了：2分落ち着くこと

　タイマーが鳴って，あなたのお子さんが静かで落ち着いていれば，「デレック，あなたのタイムアウトは終わったわ，もう降りてきて良いのよ」と言うことができます。お子さんがまだ泣いていたり，騒いでいるなら，少なくとも2分は落ち着いているまで待たなければなりません。他の子どもより落ち着くのに時間がかかる子どもたちもいることと，個人差を尊重することを覚えておきましょう。

やり通しましょう：不服従への命令の反復

お子さんが反抗的なのでタイムアウトを使ったのであれば，タイムアウトが終了次第，**本来の命令を繰り返す**必要があります。

親：デレック，上着を掛けてね。
子：うん。
親：上着を掛けてくれて，とても嬉しいわ。

デレックが上着を掛けることを拒否したなら，全経過を繰り返さなければいけません。殴るとか破壊的行動があったのでタイムアウトを使用したなら，タイムアウトが終了次第，お子さんの最初のプラスの行動を探し，それを強化しなければいけません。

親：デレック，妹とシェアしているのは素敵だね。

タイムアウトに行くのを拒む子どもへの対応

お子さんが6歳以下で，タイムアウトに行くのを拒むなら，「**お姉さんのようにタイムアウトに行けるね，でなければ行けるよう手伝ってあげる**」と言って警告を与えます。この選択肢で，ほとんどの子どもは普通，自分でタイムアウトに行けるようになります。しかし，お子さんがなお自分で行くことを拒むなら，優しく静かにお子さんの腕を持ってタイムアウトの場所まで歩かせます。

お子さんが時間の感覚を持つのに十分大きくて（7歳前後），タイムアウトに行くのを最初に拒むなら，議論をしてタイムアウトに行かない時間をもう1分加えます。これを10分まで繰り返すことができます。この時点で，タイムアウトに行くか，特典の剥奪（その晩はテレビがない，あるいは自転車を24時間施錠する）の警告を与えます。

第6章　落ち着くためのタイムアウト

親：デレック，上着を掛けてね。
子：ううん，テレビを見てる。
親：上着を掛けないならタイムアウトに行くのよ。
子：知らないよ。やらないよ。
親：タイムアウトの時間が1分伸びたよ。
子：知るもんか。こっちのほうがいいんだ。
親：いま7分よ。
子：数えているんだ，ハハ。（10分まで数える）
親：ちょうど10分よ，タイムアウトに行かないなら今晩はパソコンはなしよ。
子：そんなの不公平だよ。
親：今晩はパソコンはなし。

　特典の剥奪をやり通せば，お子さんは最初にタイムアウトに行ったほうが良いことをすぐに学習します。あなたを権力争いから解放し，お子さんにタイムアウトに（10分間）行くかあるいはパソコンが使えないことのどちらかを選ぶという選択肢を与えるというのが，この手法の長所です。特典を剥奪したら，その日のうちに迅速にそれを行い，その日か翌日に特典を回復することが重要であることを加えておきましょう。懲罰が長ければ効果的というものではありません。懲罰の結果が短いほうが，子どもが新しいスタートをし，新しい学習機会を得て，次はうまくやれる機会を与えることができます。最後に，あなたが再度タイムアウトを開始する前に，お子さんがタイムアウトに行くことを拒否した結果を経験しておくことが理想的です。例えばデレックが妹を叩くことが問題であれば，彼の親は彼が叩く機会を減らすために監視する必要があり，これを彼が最初の懲罰を経験するまで続けます。こうやれば，次にタイムアウトか懲罰の結果のいずれかを選択するときに，子どもが親は最後までやり通すのだということを理解し，タイムアウトのほうを選ぶ

可能性が高くなるのです。

タイムアウトに入ることを拒否したら

　ここでもあなたのお子さんには一連の選択肢が与えられます。お子さんがタイムアウト椅子の場所から離れたら，**お子さんを静かに戻し**，「また椅子から離れたら，タイムアウト部屋に行くのよ」と警告を与えます。お子さんが2度目に椅子の場所に留まらなかったら，優しくタイムアウト部屋に連れて行き，ドアを開けておきます。もし部屋から出たらもう1回，「ドアが開いたままで部屋の中にいられないなら，ドアを閉めるからね」という警告を与えます。もしお子さんが2回目に部屋を出たら，ドアを閉める必要があります。お子さんが良いほうの選択肢を選ぶ様々な機会がこのシナリオにはあります。最初の数回はお子さんはシナリオの限界を試すでしょうが，あなたが道筋を貫徹するつもりがあることをいったん学習すると，お子さんはもう試さなくなるでしょう。

　お子さんが7歳を超えていて，タイムアウトから出てしまう場合は，特典の剥奪を含んだ違ったやり方を試すことができます。「いまタイムアウトに戻らないなら今晩は自転車には乗れないよ」あるいは「寝る前の絵本の読み聞かせはないよ」とか「ご飯の後のサッカーはないよ」と，ひとつ警告を与えます。なおお子さんが拒否するなら，特典の喪失を強制的に行い，タイムアウトは終わりになります。

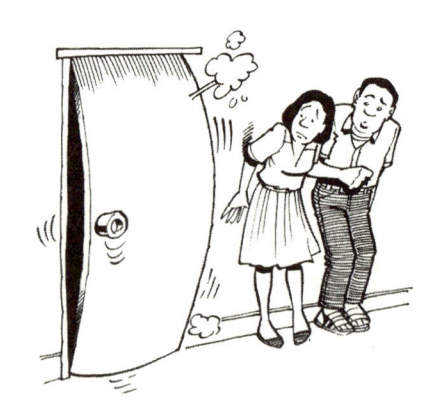

脅すように騒ぎ立ててドアを吹き飛ばそうとするお子さんを無視することに備えてください

当初，問題行動は悪化します

タイムアウトを初めて用いた際，問題行動は良くなる前にまず悪化することを覚えておきましょう。お子さんから試されることにも心の準備をしましょう。あなたの注意を引くためにときどき，極端な行動に訴えることがあります。散らかったものや壊れたものは片付けたり，直すことができることも覚えておきましょう。

前向きになりましょう

タイムアウトが完了したら，叱ったりお説教をしてはいけません。あなたのお子さんがうまくやれる新しい学習の機会を探しましょう。

タイムアウトの取り方をあなたのお子さんに教えましょう

タイムアウトが必要になる前に子どもたちにその意味を説明し，そこに行く練習をしておくと，タイムアウトへの抵抗は少なくなります。例えば**「間違いをして誰かを叩いたらタイムアウトに行くのよ。タイムアウトにいる間は，静かになって自分が何をしたか考える時間を持つのよ。タイムアウトが終わったら，もう一度努力するチャンスがあるからね」**と言っても良いでしょう。こうした説明は多くの小さな子どもたちがタイムアウトを実際に経験するまではほとんど意味を持たないでしょうが，しかし，これが丁寧なやり方のモデルになります。お子さんと，タイムアウトに行った際にどのように振る舞い，椅子の上で何を行って，何を考えるかを練習することも良いアイデアです。お子さんが自分に，「止めよう。静まれ。自分は落ち着ける。自分はそれができる。これをうまくやれる。ゆっくり息をしよう。もう1回やろう」と語りかけることを指導しても良いでしょう。こうした自分自身への語りかけは，お子さんが自制心を身につけ，もっと迅速に落ち着くことを学習するのを促します。しかし，いったん本当にタイムアウトを開始したらお子さんの抵抗

は無視しなければいけませんから，この指導法は実際のタイムアウトの間ではなく，お子さんにタイムアウトを導入しようとしているときに行うものです。

　タイムアウト使用に際して避けるべき多くの落とし穴があります。次に，あなたが遭遇するであろう問題とその解決法について述べましょう。

タイムアウト実行の落とし穴

批判と罵詈雑言を「編集」しましょう

　目に余る不服従や攻撃行動を目にしてあなたが冷静を保つことは極度に難しいでしょう。タイムアウトを用いるのに，子どもを批判し，侮辱したり傷つけることを言うこともあります。例えば，「お前はどれもちゃんとできないね。タイムアウトに行きなさい」「もう飽き飽きだ。決して言うことを聞かないね。タイムアウトに行け」「今日はひどいね。何回止めろとお前に言わなければいけないのだ」などです。これは破壊的プロセスであり，子どもはタイムアウトに行くのを拒み，あるいは無礼な言葉で反応する結果になるでしょう。そこで親はさらに怒り，口論がエスカレートしてしまうのです。

　子どもたちが行儀悪く，服従せず，親の権威に挑戦するなら，親が傷つき，怒るのも理解できます。しかし，否定的なやり取りを回避するためには，親は子どもたちがまさに不作法で，不愉快かつ理性を欠いているときこそ，自分の過剰な批判を中止し，丁寧で落ち着いていなければなりません。これはちょうど新聞や雑誌の記事の「編集」と呼ばれるのと同じような，心の作業をすることを意味します。否定的発言や反応を削除し，お子さんにしてもらいたいこととその理由を，例えば，「あなたに頼んだことをしなかったからタイムアウトに行く必要があるのよ」

あるいは「叩くことは許されないことを覚えていようね。タイムアウトに行きなさい」と言ったように，はっきりと，しかし丁寧なやり方で述べるのです。

これはまた，タイムアウトの際にお子さんに**説教しない**ことを意味しています。ときどき，「叩いたからタイムアウトに入れられたのよ。叩いてはいけないということはちゃんと覚えていてね。本当に怒っているのよ」など，なぜ子どもたちがタイムアウトに行かなければならないかを思い出させなければいけないと感じる親がいます。これは失敗した子どもにはしつこ過ぎます。「さあ，もう1回やってみよう。できると思うよ」と言ったほうが良いのです。タイムアウトが終了したら，これを全く新しいノートのページ，つまり再度やってみて成功するチャンスであると見るべきです。

最初に問題を明確にしましょう

いつもめそめそ愚痴をこぼす，きょうだいと口論する，大声で金切り声を出すなどのジリジリする行動を，努力して無視する親がときどきいます。そして突然，もう少しも我慢できないと感じ，「タイムアウトにいま行きなさい，本当に頭に来る。大変なことになる前に，いま行けと言っているのよ」と言って怒りを爆発させます。ここにはいくつかの問題があります。まず，こうした親は怒りで頭にきて，自制心を失いかけるまで待っているのです。次に，彼らは子どもに警告を与えず，さらになぜ子どもがタイムアウトに入れられるかの理由を明らかにしていません。こうした手法は，フラストレーションへの爆発反応を除けば，子どもたちに何も教えていないのです。

あなたは，自分が爆発するまで，特定の不適切行動があなたの中で積もっていた怒りに着火することに気がついてさえもいないのかもしれません。もしそうなら，特定の問題行動に対する自分の反応について考え，観察してみましょう。そして子どもによる妨害やめそめそ泣きが強

い感情反応を引き起こすことを見出したら，この行動を長期に無視することはできないことだと決めても良いでしょう。ここでお子さんに，「三振でバッターアウトの規則」を提示しなければなりません。お子さんに，3回邪魔したら（ぐずぐず言ったら）タイムアウトになると伝えます。最初に子どもが邪魔したら，「これが最初のグズグズだよ」と言ってもよいで

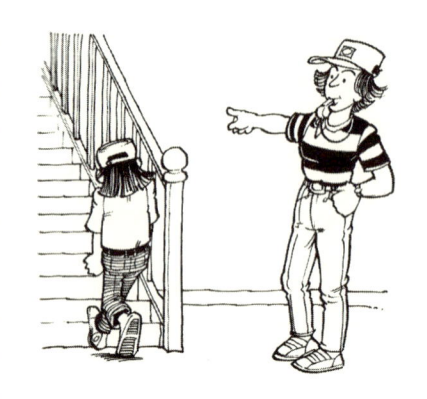

スリー・ストライク，バッター・アウト！

しょう。そして，「2回目のグズグズ」，最後に「3回目のグズグズ。タイムアウトに行きなさい」となります。こうすることで，お子さんの行動が不適切であり，あなたのイライラが積もっていることを警告することができます。こういったやり方で，どのようなタイプの行動がタイムアウトになるかを明確にし，問題行動に対する効果的で，冷静かつ合理的な対応のモデルを示すのです。成功のカギは冷静さを維持することです。

後悔を期待すること

　タイムアウトが効果的しつけの形態であるためには，問題の行動について子どもが痛みや後悔を表したり，あるいは泣き叫ぶことにならなければならないと信じている親がいます。こうしたことが起きないと，彼らは効果がないと誤って判断し，タイムアウトを止めてしまいます。お尻を叩いたり殴るほうが涙を流し後悔を表明することになるので，もっと有効だと考えているのでしょう。しかし，これまで見てきたように，身体的懲罰は短期的に見れば望ましくない行動を消去しますが，葛藤に対する暴力的対処法を教えることから，もっと多くの問題の原因となっ

てしまいます。お尻を叩くことは，問題を解決する，あるいは冷静になることで問題に対処することを学習できるようにするものではありません。子どもの涙は，親の気持ちを満足させても，効果的しつけを表すものではありません。私たちの経験では誠実な陳謝は要求されなくとも提示されるものです。

タイムアウトが有効であるためには癇癪や，泣き叫び，罪責感の表明を伴う必要はありません。小さい子どもは，タイムアウトを最初に使ったときには暴力的に反応するかもしれませんが，首尾一貫して頻回に使うとあまり怒らずに受け入れるようになります。自制心を失い始めたと感じると自分からタイムアウトに行く子どもも見たことがあります。つまり，タイムアウトは子どもたちに自制を教育するのです。

あなたのお子さんがタイムアウトは何ともないと言っても驚かずにいましょう。だまされてはいけません。彼らは単に虚勢を張っているのです。タイムアウトの目的は復讐をしたり，子どもに苦痛を体験させることではなく，葛藤を止め，負の注目が問題行動を強化する効果を取り消すことにあります。子どもに冷静になる時間と自制と自身の行ったことの内省の機会を与えるのです。

2分間の落ち着きがついている5分間のタイムアウト

子どもたちがウソをつくとか盗むといった特に悪いことをした場合に，タイムアウトは長いほど効果があると親が信じることは容易です。子どもが叫んだり不作法だったりすればタイムアウト部屋の時間を延長する親もいます。親がドア越しに「いま叫んだからもう1分追加する」と叫べば，こうした注目が実際には問題行動を増強することから，これは特に問題があるのです。明らかに長いタイムアウトは子どもの中に敵意を生み，さらに孤立を課することで，体験から学習し，再度やり直して，次は成功する新しい機会を子どもたちから奪ってしまうのです。

ちょうど反対の問題を抱えた親もいます。彼らはタイムアウトを1分

だけ使い，子どもがドアを叩き，叫んだり，あるいは行儀良くすると約束すると子どもを開放してしまいます。残念ながら子どもたちが問題行動を続けている間に開放することはその特定の問題行動を強化します。ここで伝えられているメッセージは「きつく叩く（あるいは叫ぶか約束する）と開放するよ」というものです。

最も効果的なタイムアウトは，最後に2分間の落ち着きがあるなら（年齢にもよりますが）3～5分で十分です。ですから，お子さんがタイムアウトの最初の3分間は叫んで，最後の2分は落ち着いているなら，タイムアウトから解放することができます（タイムアウトから出てくる前に2分間落ち着いていることを確認すれば，叫んだりすることで時間を延長する必要はありません）。問題行動について時間を足すことはさらに効果的になるものでも，問題を消し去るものでもなく，実際は反対のこともあるのです。子どもについては罪に対応した罰を与える必要はないのです。タイムアウトは成人への懲役刑のようなものを意味してはいません。その目的は冷静になる時間，自己コントロールする機会，問題行動への明らかで報酬のない結果を与えることです。お子さんをなるべく早くそこから助け出して，うまくやる機会をもう一度与えることがその目標です。

タイムアウトの過剰使用

愚痴をこぼす，叫ぶ，金切り声を挙げることから物を投げる，叩く，ウソをつくまで，様々な問題行動にタイムアウトはしばしば使用されます。一日に20～30回使うと報告する親もいるのです。こうした過剰使用は不適切であり，問題行動を起こしている子どもたちから良い行動を学習したり，実行する機会を奪ってしまいます。それでは彼らに新しくてもっと適切な振る舞い方を教えてはいないのです。短期的には子どもたちにあなたを邪魔させないで済みますが，長期的には反感を生み，何も正しいことができなかったと子どもたちに感じさせることになりま

す。

あなたがタイムアウト中毒なら最も心配している問題行動をひとつ（例えば攻撃性）選択し，最初の3〜4週間はその行動にだけタイムアウトを使います。タイムアウトがこの行動の頻度を効果的に低下したあとに，別の問題行動（例えば暴言）にタイムアウトを使っても良いでしょう。ぐずったり癇癪を起こすなどのもっと軽微な破壊行動にはタイムアウトではなく，無視や論理的帰結といった手法を試します。もっと重要なことは，不適切な行動に焦点を合わせるより，むしろ確実に**適切な行動を援助し，教育し，促す**ことにより多くの時間を使うことです。良い結果，適切な行動に対する親からの注目と称賛が頻回にある場合のみ，タイムアウトは効果を発揮します。タイムアウトは稀に使うことで効果を出すことを覚えておきましょう。子どもたちの適切な行動を促す前向きの計画と一緒に使えば，長期に使用する必要はありません。

爆発するまで待つのはよしましょう

直面化と葛藤を避け，すべてが常に穏やかで幸福であることを望む人たちがいます。こうした人々は親になっても変わらず，おそらく，できるだけタイムアウトの使用を避けようとします。彼らはしばしば苛立ちを溜めこみ，爆発点に達したときにのみ問題に対応します。これでは，子どもたちとの葛藤を避けても，子どもたちに問題行動にはマイナスの結果があることを学習させることはありません。

どの行動がイライラするもので，不適切であり，お子さんが友達を遠ざけ，学校で問題を起こすかということについて，ご自身に正直になる必要があります。これは，苛立ちを感じたらすぐに明確かつ積極的にそれに対応することを意味します。例えば，お子さんに「言うことをきかないのは嬉しくないな。居間を片付けなければタイムアウトに行くのよ」と言っても良いでしょう。

制限の中での自由を

　子どものしつけと子どもとの関係は民主的で対等でありたいと望むため，タイムアウトの使用を避ける親がいます。親の権威を押しつけ，子どもに自分が持っている権力を行使してはいけない，そしてタイムアウトに着かせるより子どもたちの問題について彼らに道理を説くほうが良いと信じているのです。タイムアウトは子どもに失礼で，拒絶の一形態ですらあると感じているのかもしれません。

　まず，タイムアウトを育児の一般的スタイルと同等に見ないことが重要です。独裁的で，子どもの完全な服従を期待する親もいます。そうした人々は，子どもたちの独立性，創造性，問題解決や価値への疑問をすべて押しつぶすためにタイムアウトを使うことがあります。民主的な親もいます。彼らは子どもたちからの意見を求め，ある行動がなぜ適切あるいは不適切かを説明します。こうした親は，子どもたちにどのように自制するかと，問題行動には結果が伴うことを教育するべく丁寧なやり方でタイムアウトを使用します。これはさらに，葛藤状況を扱う前には落ち着く必要があることを子どもたちに教えるのです。民主主義は規則のない無制限の自由を意味するものではなく，むしろ制限の中での自由を意味するものです。これらの制限は設定し課せられなければならず，ほとんどの家庭ではここに，人を傷つけない，物を壊さない，丁寧な方法でお互いに協調することが含まれるのが普通です。

　次に，タイムアウトを，子どもに理由を説明し教育する代替物と見てはいけません。単に，子どもの怒りやフラストレーションの水準が高いときに短時間使用する手法なのです。後に状況が落ち着き，そして子どもが適切に行動しているときに，親はモデルを示し，他のもっと適切な問題解決行動について教育したり話したりできるのです。

「もし……なら，そうしたら……」と首尾一貫

　ときどき，貫徹する意図はないのにタイムアウトの脅しをする親がいます。彼らは「タイムアウトしたいのか？」とか，「タイムアウトを要求しているようだね」とか，「タイムアウトの準備ができたのかい？」と言ったりします。こうした脅しはガミガミ言うだけの効果しかなく，タイムアウトがほとんど実行されないことから，親の権威を薄めてしまいます。子どもたちは，特に脅しが10回に1回しか実行されないなら，タイムアウトは使われないと信じるようになり，結果としてタイムアウトが実際に課せられるときの抵抗が強くなってしまいます。

　空手形のタイムアウトの脅しより「もし……なら，そうしたら……」という表現のほうがもっと効果的です。「もし冷蔵庫のドアを閉めないなら，タイムアウトに行くのよ」。そして，お子さんにそれに従う機会を与えたら，首尾一貫するのです。タイムアウトを実行する時間と気力があるときに限ってタイムアウトを口にします。そうでなければ問題行動を無視します。

　首尾一貫するとは，お子さんが最初のタイムアウトが完了した後も服従しないなら，タイムアウトを繰り返すべきであるということです。皿洗いを拒否したドンナをタイムアウトさせた母親は，タイムアウトが終了次第，命令を繰り返さなければなりません。ドンナが再度拒否したら，彼女がお皿を洗うまで警告とタイムアウトを繰り返すのです。首尾一貫のこの重要部分を抜かすと，お子さんはしたくない何かをしないで済ませるためにタイムアウトを利用することを学習するでしょう。タイムアウトから解放されるタイミングを子どもに選択させるとタイムアウトの効果が失われることが実証されているので，してはいけません。あなたは，タイムアウト過程の最初と最後の両方をコントロールしなければいけないのです。

タイムアウト中の交流を避けましょう

　タイムアウト中の子どもに不注意にも注目を与える親がいます。例えば，ティミーがタイムアウト部屋の中で叫ぶと，叫ぶたびに父親が「出てくる前は落ち着いていなければいけないよ」と反応します。子どもが「あと何分？」と聞くたびに子どもに反応する親もいます。タイムアウト部屋の中の子どもを確認するとか，出て来た子どもを連れ戻すとかで，タイムアウト部屋に出たり入ったりする親もいます。こうした行動はタイムアウトの目的をすべて壊し，子どもの不適切行動を非常に強化してしまいます。

　タイムアウト中は子どもとコミュニケーションを取ってはいけません。お嬢さんが何か壊すかもしれないと恐れてタイムアウト部屋に入りたいという衝動を感じそうなら，彼女が壊しそうな物品はすべて部屋から出しておくか，あるいは新しいタイムアウトの場所を見つけましょう。タイムアウト椅子を使った場合，お子さんが犬や，きょうだい，他の大人の注目を集められるのであれば，椅子をもっと家族から離れた面白味のない場所に移動する必要があるかもしれません。

身体拘束は避けましょう

　子どもがタイムアウトから繰り返し出ようとすると，ときどき力ずくでタイムアウトに押さえつける親がいます。子どもをタイムアウトに引き戻す親や，タイムアウトに行かせるためにお尻を叩く親もいます。彼らは，すべてがうまくいかなかった最後の手段として使ったとか，あるいはそれで効果があるからすべて良いのだと言って，そのようなお尻叩きや身体拘束を正当なものと考えます。結果が方法を正当化する考え方の問題は，タイムアウトの目的を台無しにして，子どもを服従させコントロールを維持するという短期目標にのみ注目している点です。残念なことに，こうすると子どもの攻撃性を高め，葛藤状況への暴力的対応の

モデルを提供することになるので，長期の損失が短期利益をはるかに勝ってしまいます。このような状況はタイムアウトを特典の剥奪と組み合わせることでずっとうまく取り扱うことができます。例えば，お子さんをタイムアウトに入れるとか，タイムアウトに居させるために身体的に強制しようとし始めたら，考え方を変えて，お子さんが自発的にタイムアウトに行くか，あるいは違った結果を取るかの選択肢をお子さんに与える必要があります。この技法は非暴力的方法のモデルを提供し，子どもと良好な関係を維持するものなのです。

タイムアウトから出ることを拒否したら

　子どもたちが扇動するもうひとつの行き詰まり状態には，タイムアウトが完了しても子どもがそこから出てこないことがあります。不服従のためあなたのお子さんがタイムアウトに送られた場合，あなたが本来の命令を再度述べる（例えば「デレック，タイムアウトから出てきて，生ごみを捨てなさい」）ことが重要です。お子さんがタイムアウトから出てきて生ごみを捨てることを拒否したら，タイムアウトの時間にさらに2分加えます。これは10分まで持続でき，それからは特典を剥奪します。あなたが本来の要請に服従するよう求めて首尾一貫することが重要で，さもないと子どもたちはタイムアウトに留まることで何かをすることを逃れることを学習するでしょう。

　しかし，お子さんが叩いたことが理由でタイムアウトに居るのであれば，「時間だよ。さあ出ていらっしゃい」と言えます。この場合，お子さんにさせなければいけないことは何もないのでから，お子さんが出てこなくてもよいのです。単純に「準備ができたらいつでもこっちにおいで」と反応し，いかなる拒否も無視すれば良いのです。この結果，子どもにいかなる権利も注目も与えないことになるのです。

タイムアウト部屋がなければ

　子どもが椅子に座るとか予備の部屋に行くことを拒否する際に，適当な予備の部屋がない家庭もあります。これはタイムアウトを実施できないのではなく，別の方法を必要とすることを意味しています。こうであるなら，年長児がタイムアウトに行くのを拒否したら特典の剥奪で推奨される作戦を使うことができます。例えば，「タイムアウト椅子からまた離れたら，テレビを30分見られなくなるよ」とか，「今夜は野球の練習には行けません」と言うことができます。子どもが再度椅子から下りてきたら，タイムアウトの流れを終了し，自然のなりゆきの手法で首尾貫徹します。子どもがタイムアウトに留まることを拒否した直後に剥奪することが可能な特典について考えます。コンピュータ，テレビ，自転車，電話などの特典や，その晩に計画していた活動の剥奪がその例です。お子さんがいったんこの結果を経験すれば，特典を失うよりタイムアウトの時間を完了するほうが望ましいということを学習します。

その他の権力争いについて

　別のタイプの行き詰まりは，タイムアウトの後，親が子どもを許すことが困難で，子どもを1時間もあるいは一日中無視し続けるときに起こります。すでにお話ししたように，これでは葛藤を適切な方法で対応するやり方を教えることにはなりません。むしろ，葛藤から撤退する方法を教えているのです。問題行動のあとで長時間にわたってお子さんに話しかけるのを拒否することは緊張と怒りを増すだけです。このような状況では，何があなたを悩ませていて，どんな行動を期待しているかを考え，それを明確に述べなければなりません。例えば「あなたが花瓶を壊したことを怒っているのよ。散らかったものをすぐにきれいにして，お小遣いから弁償しなければいけないわ。破片を集めるのを手伝ってあげるからね」といった風に。

タイムアウトのその他の原則

子どもたちに責任を持たせましょう

　タイムアウト部屋に入れられると，周囲に物を投げる，物を壊す，ドアに穴を開けるといったことさえして，暴力的に反応する子どもがいます。親はドアを開けて子どものお尻を叩いて対応するかもしれません。同じ反応が現れるのを恐れて，タイムアウトをもう二度と使いたくないと思う親もいるでしょう。

　子どもたちがタイムアウトに強く反応することは，特に初めの頃は珍しくありません。お子さんがタイムアウト中に部屋の中の物を壊すなら，いくつかの方法で対応できます。例えば最初の命令（例えば不服従に対するタイムアウトであれば）を繰り返さなければなりません。例えば，息子さんが自転車をしまわないのでタイムアウトに入ったのであれば，彼はまず自転車をしまわなければいけません。そのあとで，タイムアウト部屋を掃除するように要請されるべきです。何かを壊したなら，お小遣いから弁償することで責任を取るか，あるいはその日は何らかの特典が剥奪されるべきです。

　お子さんの子ども部屋をタイムアウトに使い，タイムアウト中の散乱が頻回の問題であれば，別の部屋を探すか，あるいは自然のなりゆきの手法を利用する必要があります。できるだけ何もないつまらない部屋なら散らかしたり物を壊す機会も最小限であるので，子どもは面白くないし，強化されることもありません。

やり通すことを考えましょう

　タイムアウト中に子どもが大声を挙げ，金切り声を出し，毒づいたり，ドアを叩くことは親にとって消耗する経験です。不安や抑うつ，怒りを感じないで子どもの問題行動に対応するのは困難です。「あの子は

ずっと止めないのだろうか？」「私は何か悪いことをしただろうか？」「子どもがあれほど動揺するのは良いはずがない」。こうした感情が，タイムアウトを必要な時間だけきちんと続けたり，あるいは再度使うことを困難にします。ある意味で，こういう親はタイムアウトを使うことの副作用に悩んでいて，今後，使わなくなるかもしれません。これでは短期的には良く感じるかもしれませんが，癇癪が親に規則を撤回させる有効な作戦であることを子どもに教えてしまう結果になります。

　すべての子どもたちが親の力の限界を試すのですから，タイムアウトが時に難しいものであることを予測しておきましょう。叩くことに対応するのでタイムアウトを使うなら，お子さんはそれが持続的で予測できる反応であるかを試すために何度も叩きます。同じような体験をしなければ，彼らは葛藤に対応する方法として叩くことを使い続けます。首尾一貫させ，タイムアウトを実行することのストレス（あなたのお子さんは大声で金切り声を挙げています）に対処するには，わかってくれる友人に電話する，テレビの音量を上げる，ヘッドフォンで穏やかな音楽を聞く，深呼吸訓練をするなどを試しましょう（第11章「考えが動揺したときのコントロール」を参照してください）。

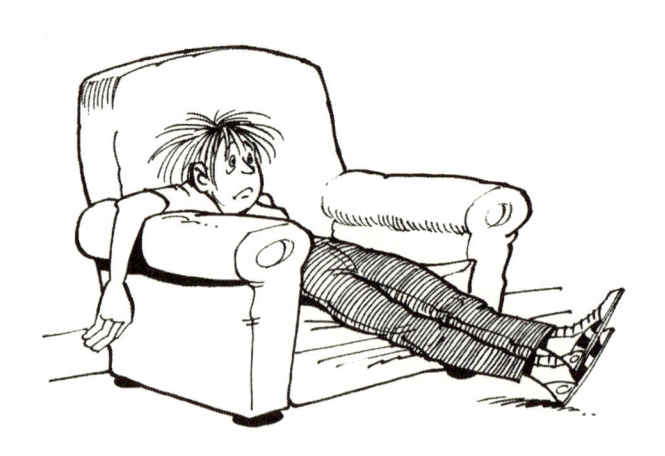

タイムアウトの二日酔い

公共の場でのタイムアウト

　レストラン，映画館，スーパーといった公共の場所で子どもが問題行動を起こしたとき，親としていつもの形式のしつけを使うのは躊躇するものです。自分の子どもに公衆の面前でタイムアウトをして，周囲の人々がどのように反応するかを心配する人もいます。子どもが問題行動をエスカレートさせ，本格的な癇癪までいくことを恐れて，しつけを回避する人もいます。さらに，家以外の場所でタイムアウトをどう使うかがわからず，脅しやお尻叩きに頼る人もいます。修羅場を避けたいため親が降参するので，結果として多くの子どもたちはスーパーやレストランは自分たちが自由にできる場所だということを学習してしまいます。

　特定の問題行動について家庭で安定したタイムアウトを確立するまで，公共の場所でのタイムアウト使用は避けましょう。実際，タイムアウトが家庭である程度成功するまでは，子どもと一緒に公共の場所にいるのを避けるのは良い考え方です。この手法が効果があると自信が持てるようになったら，公共の場でも攻撃行動が起きたときにタイムアウトを課することが次の重要なステップです。これは，スーパーを出て自動車の中や公園の木の脇で改訂版5分間タイムアウトをするという意味です。タイムアウトをする場所がなければ，「わめく（ぶつぶつ言うなど）のを止めなければ，うちに帰ったらタイムアウトよ」と言いましょう。帰宅するや否や，これを**実行しなければいけません**。自宅でこれを1～2度実行すれば，その効果は将来的に良くなります。どこに居ようとも規則が適用されることをお子さんは学習し，親を試すことを止め，もっと適切に行動することを学ぶのです。

自分のペースを守りましょう

　しばしば親はタイムアウトを実行する時間がないと感じるものです。子どもが問題行動を起こしているときに，親たちは仕事から遅く帰って

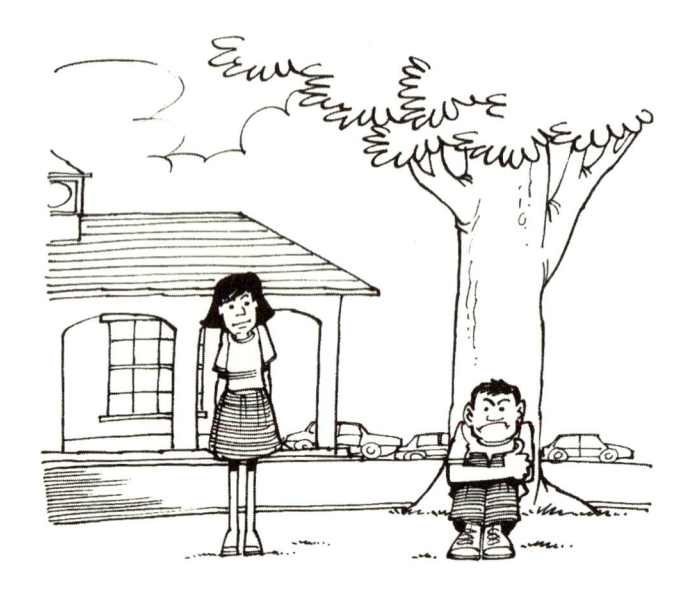

公共の場所でのタイムアウトをする心構えを

きたり，重要な会議に行くところだったり，電話で話をしていたりしているかもしれません。タイムアウトを行い仕事に遅れることに直面して，彼らは問題行動を大目に見たり，降参する決定をします。こうするとタイムアウトのやり方が一定せず，通常はこうしたテンテコ舞いの時間帯に不適切行動が増加する結果となります。

　仕事に間に合うべく急いでいるときにお子さんが問題行動を起こすなら，新しい戦略を計画する必要があります。まずは早く起床し，良い行動を強化し，不適切行動にタイムアウトを実行するに十分な時間があるようにしましょう。

お互いに援助しあいましょう

　1人の親がタイムアウトをしているときに，もう1人の親や祖父母あるいは友人が，子どもに話しかけたりタイムアウトの使用について議論したりして，プロセスを遮ることがあります。これはタイムアウトの実

行を困難にし，子どもが大人を分断し，征服する機会を窺わせる結果となります。

　子どもとの葛藤は拡大し，方向を変え，夫婦の間に，親と祖父母の間に，そして親と先生との間に葛藤を生成することが研究で示されています。したがって，ある親がタイムアウトをしているときは他の家族構成員が，たとえ意見が合わなくとも支援するということで合意がなければいけません。あとになって大人たちが落ち着いたときに，以下の点について検討し，問題解決し，合意しなければいけません。

・タイムアウトを使うべき子どもの行動
・タイムアウト実施について誰がリーダーになるかの決め方
・タイムアウトを見守る場合の各人が行う援助の仕方
・1人の親が自制心を失いかけ，タイムアウトを終結するのに援助が必要かもしれないことを別の親に知らせる方法
・しつけ方法をどのように振り返るか

　家族のメンバーがチームとして支えあえば，子どもが家族の中にくさびを打ち込む機会は少なくなり，タイムアウト使用方法について親子で否定的になるやりとりも少なくなります。また，人々がどのように一緒に作業するかの大きなモデルになります。

即効薬はありません

　自分たちにはタイムアウトは向かないという親がいます。その理由はこれまでにお話ししたことのどれかだったり，あるいは単に彼らは2〜3回試してすぐにあきらめてしまったからでしょう。でも，4〜5回のタイムアウトの実施で問題行動を消し去ることを期待するのは誤りです。

　タイムアウトは魔法ではありません。子どもたちは繰り返しの学習機

会を必要としています。彼らには，失敗と問題行動そして自分の問題行動の結果から学習する**多くの機会**が必要なのです。ちょうど赤ちゃんが歩くことを学ぶためには何百回のトライアルが必要なように，適切な社会行動を学習することも多くの練習を要するのです。ですから，タイムアウトが有効に使用されたとしても行動の変化はゆっくりであることを覚えておきましょう。辛抱しましょう。お子さんがあなたが期待している成熟した大人の行動を学習するには，少なくとも18年かかることを覚えておきましょう。

あなたの愛情と支援の口座を作りましょう

親は子どもの問題行動の結果については明確でも，適切な行動に注目と促進を与えないことがときどきあります。言葉を変えると，子どもたちが何をしてはいけないかが多く強調され，代わりに何をすべきかが強調されません。

タイムアウトはしつけの一面にしかすぎません。それだけでは十分でないのです。お子さんに適切な行動を教えるために，多くの機会を利用しましょう。お子さんが何か良いことをしたときは必ず褒め，励まし，子どもの自尊感情を高めることは子育ての眼目です。さらに，あなたの効果的コミュニケーション，葛藤解消，問題解決，前向きな独り言，遊び心，他者への共感のモデルを示す能力は，お子さんの社会的発達や道徳発達の成長に不可欠なのです。ある意味，あなたがすることは家族の心の銀行口座に愛情，支援，理解という預金をすることです。そしてときどき，一時的に引き出してタイムアウトを利用するのです。あなたの口座の残金を常に増やしていくこと

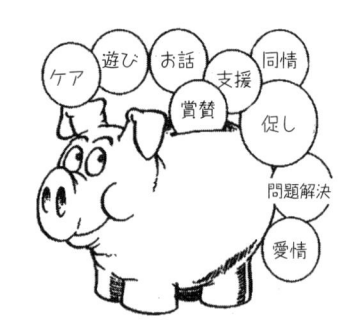

心の銀行口座に積み立てをすることを覚えておきましょう

が大切なのです。

親のためのタイムアウト

　親は自分自身が生活の中の様々な出来事で消耗していたり，怒っていたり，落ち込んでいるため，子どもの問題行動に過剰反応することがあります。娘に怒っている父親は実際には，子どもたちのためにしている彼の努力を無視している妻に対して怒っているのかもしれません。あるいは，その日の仕事で疲れ果て，上司から批判された母親は，子どもたちがやかましくてのんびりできないことで気分を害しているのかもしれません。親の気分と気力の水準によって，子どもの行動が可愛くもあるいは醜悪にも見えるのです。

　最も優しくて善意に満ちた親でさえ，自分の子どもたちにフラストレーションを感じ怒るものです。誰も完璧ではありません。しかし，ここで重要な作業は，あなたのお子さんを見るときに持っている自分の感じ方のフィルターや気分を認識し，怒りやフラストレーションへの対処方法を学ぶことです。職場の問題で落ち込んでいるなら，リラックスして視野を広げるために，ご自分のために子どもたちからのタイムアウトを取ることは良い考えです。配偶者に怒っているなら，問題を解決するのにタイムアウトが必要でしょう。お子さんに対して，攻撃的にならず，問題を解決し葛藤に建設的に対応しようとする際，怒りの感情が重なっていると感じたなら，自分のためにタイムアウトを使い，葛藤解消と相互に支援しケアする方法のモデ

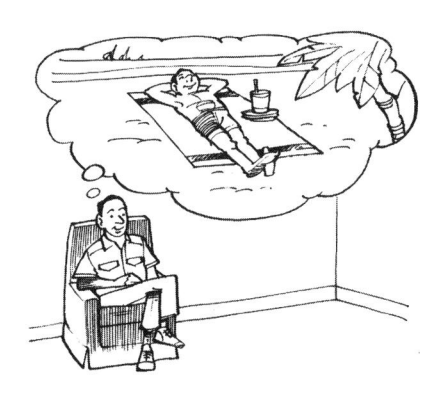

あなた自身のためにタイムアウトを
使うことを覚えておきましょう

ルを示すことが極めて重要です。子どもたちは批判よりも良いモデルから学ぶことを覚えておきましょう（第11章「考えが動揺したときのコントロール」を参照してください）。

しつけを越えて

　衝動的，反抗的，過活動，攻撃的な子どもたちは，注意の方向の変換，警告，指示の繰り返し，自然のなりゆきの手法を用いた首尾一貫性など，持続的な親による監視と社会化を必要とします。しかし，子どもが破壊的な場合，最も困難なことのひとつがタイムアウトを越えて，お子さんとの関係性を修復し再建することなのです。これは，自然の結果の手法が完了したら怨恨と敵意を保持せず，かつ良い行動を褒めて促し，さらに問題解決，感情調整，自己管理を教えることを意味します。お子さんにもあなた自身にも忍耐強く対応しましょう。

まとめ

・丁寧に。
・子どもから試されることに備えましょう。
・突然爆発することを避けるため，自分の怒りの感情を観察し調整しましょう。警告を与えましょう。
・5分のタイムアウトと最後に2分の落ち着いた時間を。
・タイムアウトを使用する行動の種類を注意深く制限しましょう。
・選択した問題行動にはタイムアウトを一貫して使用しましょう。
・最後までする準備がない限り，タイムアウトをすると脅してはいけません。

第6章　落ち着くためのタイムアウト

・タイムアウトの間は子どもを無視しましょう。
・タイムアウトのバックアップとして特典の剥奪などの非暴力的方法を使いましょう。
・タイムアウトを完了するまで首尾一貫しましょう。
・タイムアウト中の散らかしについて子どもたちに責任を持たせましょう。
・状況に無関係にタイムアウトを使いましょう。
・タイムアウトを使う親を支援しましょう。
・タイムアウトのみに依存してはいけません。無視の技法，論理的帰結，問題解決といった他のしつけの技法と組み合わせます。
・繰り返しの学習機会を期待しましょう。
・タイムアウトを拒否したりあるいはタイムアウトに留まる年長児にはバックアップとして特典の剥奪を計画しましょう。
・心に称賛，愛情，支援の銀行口座を作りましょう。
・リラックスしエネルギーを満たすために，ご自身のタイムアウトを使いましょう。

第7章

自然のなりゆきと論理的帰結

　子育ての中で最も重要かつ困難な作業のひとつが，子どもたちをもっと独り立ちさせることです。訓練は早い時期から始まります。自己決定，責任感，失敗から学ぶ能力を育てる重要な方法のひとつは「自然のなりゆき」という技法と「論理的帰結」という技法です。自然のなりゆきとは，もし大人の介入がなければ起こるであろう，子どもの行動の結果のことです。例えば，もしライアンが寝過ごしてスクールバスに間に合わなければ，その自然のなりゆきは学校まで歩いて行かなければならないということです。もしケイトリンが上着を着たくないのであれば，彼女は風邪をひくでしょう。一方，論理的帰結とは，子どもの行った不適切な行動に本質的に関連したマイナスの帰結を親が意図的に設計するものです。隣家の窓を割った若者の論理的帰結は，取り換え費用を作るためにしなければいけない家庭の雑用でしょう。寝小便の論理的帰結は，シーツを剥がして洗濯機に入れることを子どもに命令することです。言葉を替えれば，こうした技法を親が使うときに，親が子どもたちの問題行動の結果から彼らを保護することを慎むことになります。

自然のなりゆきの例

　・子どもが怒っておもちゃを壊したら，使えるおもちゃがなくなる

- 洋服を洗濯かごに入れないと，汚いままでいることになる
- 子どもが泥の水たまりに飛び込むと，水浸しの靴を履かなければならない
- 子どもが食事に遅れると，食事は冷たくなり，家族は食卓を離れてしまう
- 子どもが食事を摂らないと，次の食事時間まで食べるものがなく，空腹でいることになる

論理的帰結の例

- 子どもがクレヨンを紙の上以外で使うと，取り上げられる
- 子どもが食事を食べたがらなければ，お菓子もデザートもない
- 子どもがガムを口の中に入れておかなければ，取り上げられる
- 風呂場でバスタブからお湯をはね散らかすと，お風呂は終了する
- 子どもが図書館で静かな声で話せなければ，そこから出される
- 子どもが庭の中にいられなければ，家の中で遊ばなければならない
- コップが居間に置きっぱなしだと，翌日子どもはそこで飲めない
- 子どもが午後4時30分までに午後のおやつを食べなければ，食事前のおやつはない
- 子どもが許可された以上にテレビを見たら，次の日にその時間だけテレビ時間が少なくなる
- 子どもがガレージに自転車を置かなければ，その夜は自転車に乗れない

　自然のなりゆきと論理的帰結は繰り返し起こる問題に大変有効であり，親は事前にどのようにやり通すかを決めるのです。このしつけ方で子どもは，自己決定をし，自分の行動に責任を持ち，自分自身の誤りから学習することができるようになります。それでは，自然のなりゆきと論理的帰結を始めるに当たって起こり得る問題と，その効果的克服方法

第7章　自然のなりゆきと論理的帰結　　145

について述べていきます。

あなたの期待が年齢相応であることを確かめましょう

　自然のなりゆきと論理的帰結の技法のほとんどは5歳以上の子どもにいちばん効果があります。それより年少の子どもにも使えますが，最初に，子どもが結果と行動の間の関係を理解しているかについて親が注意深く評価しなければなりません。例えばアレクサンドラがまだトイレのしつけができていないのに，パンツをきれいにしてベッドのシーツを替えるようにさせられると，不当に批判されたあるいは恥をかかされたと感じるでしょう。さらに論理的帰結は不当な懲罰です。しかし，食事を拒む子どもにデザートやお菓子を与えないことは，食べないことでお腹がすくことを子どもが理解するのですから適切な帰結なのです。もちろん，自然のなりゆきが身体的に子どもを傷つけるなら使用してはいけません。例えば，指をコンセントに突っ込む，ストーブを触る，道に飛び出すという体験をさせてはいけません。

　あなたのお子さんの不適切な行動から起こる可能性のある自然のなりゆきについて考える場合，あなたの期待がお子さんの年齢に相当していることが確かであることは重要です。自然のなりゆき技法には認知的スキルが含まれるので，未就学児より学童のほうに効果があります。児童が理解する論理的帰結は「もし……なら……だ」という表現です。例えば「もしガムを口の中に入れておかないなら，取り上げます」がこれに当たります。あるいは鋏（はさみ）を誰かに向ける子には「もし鋏を丁寧に使えないなら，鋏は持っていきます」と言います。これらの例では，物を適切に使用しないことの論理的帰結はそれを取りあげることなのです。

確実に選択肢を受け入れましょう

　自然のなりゆきと論理的帰結を実行しようとすると，行為の結果を子ども自身に経験させることに抵抗感を持つ親もいます。そうした親は子

どもに大変共感して，子どもを援助しないことに罪の意識を持ち，結果が起きる前に介入してしまいます。例えばカーラは娘のアンジーに，「朝にぐずぐずして保育園への準備が間に合わないことの自然のなりゆきはパジャマで出かけることだ」と伝えます。しかし，これを実施するときが来ると，アンジーにパジャマで出かけさせるところまでは持って行けず，代わりに洋服を着させてしまいます。そうした過保護は子どもに問題や間違いを処理する能力を与えないことで，子どもにハンディキャップを与えるのです。

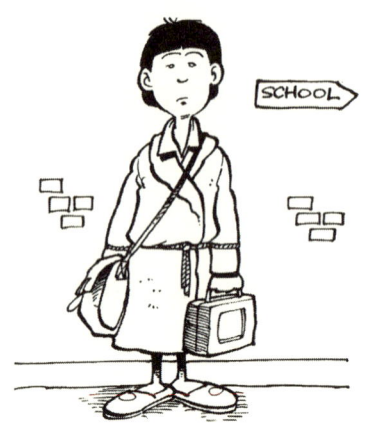

結果を受け入れることができると確信する

　自然のなりゆきという技法を用いる場合，この技法を特定の不適切行動に適用する長所と短所を考えることが大切です。あなたがその結果を受け入れられ，理由のない脅しをしているのではないと確信しなければなりません。先ほどの例では，カーラはまずあくまで努力をし，もしアンジーがぐずぐずし続けるのならパジャマのまま保育園に連れてゆく意志があるかないか考慮しなければなりませんでした。合意した結果をやりきることができないと，あなたの権威は薄くなってしまい，お子さんは自身の誤りから学習する機会を失うのです。

結果は相当に時間的に接していること

　自然のなりゆきと論理的帰結の手法では，不適切な行動の結果があまりに遅く起こるなら効果がありません。歯磨きをしないことの結果は虫歯かもしれません。しかし，これは5年も10年も起こらないので，効果を挙げないでしょう。同様に，過食も長期の結果があるでしょうが，それはあまりに先なので短期間の子どもの行動に影響を与えません。期

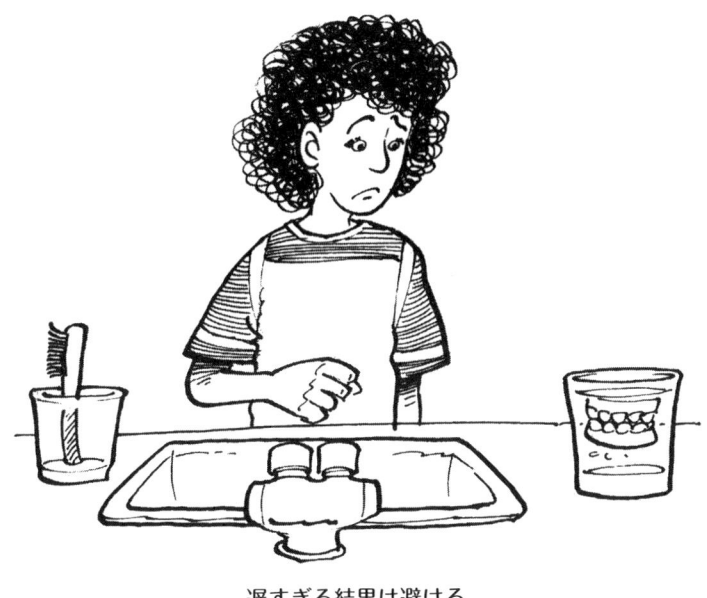

第7章　自然のなりゆきと論理的帰結

遅すぎる結果は避ける

　末の成績表で落第とわかるまで，毎晩子どもに宿題をしないでテレビを見ることを許すことも，子どもの日々の勉強の習慣に何らかの影響を与えるには遅すぎる結果のひとつです。そうした長期的懲罰は，代わりに子どもの能力に絶望を感じさせてしまうかもしれません。

　未就学児や学童にとっては，不適切な行動に続いてすぐにその結果が起こることが大切です。もしダニエルが別の子どものおもちゃを壊したら，できるだけ早く代わりのおもちゃを与え，雑用をさせたり，あるいはダニエルに許されていることを減らすことで埋め合わせをさせなければなりません。もしリサが服を洗濯かごに入れなければ，汚れた服を着ていなければなりません。こうやってリサとダニエルは自身の不適切な行動から学習し，おそらく次はもっと適切に振る舞うのです。

あなたのお子さんに選択肢を前もって与えましょう

　子どもたちに起こるかもしれない結果を前もって知らせずに，こうした手法を親が懲罰的に使うことがときどきあります。リサの父親がある朝リサの部屋に入ってきて「おまえは着替えていないがもう出かける時間だ。だからパジャマのままですぐに来るのだ」と言います。彼女は事前の警告を与えられていなくて，8時までに準備を済ませるか，学校への車の中で着替えるかといった選択肢も持っていません。リサはおそらく憤慨して，自分の行動の結果に責任があると思わなかったとしても，驚くことではありません。

　あなたのお子さんと事前に様々な結果について検討して，お子さんが結果について考え，自己決定について責任があることを知ることができるようにしましょう。リサの父親は「朝の準備が大変だから，目覚まし時計を使うか，30分早く床に就くこともできるよ」と言うこともできるでしょう。あるいは「8時までに着替えるか，そうでなければ朝ご飯は摂らずに車の中で着替えるかどちらかだね」と言っても良いかもしれません。子どもに選択肢を与えるもうひとつの例は「7時までにおもちゃを元に戻さないと，おやつも絵本を読むこともないよ」と言うことでしょう。どちらを取るかは子どもに任されます。こうした手法で，プラスの結果を通して，子どもにマイナスに反応するよりプラスに反応するほうが良いことを理解させることができます。

結果は当然あるいは論理的で，非懲罰的であること

　それが子どもの行動に当然あるいは論理的に関連していないような結果を用いる親がときどきいます。息子が何か汚いことを言ったからといって彼の口を石鹸で洗う母親を想像してみましょう。口汚いことをいった子どもの口をきれいにすることは論理的だと主張するかもしれませんが，こうしたことで子どもは自分は汚くて低級だと感じ，腹を立て

る場合のほうが多いでしょう。懲罰的過ぎる結果を作る親もいます。「昨日の夜はおねしょをしたから，今日の午後は飲むものは何もないよ」とか，「晩ご飯を食べなかったから，それを明日の朝ご飯にしなさい」とか，「あなたが私を叩いたから，私はあなたを噛むわよ」とかいうことです。子どもは憤慨して，おそらくそうした結果に対して復讐さえします。彼らは自分の行動を変化させるより，親の残忍さに気持ちを集中させやすくなります。

　この技法での結果を決め，それを実行するには，穏やかで冷静で和やかな態度が肝心です。外が寒いのにコートを着ないことの自然のなりゆきは肌寒くなることです。宿題をしないことの論理的帰結は好きなテレビ番組を見損なうことでしょう。服を洗濯かごに入れないことの自然のなりゆきはその服が洗濯されないということです。こうした結果は子どもの体面を傷つけることもなく，身体的痛みを起こすものでもありません。むしろ子どもが選択肢を選び，自己責任を負うことを学習させることになります。

可能な限りあなたのお子さんを決定に参加させましょう

　自然のなりゆきと論理的帰結のプログラムを組み立てるのに，子どもを決定に参加させない親がいます。こうすると子どもはすぐに不機嫌になり憤慨します。そうではなく，このことがあなたとお子さんがプラスの行動を増やすために一緒に働き，自分が尊重され，評価されているとお子さんが感じられるようにするチャンスだと考えるべきです。例えばお子さんがテレビについて喧嘩をするという問題を持っていたとすれば，「テレビで何を見るかで意見が合わないようね。あなたが大声を出すのは嫌だし，みんなが楽しめる夜の時間にしましょう。テレビの番組を順番に選ぶようにするか，テレビをまったく見ないか，どちらかで決めましょう。あなたはどっちが良いの？」と言っても良いでしょう。どのような結果にするかの決定にお子さんを参加させれば，問題が起きた

時のお子さんの緊張を和らげ，協力を促すことが多いのです。

態度を曲げず和やかにしましょう

　親が子どもに腹を立て，子どもたちが無責任だと批判することで，自然のなりゆきと論理的帰結のプログラムの土台を崩してしまうことがときどきあります。これは，自分の行動がマイナスの結果を生むということを体験することで，子どもが自ら発見をしてゆくことを促すという，このプログラムの目的を台無しにしてしまうのです。さらに，親の怒りと非難が不適切な行動を強化することもあります。

　結果について態度を曲げず自信を持ち，それをやり遂げる覚悟を持ち，お子さんの抗議や弁解を無視することが重要です。もしお子さんが結果を受け入れることを拒否するなら，タイムアウトか特典の剥奪のうち状況に最も合っているほうを使用します。お子さんが親の許容範囲を試そうとすることを覚えておき，お子さんからのテストがあると思っておきましょう。しかし，お子さんに説教や批判をせず，また結果が発生したあとに同情しないことは重要です。代わりに，いったん終了すれば，今度は成功する新しいチャンスを与えるべきなのです。

結果が適切であること

　あまりに長く子どもを不当に懲らしめる結果を思いつく親がときどきいます。7歳のベンが私道の中だけと言われたのに公道に自転車で出たとしましょう。論理的帰結は両親が自転車に鍵をかけることでしょう。しかし，鍵をかけるのが1ヵ月間であれば，それは過剰であり，ベンが不愉快になり憤慨するのは必然でしょう。さらに，責任を持って自転車を扱う新しい機会を何も与えないことになります。懲罰は強くて長期間のものほど効果的だと信じている人々もいますが，その逆が真実なのです。

　ベンの場合，もっと適切な結果は自転車に24時間だけ鍵をかけ，そ

第 7 章　自然のなりゆきと論理的帰結　　151

れから自転車をうまいやり方で乗る機会を与えることだったのです。もし 4 歳のキャシーがクレヨンを使っていて台所の机に色をつけ始めたら，彼女には結果として，「紙の上だけにできなければクレヨンを取り上げます」と言うことになるかもしれません。もし彼女が机に色を塗り続けるならクレヨンは取り上げられます。しかし，そのクレヨンを 30 分以内に戻し，彼女にクレヨンを適切に使用する機会をもう一度与えるべきです。結果は問題行動の直後に短いものが与えられ，お子さんが再度挑戦し，今度は成功する機会をすぐに与えることが原則です。

　自然のなりゆきと論理的帰結のプログラムは他の子育てスキルと同じく，時間，計画，練習，反復が必要なことを覚えておきましょう。とりわけ，穏やかで，お子さんを尊重する態度が求められます。

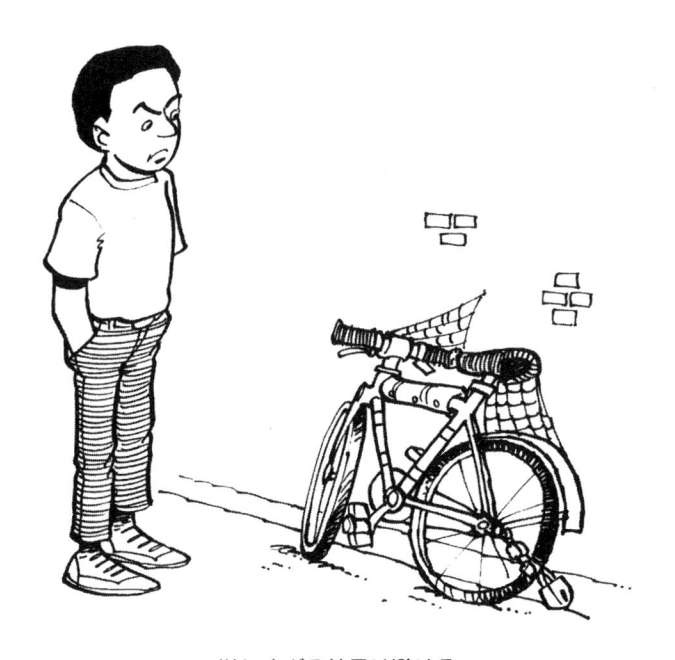

厳しすぎる結果は避ける

まとめ

- 結果は年齢相応なものにしましょう。
- あなたの決めた結果を確実に受け入れましょう。
- 結果は問題行動のすぐ後に与えられるようにしましょう。
- お子さんに事前に結果の選択肢を与えましょう。
- 結果は自然なもので非懲罰的なものにしましょう。
- 可能な限りお子さんを決定に参加させましょう。
- 好意的でそして建設的に。
- 短くて行動に適合した結果を使いましょう。
- 成功を学習する新しい機会をすぐに与えましょう。

第8章

問題解決を子どもに教える

　小さな子どもたちは普通，役に立たない方法で自分たちの問題に対応します。泣く子も，叩く子も，さらには親におしゃべりをする子もいます。こうした対応は子どもたちが自分たちの問題について満足の行く解決策を見つけることにほとんど役立ちません。実際には，彼らは新しい問題を作っているのです。しかし，彼らがこうした不適切な手法を使うのは，もっと適切な問題解決方法を教わっていないか，あるいは彼らの不適切な手法が親や他の子どもによって意識せず強化されているからであることが，研究によって示されています。親は子どもの問題について子ども自身が解決策をどのように考え，そしてどの解決策が最も効果的か決める方法を子どもに教えることで援助できるのです。

　子どもたちの気質が効果的な問題解決技術を学習する能力に影響を与えることが明らかになっています。特に，過活動，衝動，不注意，攻撃で特徴づけられる子どもたちは，社会的問題解決についての認知面での困難さを持っていることが多いのです。そのようなハイリスクの子どもたちは社会的状況を自分に敵対的だと知覚し，対人葛藤を解決するのに向社会的方法を取ることが少なく，攻撃性に訴えた場合の結果をあまり予測しません。彼らはしばしば攻撃的かつ衝動的に行動し，いったん留まって非攻撃的解決方法や他人の見方を考えることをしません。一方，

適切な問題解決手法を採用する子どもたちはもっと建設的に遊び，友達から好かれ，家庭や学校で協調的であるという報告があります。つまり，攻撃的・衝動的な子どもたちに自分たちの問題に対する向社会的解決を考え，どの方法がより適切でかつ他の方法より良い結果に至りやすいかを評価することを教えることについて，親が重要な役割を担っているのです。

効果的な問題解決手法を教えることはハイリスクな子どもたちに特に役立ちますが，**すべての子どもたち**に対して社会的スキルと認知的問題解決手法が上達するようにすべきです。事実，今日の子どもたちが責任ある市民となり，思慮深い決定を行い，対人関係上の葛藤に対処できるよう準備させることは親たちの仕事です。子どもたちがうまく成人になることは，内的能力，文化や家族背景によらず，批判的判断，効果的な意思決定，相手の視点の理解を使いこなせる能力に依拠しているのです。

モデルとしての親

特にあなたが問題解決スキルを使っているところをあなたのお子さんが観察する機会を与えれば，それはいつのまにか彼らに問題解決スキルを教えていることになります（第14章「大人同士の問題解決」を参照してください）。あなたが他の大人と問題を話し合い，葛藤を交渉・解決し，解決策の結果を評価するのを見ることは彼らにとって豊かな学習機会となります。あなたの問題解決場面のすべてをあなたのお子さんに見せたくはないかもしれませんが，あなたが毎日行う決定は彼らが学習する良い機会なのです。例えば，親が友人の要求にどのように「ノー」と言うかを目にすることで子どもたちは学習します。パパがなにか他の物を着たほうが良いというママの提案を受け入れるのを，子どもは興味深く観察します。ママの頼み方は皮肉があるのか，怒っているのか，ビジネスライクなのでしょうか。パパはふくれるのか，怒るのか，協調するのか，あるいはもっと多くの情報を求めるのでしょうか。両親がどの

映画を土曜日の夜に見るのかを決めるのを観察させることは，譲歩と協議について多くのことを教えることができます。お子さんは，あなたが日々の生活上の面倒なことにどのように対応するかを観察することで，自分の行動について多くを学びます。あなたの前向きな問題解決戦略を声に出すことも役に立ちます。例えば，「これをどうやって解決しようかしら。ちょっと待って，考えてみましょう。落ち着いたほうが良いわ。これをうまくするにはどんな計画があるかしら」と言ってもよいでしょう。

子どもにとって問題解決のプロセスは6つの段階に分けられ，次の質問でまとめられます。

- 私の問題は何か？　私は何をすべきか？（問題とそれに関した感情を確認する）
- どんな解決策があるか？　他にはどんな解決策があるか？（解決法のブレーンストーミング）
- 結果はどうなるか？　次に何が起こるか？
- 最善の解決策あるいは選択肢は何か？（安全性，公平性，心地よさの観点で結果を比較する）
- 私は自分の計画を実行しているか？（計画実行）
- どんな風にできたか？（転帰と強化効果の評価）

3〜8歳の子どもたちにとって第2段階――可能な解決法の創成――は学習すべきキー・スキルです。年長児にとって計画実行と転帰と強化効果の評価は容易に行われますが，年少児はまず可能な解決法を考え，あるものは他のものより良いことを理解する必要があります。それぞれの解決策について可能性のある転帰を事前に考える能力はひとつ大きな発達の段階であり，年少児や過活動で衝動性のある子どもには特に難しいものです。

第1段階：仮想の問題を検討しましょう

　あなたのお子さんと問題解決についての話し合いを開始する楽しい方法は，問題を解決する「探偵」ごっこです。物語やお人形を使って問題のシナリオを作り，子どもたちにできるだけ多くの解決策を思いつかせます。この章に出ている6つの段階を使ってお子さんと一緒に解決しようとする仮想の問題状況を次に挙げましょう。

・自分よりずっと小さい子どもがあなたを叩き始めました。どうしますか？
・ある男の子がおもちゃでずっとずっと長い時間遊んでいますが，あなたはそのおもちゃで遊びたいのです。どうしますか？
・ピッツァが一切れだけ残っていて，あなたと妹はそれが欲しいのです。どうしますか？
・パパが大好きなランプをあなたが壊してしまいました。どうしますか？
・学校で他の生徒にいつもいじめられています。どうしますか？
・新しく引っ越してきたご近所さんに会いたいと思います。どうしますか？
・最初に弟があなたに悪口を言ったので，あなたがそれに対抗して弟に悪口を言ったら，お母さんがあなたを子ども部屋に入れました。どうしますか？
・サッカー用にお父さんが買ってくれた新品の靴をなくしました。どうしますか？
・テレビの特別番組を本当に見たいと思うのですがお母さんは許してくれません。どうしますか？
・他の子どもたちと一緒に遊びたいと頼みますが，彼らは許してくれません。どうしますか？
・別の子どもがあなたの新しい髪形をからかいます。どうしますか？

- 別の子と一緒に野球をしようと誘ったのですが断られました。どうしますか？
- あなたが2週間かけて作った模型をお兄さんが台無しにしました。どうしますか？

　子どもたちが問題を抱えたときに最初にする援助は，彼らに自分の感情を気付かせることです。もし心地よくない（悲しい，腹が立つ，心配）なら，それは解決すべき問題があることを示す重要な糸口なのです。そこでこうした問題について話す際には，あなたのお子さんに上の例の登場人物の感情を確認させましょう。感情を表現する語彙が限られている子どももいます。そうした子どもたちが有効に問題解決ができるようになるには，彼らの感情に関する語彙を増やすことを援助することが必須です。自身の感情を認識し，それに名前を付けられるようになったら，次に問題を正確に捉える方法を学習できるよう援助することができます。例えば「だから腹が立ったのは，同級生たちが一緒にサッカーをしないからなのね」と言ってみましょう。

　この問題の明確化段階のもうひとつの側面には，例題の状況の中の他の登場人物の感情について子どもたちに考えさせてみることも含まれています。例えば「サッカーボールを持っている子どもはどんな風に感じていると思う？」と言ってみましょう。

　その状況の他の登場人物の感情を読めなかったり，他の人々の感情を誤解して，不適切な決定に至る子どもたちもいるのです。

第2段階：解決法のブレーンストーミング

　問題を確認した次の段階は，その問題を解決するための様々な解決法，意見，選択肢をあなたのお子さんに思いつく限り多く出させることです。あなたのお子さんが最初に何の解決法も思いつかないなら，少しアイデアを提案します。マンガ，お話，お人形などを使ってこうした問

題解決法について話し合うことを楽しいものにしましょう。問題を解決することについて一緒にお話を書いてみることを提案しても良いでしょう。あなたのお子さんのアイデアがどんなにバカバカしくても，批判したり笑ってはいけません。むしろ，創造的な考えを促し，あなた自身で建設的な問題解決法のモデルを示してみましょう。問題を解決しようとする彼らの努力を必ず褒めてください。特に，彼らの様々な解決法を褒める（例えば「すばらしい，それは違うアイデアだね」）ことは，同じアイデアのバリエーションだけでなく，広範囲の解決方法を出させるのに有効です。

先ほどの最初の3つの仮説について出されるかもしれない解決方法を挙げておきましょう。

・怒鳴りつける。悲しそうにするか，泣く。笑っておく。殴り返す。親を呼ぶ。
・取り上げる。しばらく待つ。その子に頼む。「お願いだから」と言

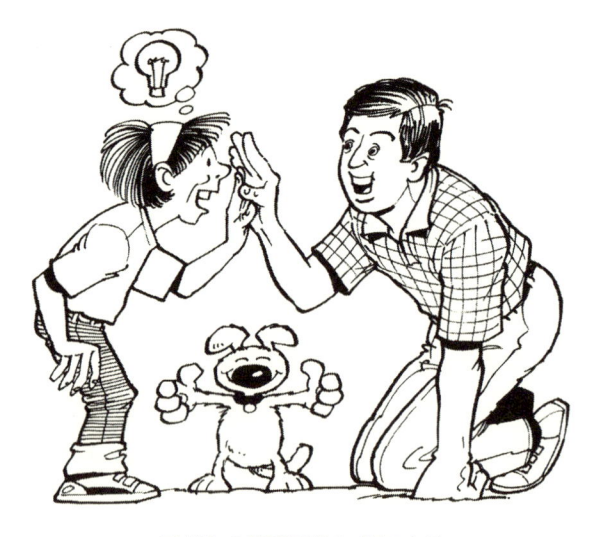

子どもの問題解決に参加する

う。他に面白いことをする。
- 何かと交換する。どう感じているか話してみる。懇願する。「分けっこ」を提案する。「お願いだから」と言う。取り上げる。半分に切る。

第3段階：経過を考えてみましょう

　可能な問題解決案をいくつか作った次の段階は，それぞれの解決法を採用した場合，何が起きるかを考えてみることです。結果について話し合えたらあなたのお子さんに，どの解決策や選択肢が最良かを評価するよう促します。例えば，あなたのお嬢さんが友達をだましたり，殴っておもちゃを手に入れるのが解決策だと言ったなら，友達を失う，問題に巻き込まれる，おもちゃを手に入れるといった，可能性のある結果について考えさせましょう。それからそれぞれの解決方法で起こり得る結果について考えます。友達におもちゃを使わせてと頼んだら，友達から却下される，無視される，あるいはおもちゃが手に入ることもあるでしょう。子どもたちは事が自分の計画通りに進まないと，驚いたり，不愉快に感じることがよくあります。こういうことの一部は，彼らが立ち止まり，自分の行動から起こるだろういくつかの結果を予想することで避けることができるのです。これが負担になったり，義務的な活動にならないようにしてください。すべての解決法の結果を検討する必要はありません。

第4段階：最善の解決策あるいは選択肢は何でしょうか？

　2，3の解決策について起こり得る結果を検討したら，次の段階は，試してみる最善の選択肢はどれか，1つあるいは2つをあなたのお子さんが決めるよう促すことです。選択肢という言葉でそれを表現することで，あなたのお子さんに問題に対する責任を与えているのです。

　最善の解決策を選択するということは，お子さんが3つの質問——

「その解決法は安全か？」「それは公平か？」「それで良い感覚を得られるか？」——を自分に問いかけることが含まれます。選んだ解決法がこれら3つの基準に合致するなら，子どもにそれを試すよう促します。あなたと一緒にしてみるように言ってもよいでしょう。

第5段階：問題解決スキルの実行

　架空の問題解決ゲームの第5段階は，あなたのお子さんが，合意に到った解決方法を使うであろう状況について考えてみることです。そしてその日のうちに，実際の生活の中で類似した問題が起きたことに気が付いたら，お子さんに先ほどの解決法を使ってその問題を解決してみるよう促すことができます。例えば問題解決方法について話し合ったあとで，息子さんがあなたのところに駆けてきて妹がお気に入りの本を取っていったと訴えたり，あなたのお嬢さんが，赤ちゃんの弟に噛まれたと泣きながらやってきたとしましょう。この章で扱った問題解決段階に従って対応することができます。親は何をしなさいと彼らに伝える誘惑にかられますが，彼ら自身に解決法を考えさせるほうが効果的です。架空の状況や中立的状況での問題解決に比べれば，葛藤の只中での問題解決はずっと困難です。子どもたちはひどく怒っていたり，不愉快に感じていて，明瞭に考えることができないかもしれません。話し合いを通じて彼らを落ち着かせれば，彼らが何らかの解決策を思いつけるようになることもあります。感情的になっているので，冷静になるまで短時間のタイムアウトを取る必要があることもあります。問題が大変つらいものであるので，あなたとあなたのお子さんが共に冷静になり，ちゃんと周囲を見渡せるまでの時間を取れるときまで，話し合いを延期するのが最も良いこともあります。

第6段階：転帰の評価

　ご自分が何回「あの子は同じ間違いを何回も繰り返すわ。経験から学

んでいないし，他のときに起きたことを覚えていないようだわ」と言ったでしょうか。この理由は，過去から未来を知るというスキルのない子どもがいるからです。彼らは過去の経験を想起したり，あるいはこれらの経験がいま起きていることにどのように適用するのかがわからないのです。これが第6段階が大切な理由であり，これがあなたのお子さんが自分が問題解決でどれほどうまくいったのかと，これらの方法を将来再び使うかどうかを考えることを促すのです。あなたのお子さんが良い解決法を選択した際に自問したと同じ次の3つの質問をすることで，彼らが取った解決策とその結果を評価させることができます。

・それは安全だったか？　誰か傷ついたか？
・それは公平だったか？
・どのように感じ，他の人たちはどう感じたか？

　これらの質問のいずれかの答えが「否」であったら，あなたのお子さんに別の解決方法について考えるようにさせます。「じゃあ，これは一番良い方法ではなかったみたいだし，嫌な気分になるからもう使いたくないね。同じことが起きたら，他のどの方法を選ぼうか？」と言っても良いでしょう。最後に，この段階の最も重要な側面は，お子さんの問題解決努力を強化することです。提案された解決法の質にかかわらず，お子さんを褒め，自分の良い考えについて自分で自分を褒めさせるのです。
　では，親が子どもたちに問題解決を教えようとする際に遭遇するであろう問題のいくつかについて焦点を絞ってみましょう。うまくいく効果的手法も述べてみます。

まず問題についてのあなたのお子さんの見方を発見しましょう

　ときどき，いったい何が自分の子どもの問題なのかについて急いで結

論に至る親がいます。例えば，ターニャの母親は，ターニャからすれば問題はまず友達が**彼女の**クレヨンをひったくったことにあることを理解せず，娘が友達とシェアできないことが問題だと決めつけるかもしれません。あるいは，ターニャはクレヨンを友達とシェアしていたのですが，今度は友達がクレヨンを返すことを拒否したのかもしれません。母親が性急な決定をすると，間違った方向にエネルギーを集中させることになるでしょう。状況を誤解することで，ターニャにシェアすることについてお説教をするかもしれません。こうすると，いくつかの理由で子どもの抵抗を生んでしまいます。自分がしていないことを自分のせいにされて喜ぶ人はいませんし，不公平な扱いにターニャは気分を害するでしょう。そうして不当に扱われたこととクレヨンを戻すことで頭がいっぱいになれば，母親の良い考えを聞きはしないでしょう。

　あなたの最初の作業はあなたのお子さんの視点から問題を理解しようとすることです。通常は「何が起きたの？」「どうしたの？」「もう少し教えて？」といった質問をする必要があります。この種の質問はあなたのお子さんが自分の心の中で問題を明確にさせるだけでなく，あなたが起こっていることについて誤った結論に飛びつかないようにさせるものです。理解したとわかったら，ターニャのような状況では，「問題が何かわかったわ。クレヨンを一緒に使ったのね。でもお友達は長く使いすぎてあなたに返そうとしなかったのね。それで腹を立てているのね」と言っても良いでしょう。子どもたちが問題からいろいろ学ぶためには，**解決方法**が**状況を彼らがどのように知覚しているか**に関連していることが重要です。お子さんの見方をあなたが理解しているとお子さんが信じられることで，その問題に協調的に対応する気持ちが高まります。

あなたのお子さんが多数の解決策を思いつくように促しましょう

　子どもたちにどのように問題を解決するか教えることが問題解決することを学習させるものだと信じている親も多くいます。例えば，子ども

2人が自転車をシェアできないでいると，親は「一緒に遊ぶか順番を決めなさい。ひったくるのは良くないよ」とか「仲良く分けるのよ。そうしないとジョニーは腹を立てて良いお友達になってくれないから。物をひったくり回るんじゃないよ。他の子がしたら，良いと思うかい」といった対応をします。このようなやり方の問題点は，子どもたちが彼らの視点から何が問題であるかを見出す前に，何をすべきかを彼らに教えてしまうことです。さらに，こうすることで，子どもたちが彼らの問題について考え，それをどのように解決すれば良いのかを考えさせません。子どもたちは，どのように考えるかを教わるのではなく，**何を考えるのか**を教わることになり，解決法が強いられることになってしまいます。

お子さんに解決法を教えるより，まず何が問題を起こしたのかについて考えるよう指導するほうが効果的です。そして解決法として可能なものを思いつくよう誘導しましょう。あなたがお子さんに自分の問題を解決する習慣をつけさせようとするのであれば，自分で考えるよう促す必要があります。状況についてどう感じているかを表現し，問題解決のアイデアを語り，特定の解決法を試すと何が起きるかを予想するよう，熱心に勧めます。解決方法をあなたが提供する唯一のときは，お子さんが思考をスタートするのにほんの少しアイデアが必要なときだけです。

問題解決を案内しましょう

親が子どもたちに「自分たちでやってみなさい」と伝えて，葛藤を解決させるよう援助していると思っていても，実は正反対のことが起こります。この方法は子どもたちが十分な問題解決スキルをすでに有していれば効果を発揮するのでしょうが，多くの子どもたちには効果がありません。マックスとタイラーが1冊の本について争っている場合，口論が続き，結局，攻撃性の強いタイラーが本を手に入れるという結果になるでしょう。したがって，タイラーは欲しかったものが手に入るので問題行動が強化され，マックスは意見を撤回して喧嘩が収まるので降参する

ことが強化されます。

問題解決の諸段階に沿って指導をすることで，お子さんたち自身が問題解決するまで導くのがあなたの役割です。考えたことをはっきり言葉に出すように促し，子どもたちの問題解決のアイデアと試みを褒めましょう。この方法で，考えるスタイルの発達を強化し，それで子どもたちが大抵の種類の問題を扱えるよう促すのです。可能性のある解決方法をなるべく多く思いつくよう促しましょう。それから，それぞれの解決法の結果に注意を移動させます。最終段階では，どれが最も良いかを子どもたちに評価させます。

前向きに楽しみましょう

子どもたちの解決策が馬鹿げていて，不適切で，うまくいきそうもないと思えると，彼らにそう伝えることで子どもたちを手伝おうとする親がときどきいます。こうすると子どもたちは馬鹿にされたと感じ，解決策を作るのを止めるでしょう。親がこのプロセスに異常にこだわり，子どもにあまりに多くの解決策を考えるよう強制するので，話し合いが混乱してしまうという別のタイプの問題も見られます。

お子さんのアイデアを嘲笑，批判，否定的に評価せず，なるべく多くの解決策を考えるよう促し，彼らの想像力を自由に開放しましょう。注意力が持続しなかったり飽きたりするなら，すべての解決策についてその可能な結果を詳細に検討する必要はありません。代わりに最も良さそうな2つか3つに焦点を当てましょう。

感情について聞きましょう

問題を解決する際に感情について話し合うことを避ける親がいます。彼らは考えかた，解決方法とその結果だけに注意を限定します。でも，子どもたちが問題についてどのように感じているか，あるいは他の人がその状況でどう感じていたかについて，子どもたちに尋ねることを忘れ

ています。親が自分自身の感情に気が付くことも重要です。あなたのお嬢さんが殴ったことを理由にジュリアの家から帰されたと聞いたら，怒り，フラストレーションや無力感を感じるでしょう。状況についてお子さんの感情を支援しようとする前に，こうしたご自分の感情をコントロールする必要があるでしょう。

　問題に引き続いて起こった感情や解決策の起こり得る結果でどのように感じるかについて考えるよう，お子さんを促しましょう。また，その状況での他の人の見方を考えるようにさせます。お嬢さんに「家に帰されてどう感じているの？」や「それをしたときジュリアはどう感じたと思う？　彼女がそれをしたときあなたはどう感じたの？」と質問してもよいでしょう。他の人が感じたり，あるいは考えることをどのようにわかるかについて，「彼女があなたのアイデアを気に入ったかどうか，どうしたらわかるかな？　彼女が悲しいか楽しいかどうやって見分けようか？」といった質問を挙げます。こうすればお子さんはもっと共感的になり，他人の感情や見方を理解しようとすることで，問題を解決し，妥協し，協調することにもっと積極的になります。あなたご自身の感情について話し合うことでも，あなたがお子さんに共感していることを気付かせることができます。

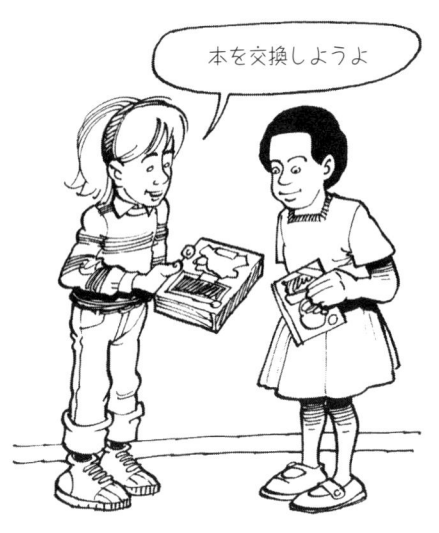

多くの解決方法を出すよう促しましょう

　あなたのお子さんが解決策を思いつく際に，それがあまり良くないか

らといって批判しないよう注意しましょう。その質や効果があるかについてあなたの意見を言わずに、お子さんにできるだけ多く考えるようにさせます。そのうえで、あなたの建設的考えをいくつか、命令ではなく提案として提供しても良いでしょう。適応の良い子どもと適応の悪い子どものひとつの差は、適応の良い子どものほうが問題への解決策をより多く考え付くということが、研究でわかっています。ですから、目標はあなたのお子さんがより多くのアイデアを作り出す可能性を高めることなのです。

非選択式の質問と言い換えを利用しましょう

　非選択式の質問で、子どもが問題について考えることを最も大きくすることができます。「なぜ」質問（「なぜそんなことをしたの？」）、多肢選択質問（「彼を叩いたのは腹を立てたからなの、それとも彼があなたを馬鹿にしたからなの……」）、あるいは閉じた質問（「彼を叩いたの？」）をする誘惑にかられても、そうした質問は「はい」か「いいえ」という回答で終わってしまうか、防衛的になったり非難されていると感じて話し合いの流れを止めてしまうため、避けるようにしましょう。代わりに、「何が起きたの？」「どんな風に感じているの？」「他にはどんな風な感じがあるの？」といった、「何を」や「どんな風に」質問をしましょう。こうした非選択式の質問で子どもは問題解決プロセスに関与しやすくなります。

　あなたのお子さんが言うことを違う表現で言う、つまり再現することで、あなたのお子さんは自分の話を親に聞いてもらった、そして自分の考えが尊重されたと感じることができます。このような言い換えという手法の長所は、お子さんの発言のいくつかをさらに適切な言葉で述べ直すことができるという点です。例えば、どう感じていると聞かれてあなたのお子さんが「あいつは本当にウスノロだ！」と答えたとしましょう。これには「本当に怒っているようね」といって言い換えることがで

きます。こうしてあなたのお子さんにより良い問題解決の語彙を身につけさせることができます。

良い結果と悪い結果の両方を考えましょう

　ある問題解決方法を採用した際に起こり得る結果を親が話し合うときに，悪い結果ばかりに注目することがあります。例えば，父親と息子が，欲しいボールを得るには友達を殴るという方法が子どもから提案されて，それを話し合っているとしましょう。明らかな結果のひとつは，相手の子どもが泣きだし，不幸せになり，そして殴った子どもが親と問題を起こすということです。ほとんどの親はこうした結果を予測するでしょう。しかし実は，殴ることで欲しかったボールを手に入れることができるかもしれないという事実を見過ごす親も多くいます。子どもに正直になり，良い結果と悪い結果の両方を探索することが重要なのです。殴ることが短期的に見て効果があっても，こうした行動がその友達が彼と一緒に遊びたいという願望に，長期的に見てどのような影響があるかを子どもが考える必要があります。可能性のあるすべての結果を評価することで，子どもたちはそれぞれの解決方法がどれほど効果的かの判断を下すことができるのです。

考えを声に出すモデルを示しましょう

　自分自身が問題解決を図っている様子を子どもたちに見せることを心地よく思わないので，子どもたちが寝てからの時間にそれを設定する親がいます。そうした両親は子どもたちに対して統一戦線を作らなければならないと感じているのかもしれません。しつけについてこれは真実ですが，他の領域では常に正しいとはいえません。子どもたちは大人が効果的に問題を解決するところを観察することで，意見の相違に対応することを学習するのです。重大事項に関する激しい言い争いからは守られなければならない一方で，意見の不一致について上手な議論に子どもた

ちを触れさせることは良い学習体験を与えることになります。

　すべての問題解決場面にお子さんが居てもらいたくはないでしょうが，家族内で起こる日々の問題解決を観察することはお子さんの役に立ちます。あなたと配偶者が週末のベビーシッターを誰が探すか，買い物を誰がするかを決めたり，あるいは長期休暇を取る場所をどうやって決めるかを観察することで子どもたちは学ぶことができるのです。ひとり親についても，子どもたちはあなたが問題や葛藤を検討し，解決策を産み出し，何が最善の策であるかを評価する努力を観察する無数の機会が存在します。パーティーの計画を立て，自動車の相乗りの手配をし，あるいは生活費をうまくいかせようとする際に，問題解決方法を声に出してモデルを示すことができます。うまくいかなかったかもしれない方法を吟味するところを見て，さらに未来に向けて別の方策を決定するのを聞くのは，さらに子どもたちにとって役に立ちます。子どもたちにとって大人が葛藤を話し合い，解決するところを観察する機会は，問題解決のスキルを伸ばすだけでなく，未解決の事柄に関する彼らのストレスと不安を低減させるうえで，重大であることが研究で示されています。

考えることと自己管理に注目しましょう

　問題解決の目的は特定の状況について最善の解決に至ることだと信じている親がよくいます。もしそうなれば素敵でしょうが，あなたがお子さんと問題解決のプロセスを辿る真の目的は，「正しい」解決策を作り上げるよりも，考える方法と自己管理の方法を教えることにあります。

　あなたのお子さんと問題を解決するなら，特定の結論ではなくその考え方に注目しましょう。彼らが葛藤について落ち着いて考え，良い解決方法や選択肢を見つけたり選ぶ基礎基盤を培い，様々な解決策の様々な結果の可能性について前もって考える手段を理解させるようにするのがあなたの目標なのです。こうした認知社会的問題解決手法は，やがて実際の生活上の葛藤に直面した際の自己管理に繋がるのです。一日の中で

いつでも，お子さんが自分の問題に解決策を見出せるように，問題解決方法を利用することを心がけましょう。

《下手な問題解決》
　人形を巡って2人の子どもが喧嘩をしていて，それぞれが人形を握っています。

　親：相手のおもちゃを横取りしてだめと百万回言ったわよね。
　第1の子：でも，これは私のよ。
　第2の子：取り上げられたのよ。最初は私が持っていたのよ。
　親：一緒に遊ぶことができないの？　分け合うことをしなさい。

喧嘩は再燃する。

《上手な問題解決》
　ティナは泣きながら腕を組んでいます。

　母親：誰に叩かれたの？
　ティナ：セアラ。
　母親：どうしたの？（母親が問題についてティナの見方を引き出している）
　ティナ：私を叩いたのよ。
　母親：どうして彼女が叩いたと思う？（母親はティナに原因を考えさせている）
　ティナ：あの，私が最初に彼女を叩いたの。
　母親：あなたはカッカしてたのね。どうして？
　ティナ：彼女が本を私に見せてくれなかった。
　母親：それはがっかりしたでしょうね。あなたが彼女を叩いたとき，彼女はどう感じたと思う？（母親はティナに他者の感情を考えさせてい

る）
ティナ：カッとなるかな。
母親：だから彼女はあなたを叩いたのね。彼女が本をあなたに見せてくれなかったのはなぜかわかる？
ティナ：ううん。
母親：どうやったらわかるかな？
ティナ：聞いてみる。
母親：それはいい考えね。（母親はティナに事実を探索し問題点を発見するよう促している）

しばらくして

ティナ：彼女は，私が本を彼女に全然見せないからと言ってた。
母親：ああ，じゃあなぜ彼女が「いや」と言ったかわかったわね。彼女があなたに本を見せてくれるようにするには，あなたができることを何かを考えられるかな？（母親はティナに解決方法を考えるよう促している）
ティナ：もし私に見せてくれなかったら友達にならないと言うかも……。
母親：ええ，それもひとつの考えね。そうしたらどうなるかな？（ティナは解決方法の結果を考えるよう指導されている）
ティナ：私と一緒に遊んでくれないか，友達になってくれるかも。
母親：ええ，それはありそうな結果ね。彼女に友達になってもらいたいの？
ティナ：うん。
母親：彼女がまだ友達でいてくれるには，何か他のことは思いつくかな？（母親はさらに解決手法を促している）
ティナ：私の持っている本の1冊を彼女と交換できるかも。

母親：それはとても良いアイデアだわ。そうしたら何が起きるかな？

この例ではティナの母親がなぜ彼女が叩かれたかを考え，問題を認識するよう援助しています。最初にティナが叩いたことに気が付いたとき，お説教をせず，助言も与えず，セアラの感情について考えるようにさせます。問題解決を通して，母親はティナに問題とそれを解決する別の方法について考えるよう促しています。

《下手な問題解決》
マーティ：パパ，一緒に遊んで！
父親：だめだめ，忙しいんだよ。
マーティ：お願い。パパ，僕と一緒に遊んでよ。
父親：晩ご飯を作らなければいけないんだ。あとで一緒に遊んであげるから。
マーティ：ほんと？　いま一緒に遊んで欲しいんだよ。
父親：パパがご飯を準備している間は1人で遊んでいなさい。1人で遊ぶことも覚えなさい。欲しいときに何でも手に入るものではないんだよ。

5分後に

マーティ：パパ，ご飯づくりは終わったの？
父親：終わったら教えるから，うるさくしないでくれ，さもないと絶対一緒に遊ばないからね。

《上手な問題解決》
マーティ：パパ，一緒に遊んでくれる？
父親：いま，ご飯の準備をしているんだよ。このサラダを作ったら遊

んであげるからね。

マーティ：お願いパパ，いま一緒に遊んで。

父親：そうしたいけど，いまは遊べないよ。夕食にお祖父ちゃんとお祖母ちゃんを呼んでいるから，2人がここに来るまでにこれを作っておきたいんだよ。

マーティ：ねえ，パパ！

父親：パパがこのサラダを準備している間に何か別のことを考えられないかな？（父親はマーティに別の活動を考えさせている）

マーティ：ううん。

父親：からかわないで。何をしたいのかな？

マーティ：サラダの準備のお手伝い。

父親：うん，それはできそうだね。

マーティ：それから，テレビを見る。

父親：うん，2つも考え付いたね。じゃあ，準備が終わったときにまだ一緒に遊びたかったら，そのとき，教えてね。

マーティと父親が問題点とお互いの視点を認識すれば，感情的対決は回避できます。マーティは父親がどのように感じているかを考えるように指導され，自分がどう感じているかを父親が理解してくれていることを知っているので，即座に手に入れたいものを手に入れることができないことを受容し，待つことを構わなくなるのです。

褒めてさらに褒めましょう

　一日を通して，あなたのお子さんが良い選択肢を選び効果的に問題を解決しているときを見つけたら，一息入れて次のような作戦でお子さんを褒めます。例えば「すごいね，本当の探偵みたいに2人で問題を見つけたんだね。問題を解決して，大人しくしていられたのはとっても良かったよ」と言いましょう。

まとめ

　このような社会的な問題解決ステップを教えることは，自転車の乗り方や読み方を学習するといった他のスキルを教えると同じくらいやさしいことです。まず，ステップごとの手続きを教え，それから様々な状況でモデルの提示，繰り返しの練習，そして強化を与えます。時間と練習と反復で，徐々にこうした「台本」は自動的になり，経験を継続して広がりと統合を示すようになります。読み方を学習するときとちょうど同じように，これらのスキルを1年や1回のコースで習熟することは期待できず，持続的な教育と援助が必要なのです。さらに，読み書きを学習するのが難しい子どもたちがいるように，周りの空気を読み，他人の考えを理解し，自分の感情を表現する方法を理解し，そして自分の問題を解決する適切な作戦を理解することに困難を有している子どもたちがいます。親の側からの持続的な激励があってはじめて，子どもたちは自分たちのことを有能な意思決定者であると感じるようになり，思春期や成人期の難問に対応するのに必要なスキルを身につけるのです。

☆覚えておきましょう☆

・子どもたちが問題解決段階を練習することができるように，ゲーム，本，人形を使って仮想問題を提示しましょう。
・子どもたちに問題を明確に規定し，そこに含まれる感情を認識させましょう。
・就学前児童には，なるべく多くの解決法に焦点を当てます。
・学齢期児童には，様々な状況について多数の可能な結果について考えられるように焦点化します。

- 前向き，創造的で，ユーモアを持ちましょう。
- あなた自身が効果的に問題を解決するモデルを示しましょう。
- ひとつの解決策がうまくいかなかったとき，次に何をするかを子どもたちに予測させましょう。
- 正しい答えを得ることより，争いについてどう考えるかを学習する過程が大切であることを覚えておきましょう。

第9章

子どもたちに感情調節を学ばせる

　ビリーの少年野球チームは，トップのチームに対して接戦でゲームをリードしていて，チームメンバーは熱狂していました。9回でゲームが逆転し，敵チームに3点差をつけられてしまいました。プレッシャーがかかります！　ビリーのチームのピッチャーはパニックになり，本塁ではなく，一塁にボールを投げ，別の走者が得点をいれるのを許してしまいました。

　最後に敵の選手が三振し，ビリーが震えながら打席に向かいました。三振したとき，あまりにも頭にきて，ビリーはヘルメットを地面に投げました。父親は愚痴を言いました。「なんてことだ！　あいつは自分をコントロールするのを学習できないのか？」。

　第2の少年エリックは三振し，大人しくグランドを去りました。その一方，ジャックとイアンには敗北の涙があふれています。1人の親が叫びました。「10歳の男児は泣く年じゃないぞ！　赤ちゃんじゃないんだ」。別の親は助言しました。「泣くんじゃない，腹をたてろ！」。

　しょげきったチームは球場を去り，1人の少年が言いました。「僕はやつらのピッチャーの脚を折ってやる！」。

　このシナリオが示すように，感情的になる状況での子どもたちそして

親の反応には劇的な違いがあります。感情反応の背後の力学を理解することは，子どもたちが人生の欲求不満や失望に対処するのを助ける第1のステップです。

はじめに，用語を定義することが重要です。感情（emotion）とは，人に強く影響を与える刺激や状況への反応をいいます。いろいろなチームメンバーの表出した感情反応の3段階を見てみましょう。

- 第1段階，かつ最も基本的段階は神経生理学的，生化学的反応で，自律神経系で統制されるすべての身体過程——心拍，血流，呼吸，ホルモン分泌，神経反応——が含まれます。例えば怒っている人は心臓の鼓動が早くなり顔が赤くなるのを感じます。ビリーの震えは神経生理学的表現です。
- 感情反応の第2段階は，運動的，行動的なもので，例えば顔の表情，泣く，不機嫌に見つめる，閉じこもるというように人が感情を動作により表現するものです。ジャックとイアンの涙があふれてきたとき，彼らは行動にその感情を表していました。ビリーが怒ってヘルメットを放り投げたのもそうです。エリックが引き下がってグランドを去ったのも，また別の行動的感情表現です。
- 別の少年は気持ちを言葉で表現し，出来事に対する認知的，主観的な反応を示しました。「僕は不満を感じている」というように，気持ちにラベル付けをするために言語（話す，書く，あるいは考える）を用いるのが，第3段階です。

感情調節とは何でしょう

感情調節とは，刺激的状況に対し，自らの感情反応（神経生理学的，生化学的，行動的，認知的）を適切にコントロールできる力のことをいいます。**感情調節が悪い**とは，自分の感情的な反応をしばしばコントロールできないことをいい，例えば怒って攻撃的になっている子どもが友人関係を構築し維持できないでいるとか，感情的な挑戦から身を引い

ている子どもが新しい活動を回避することにつながるなどがそれです。

　歩くこと，話すこと，トイレトレーニングをすることが発達のステップなのと全く同じように，感情調節は，生まれたときには持っていない発達的達成課題です。つまり，学習しなければならないのです。第1に，調節することは，環境から与えられなければなりません。
濡れたおむつをしている幼い乳児は自分の不快さを，自分でできる唯一の手段——つまり泣くこと——で表現します。自分の内的な緊張を減らすために，外部の手助けを必要としているのです。親は，その赤ん坊が泣くことの意味を理解しようとし，なだめるために必要な行動をとることで手助けします。そしてみんなが知っているように，簡単に静かになる赤ちゃんのいる一方で，それが難しい赤ちゃんもいます。このことは，乳児が自己調節力に個人差を持って生まれているという点を示唆しています。

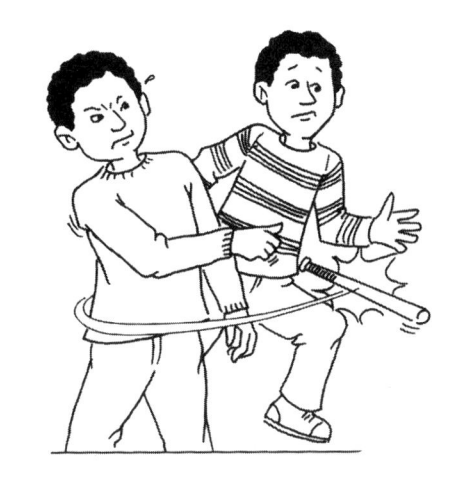

　子どもの感情調整システムは幼児期から就学前期にかけて成熟し始め，感情調節の役割は親から子ども自身に移行しはじめます。子どもたちが言語力をつけるにつれて，自分の感情，思考，意図を言葉で表せるようになり，これが自分の感情反応をコントロールするのを助けます。これは，ある程度，子どもたちは自分が落ち着くために必要とするものを自分の親に知らせることができるということです。しかし，この年齢の子どもたちは，強い感情を調整するにはまだ大人の助けを必要としています。

学齢期までには，子どもたちは自分自身の感情処理に大きな責任を担うようになりますが，親は大切な役割を担い続けます。この年齢では，自分自身と環境を分けて感じ取ることによって，感情調節が**内省的**なものになります。

　怒り，悲しさ，興奮という極めて感情的な反応は，この年齢までにある程度は落ち着いています。怒ったときに誰かを叩くとか，癇癪を起こす代わりに，多くの学齢期の子どもは自己主張し，おそらく怒っているということを言葉で表現することさえもできるようになります。苛立ちを泣いて表現する代わりに，子どもたちは待つことができ始めます。ぐるぐると走り回って興奮を表す代わりに，子どもたちは，自分がどんなに興奮しているかを話すことができます。

　さらに，子どもたちが自身の感情調節力を発達させるにつれて，彼らは内的反応を外的表現から分け始めます。したがって，ある出来事によって内的には不愉快になっている可能性があるけれども，外見上はいかなる感情のサインも示さない学齢期の子どももいます。

　思春期には，ホルモンがこの図式に組み込まれ，子どもたちの感情システムが大変動を起こし，長年にわたって学習された感情調節が挑戦を受けるのです。親はあたかも自分の思春期の子どもが，就学前の感情調節段階に後戻りしたと感じるかもしれません！

子どもたちはどれくらいで感情調節を学習するのでしょう

　ちょうど，子どもたちが歩いたり，話したり，トイレに行きはじめる時期に大きな差があるのと同じように，感情調節システムの発達が他の子どもたちよりも遅い子どもたちもいます。これらの時期の違いが何によるかは，まだ少ししかわかっていません。しかし，子どもたちの感情を調整する力を育てる基礎には，少なくとも3つのプロセスがあることが研究でわかっています。

- **神経学的な成熟**：子どもの神経系の成長と発達は，感情反応をコントロールするのに求められるハードウェアを提供します。
- **気質と発達状態**：学習障害，言語の遅れ，注意欠如や扱いにくい気質のために，感情調節ができなくなりやすい子どもたちもいます。
- **親の社会生活と環境的支援**：家族がどのように（自分自身や人の）気持ちについて話すかの違いは，子どもたちが自分の気持ちを表現し，感情を調節するやりかたの後々の違いに関係します。慢性的なストレスを抱えていたり，環境の予測性や安定性に欠けている子どもたちは，感情調節に問題があることが多いのです。

　私たちは子どもの神経系や気質・発達状態を変えることはできませんが，この3番目の要素，つまり親の社会生活と環境的支援を変えることで，子どもたちが感情を調節することを学ばせることができます。

あなたの役に立ついくつかの方法

安定性と一貫性を提供しましょう

　制限することを決め，家庭内の規則を明確にし，さらに日々の作業を予測できるものにすることで，何を期待すればよいかを子どもたちに知らせます。家庭が安定していて安全であると感じられるとき，子どもたちは，予測しにくい外の世界に対応する感情面の資源を発達させるのです。

あなたのお子さんの感情と感情反応を受けとめましょう

　子どもたちの感情の爆発は，育児を難しくさせようとする意図的なものでもなければ，故意にたくらまれたものでもありません。子どもがときどきすねたり，わめいたり，不敬な言葉を言ったり，何かを壊したり，引きこもって1人になりたがったりするのは，標準的なことです。「心に入り込み」，あなたのお子さんの感情状態を理解することは，

お子さんが，感情的緊張の上昇をこらえ，対処するのを助けます。「今クッキーがなくて，腹を立てているのね，わかるわ」のような単純な言い回しでさえ，子どもたちが，自分の身体に生じている感情的な混乱を認識するのに役立ちます。

あなた自身の気持ちについて話しましょう

気持ちを表す言語表現をお子さんに対して用いれば，子どもたちは感情を正確に認識し始め，それらを言葉に置き換え始めます。例えば，この章の最初の例で，父親は自分の息子に次のように言えたかもしれません。

「おまえたちのチームが最初からずっと本当によくやっていたのに最後に負けて，パパはすごく残念だ。パパはおまえが負けて悲しい。でも重要なことは，おまえが本当に良い試合をしたということだ。おまえたちはベストをつくしたし，良い仲間だった。おまえたちみんなが本当にひとつになっていたよ。パパはおまえを誇りに思う。次はきっと勝てるさ！」

親が自分自身の感情状態を表現し，他人の（非言語的な）感情表現を解釈するために頻繁に感情の言語表現を用いれば，それは子どもたちに，感情調節の強力なメカニズムを提供していることになるのです。こうした気持ちを頻繁に話題にすることは，子どもたちが感情を正確に認識するのを助け，気持ちを言語化して自分の感情を対処するやり方の模範となります。大人から「気持ちの話題」を聞いている子どもたちは，否定的感情を不適切に行動で表現することが少なくなります。研究結果では，感情的な言語表現を用いることを学んだ子どもたちは，非言語的な感情表現をコントロールし，代わりに自分自身での感情調節を高めるということが示されています。

気持ちを言語で表現することは，親たちがどうやって特別な感情に対

処しているかを示すことにもなります。反対に，感情的な経験に対して理性的に処理したり，防衛したりする親は，子どもたちが彼らの感情に蓋をするのを促進するかもしれません。

子どもたちが気持ちについて自由に話すのを促しましょう

　私たちは，気持ちではなく行動をコントロールすることを教えようとします。自分の気持ちを表現して行動するのはいつも良いわけではありませんが，それについて話すのはいつしても良く，すべての気持ちが普通であり自然なことであるという点を子どもたちが理解しているかを確認しましょう。

　「悲しまないの！」や「そのことを怒ってはだめよ！」などと言うのは避けましょう。代わりに，あなたのお子さんの気持ちに正確な名称を付け，感情について話すのを促しましょう。お子さんが自分の感情についてあなたに話すとき，批判したり助言を与えたりせず注意深く聴き入りましょう。時には，あなた自身の過去の似たような経験を共有することも役立ちます。

　ある人はブロッコリーが好きでも，別の人はそうではないのと同じように，人は同じ場面について異なった気持ちを持つことがあり，同時に複数の気持ちを持つ可能性さえあるということを子どもたちが理解する必要もあります。一番大切な教訓は，すべての気持ちがそれで良いのだということ，いくつかは心地よく快いのに，他のものは

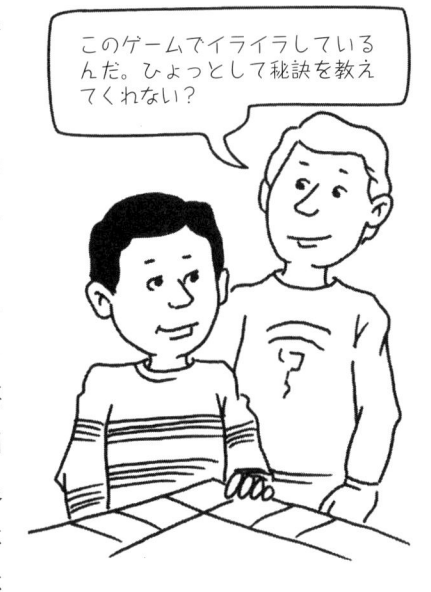

（吹き出し：このゲームでイライラしているんだ。ひょっとして秘訣を教えてくれない？）

つらく，それでもそれらはすべて本物で，そして重要なものだということです。

感情調節のモデルになりましょう

あなたはご自分の感情をどのように処理していますか。自制心を失ってカッとなりますか，あるいは不機嫌にむっつりとして，抗議をこめて撤退しますか。あなたのお子さんは，あなたの例を真似することが多いのです。あなたの感情とあなたの対処方法について話しましょう。

例えば，あなたが芝刈り機を修理しようとしてイライラしていたら，口汚い言葉で爆発する代わりに，「止めたほうがいい，少し落ち着いてリラックスしてから続けよう。すごくイラついてきたので，かえって状況を悪くしているようだ。多分，少しの間離れたら，何をすれば良いかわかるよ」と口にするのも良いでしょう。あなたがお子さんに期待する行動パターンのモデルになることが重要です。あなたのお子さんに感情をうまく扱ってほしいと思うなら，お子さんが，あなたがどのようにしているかを観察することが重要なのです。

また，あなたのお子さんが感情の爆発を続けている間は冷静でいましょう。冷静になだめるような助言の言葉を言ってみて，場合によっては子どもを抱きしめたり，腕や背中をなでることもしてみましょう。しかし，あなたのお子さんがひどくイライラしていたら，あなたが注意を払いなだめることが爆発をさらにひどくするかもしれません。このようなときには，手短かに元気付けてから，多くの場合は，歩き去ってお子さんの気持ちの動転をするがままにさせておくのがベストです。あなたのお子さんが落ち着き始めたら，「あなたががっかりしたって，わかっているわ。でも本当に，今は自分で落ち着こうとしているのね。問題を解決するのに助けてほしくなったらすぐ手伝うよ」と言うことができます。そのような指導で，お子さんは自分がどう感じているかを言えるくらいまで自分自身で落ち着けるでしょう。

第9章　子どもたちに感情調節を学ばせる

ポジティブな独り言（セルフトーク）を教えましょう

　しばしば，心の底にある思考内容が，怒り，不満，恐れ，落胆などの否定的な感情を強化あるいは引き起こすことさえあります。子どもたちはそれを声に出して表現しないかもしれませんが，これらの思考内容は「セルフトーク」として知られています。例えば，落胆しているある子どもは，あなたに対して，あるいは独り言で，「自分はただの落第者さ」「えらいことは何もできやしない」とか「自分がいやだよ」と言うかもしれません。

　この章のはじめに概略を述べた例で，ビリーとエリックは事態について別々のことを自分自身に話しかけているので，異なる反応をしています。もしも私たちがビリーになぜ怒ったのかと聞いたら，「ピッチャーが良い球の投げ方を知らないんだ」と言ったかもしれません。もし私たちがエリックになぜ怒らなかったのと聞いたら，「僕は野球がうまくないんだ。ぼくは全然ボールを打てない」と言ったかもしれません。ビリーが他の少年を咎めることを答え，エリックが否定的なセルフトークを答えている一方で，両者の例ともに，もしも彼らが自分自身に何か違うこと，「やるだけやったんだ！　三振だったけど，次はもっとうまくやるぞ！」や「できるさ。ただ練習すればいいんだ。誰だってときどきは三振するさ」のようなことを言っていたなら避けられたであろうネガティブな行動的反応とネガティブな感情にとらわれていました。

　ネガティブなセルフトークをする子どもたちは，ポジティブなセルフトークをする子どもたちよりも怒りやすいことを示す研究結果があります。あなたのお子さんに，落ち着ける考えをすばやく言い，自分をコントロールし，またはその状況を離れて眺めることを教えましょう。例えば，からかわれている子どもは，「何とかできるさ。ただあいつを無視しよう。このことで取り乱すのは価値がないさ。落ち着いていよう。僕は強いんだ」と自分自身で考えることで落ち着いていることができます。

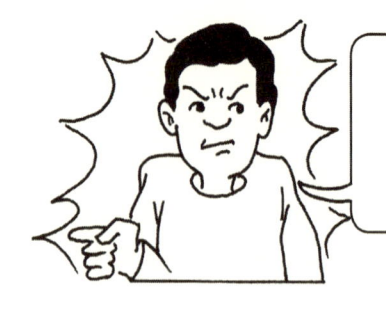

僕は怒っている。
落ち着かないといけない。
闘うことは賢明でない。
ゆっくり深く呼吸しよう。
なんとかできる

☆ポジティブなセルフトークの例☆

- 「3回呼吸しよう」
- 「楽しいことを考えよう」
- 「僕に降りかかるようにはさせないぞ」
- 「誰でもたまにはいじめられるさ」
- 「誰だって時には親に怒られるさ」
- 「何とかできる！」
- 「落ち着ける！」
- 「僕を好きな他の友達がいるさ」
- 「彼は故意にそうしたんじゃない。事故だ！」
- 「だれでも間違いをおかすさ。どんな人も完璧じゃない。次はもっとうまくやろう」
- 「もっと練習すれば，自分にはできる！」
- 「自分は落ち着いて，堂々と話せる」
- 「自分が野球で失敗したって，友達はそれでも自分のことが好きだ」
- 「少ししたら，もっと機嫌が良くなるよ」

問題解決を教えるため，好ましくない状況を明らかにして，それを跳躍台として利用しましょう

　子どもたちがよく感情的な爆発に頼るのは，自分の欲求を解決するための方法を学習できていないからです。彼らには，ある状況に対する多様な反応の仕方と，それらの反応の結果を見通して考えるよう教えなければいけません。これらは問題解決の基本です。

　基本的には，幾通りかの可能な問題解決策を考え出すことを，お子さんに教えることです。あるアイディアを思いついたら，それを励まし，別のアイディアについても訊ねましょう。彼ができる限りの多くの解決策に至ったと判断できたら，あなたが他の可能性を提案することができます。次に，それぞれの解決策の結果について考えるように言いましょう。例えば，もし彼が自転車を取るために妹を叩いたら，自分自身がさらにひどいトラブルに陥るかもしれないということを，彼が理解するように促すことができます。最終的には，彼の考えと問題解決のための努力を称賛し，強調しましょう。

　通常であれば子どもたちを怒らせるような仮説的状況に対してどのように対処するかを練習することは，子どもたちが将来怒りをコントロールするのを学ぶのに役立ちます。感情的爆発を引き起こす典型的な状況（例えば，いじめられている，のけものにされている，ゲームで負けているなど）と問題解決の打開策に関連したロールプレイは，次のような6つのステップに分割されます。

・定義する：問題は何で，自分がこの状況をどう感じているか。
・解決法のブレーンストーミング：それに対し何ができるだろうか（たとえどんなに遠回りのものであっても）。
・可能性のある解決法を評価する：自分がこうしたら何が起こるだろうか。

・最善の解決法は何だろうか（何が適正で，安全で，良い気持ちにつながるか）。
・実行する：自分が決めたことをしているだろうか。
・結果を評価する：どのように終わっただろうか。

　問題解決を教えるもうひとつの作戦は，最近起こった問題を振り返り，湧き起こった感情を言葉で表現し，お子さんが，別のやり方でその状況をどう対処できる可能性があったかどうかを検討することです。咎めたり批評したりしてはいけません。そうではなくて，お子さんがその状況で感じたことを明らかにすることの援助に集中し，今後，彼の気持ちをうまく扱い，問題に直面する効果的な方法について考えるのです。

「亀の技術」を教えましょう

　ポジティブなセルフトークと問題解決作戦は，子どもたちが，認知レベルつまり思考レベルで感情調節を学習するのに役立ちます。しかし時には彼らは，感情の噴出の神経生理学的側面と生化学的側面への対処に援助を必要とします。例えば，あまりに動揺したためにセルフトークをコントロールできず，必要な問題解決ができない子どももいますし，あるいは特定の状況では誰もがそうなるものです。生理学的興奮が認知を

> だんだん悪くなっている。ちょっと離れて落ち着かないといけないな。あとで考えたら，そんなにひどいことじゃないだろう。でももし僕たちが喧嘩したら，トラブルになって，誰かが怪我をするかもしれない

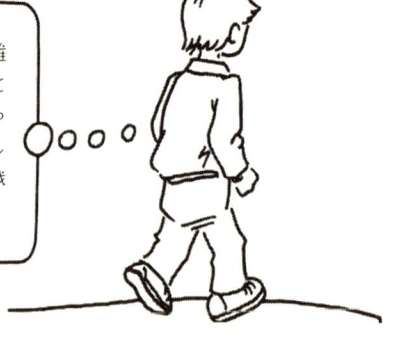

第9章　子どもたちに感情調節を学ばせる

バラバラにしてしまうのです。ポジティブなセルフトークを学習することは，この過剰な興奮のいくらかを和らげるでしょうが，落ち着くためには，はじめにさらに良い方法を加えて提案することが必要です。「亀の技術」は，落ち着くために効果的なやり方で，問題解決の前の良い第1ステップです。

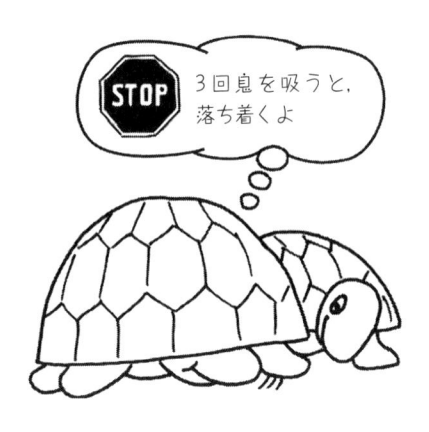

（吹き出し：STOP　3回息を吸うと，落ち着くよ）

　まず，亀のように中に隠れることのできる甲羅を背負っていると想像するように求めます。次にどうやって甲羅の中に入るかを教えます。3回深く息をして，「止まって。深く息を吸って，落ち着こう」と心の中で言うのです。このゆっくりと深い呼吸をしたら，筋肉をリラックスできるように自分の呼吸に注目し，空気を自分の腕と脚に押し込むようにさせます。特定のリラックスした場面を思い描くことが役に立つこともあります。お子さんがこのゆっくりした呼吸を続けている間に，「私は落ち着けるわ。私はそれができる。私はコントロールできる。私は喧嘩しないでいられる」と自分自身に言うように教えます。甲羅から出てきてもう1回やれるくらい十分に落ち着きを感じるまで，自分の甲羅に入っていることができるのです。

　あなたのお子さんに，この「亀の技術」のモデルを見せましょう。例えば車の中で，誰かが駐車場から出て行くのを待っています。突然，他の誰かが突入してきて，場所を取ります。あなたは言います。「全く，頭にくるわ。私が先に待っていたのよ！　まあ，いいわ。しばらく甲羅に入って落ち着くことにするわ。私が甲羅のパワーをうまく使って，何回か深い呼吸をするのを考えてみて。そう。気分が良くなってきたわ。またパーキングを探しましょう」。幼い子どもたちに対しては，小さな

亀の人形を使ってこの亀の技術を練習し，強調することが大変効果的です。これは，亀が甲羅に入っていく視覚的なイメージを子どもに与えます。もし人形がなかったら，図書館から亀の絵本を借りてきて確認すると良いでしょう。

緊張が高まっていく段階を子どもたちが理解できるようにしましょう

　怒りやネガティブな感情の第1段階である「初期警報」の段階は，どんな親にも馴染みのあるものです。子どもは不平を言い，ふてくされたように見え，家中をまわってむっつりとしています。第2段階は，その子がだんだん緊張して落ち着かなくなって，不機嫌になります。たとえ何をあなたが提案しても，どんなものも彼を満足させたり興味を持たせたりはしないように見えます。最小限の刺激で一触即発の爆発が起こるかもしれません。通常はその子は，この爆発の段階をコントロールしようとする親の努力に抵抗し，親の言うどんなことに対しても反対しつづけるでしょう。第3段階では，癇癪が静まった後に，攻撃性にうつ気分が置き換わります。これは「1人にしておいて」の段階です。その子は悲しんでいるか，あるいは落ち着いた状態で，親と関わりたいと思いません。第4の最終段階では，その子は普段の活動を再開する用意ができ，あたかも何もなかったかのように振る舞うでしょう。

　第1段階において親が介入すれば，子どもが再調整するのを手助けできる可能性があります。子どもがひどく興奮し始める前に，「亀の技術」や，落ち着くようなセルフトークを提案することで介入してみましょう。しばしば子どもたちは，自分が怒り始めていることやイライラし始めていることを理解しておらず，そのためにこれらの気持ちが本格的な癇癪として表れるまでは言い表しません。この初期の警報段階で，子どもたちが自分の気持ちについて話し，彼らの不満を社会的に受け入れられるやり方で表現するのを促しましょう。もしもお子さんが自分自

身を言葉で表現するのが難しいなら，その子が考えたり感じたりしているとあなたが推測することを言葉に置き換えるようにやってみることもできるでしょう。親の理解と関心は，この段階でネガティブな気持ちが増強するのを軽減するのに大いに役立ちます。

第4段階では，事が終わったあとで介入するのも可能です。ここでは，問題解決法と起きてしまったこと，その子が次の機会には別のどんなやり方で対処できるかについて話し合うことによって，子どもを導くことができます。あなたとお子さんがその出来事についてどのように感じたか，その原因と初期警報信号，そして将来問題を解決する代替案の方法も話題に含めます。

第2，第3の段階では，子どもたちはあまりにもコントロールが利かなくなっているのが普通で，親の介入に反応しません。実際，この段階で介入することは癇癪を悪化させ，あるいはただ注目を与えることで子どもの癇癪を強めてしまうこともあります。この段階では，親は子どもの安全を確認して監視しながら，無視をすることがベストです。もしも子どもの行動があまりに崩壊的あるいは攻撃的で無視できないなら，タイムアウトを用いるのが効果的でしょう。

不適切な感情的怒りの爆発にはタイムアウトを行使しましょう

前章で学んだように，子どもの不適切な行動を阻止するのにタイムアウトは効果的な方法です。他の子どもを叩いたり物を壊す子どもがタイムアウトの場所に入れられることで，攻撃的行動に対する大人の注目から分離することができます。子どもは大人からの注目を渇望し，たとえネガティブな注目でさえも何もないよりはまし，その行動をますます増強させます。したがって，問題行動に対して子どもに大声を挙げることや，子どもの情緒的な爆発に降参することは，実際に，彼らがこの先も続ける可能性を増やしてしまいます。しかし，問題行動に対していかなる報酬も与えず，むしろ親が注目を撤回し，特に，あなたが承認する

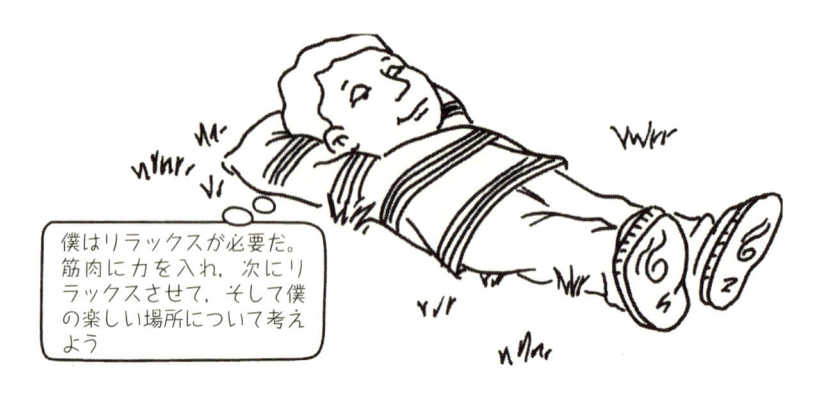

> 僕はリラックスが必要だ。筋肉に力を入れ，次にリラックスさせて，そして僕の楽しい場所について考えよう

ことで報酬を与えるという別の対応を教えているならば，攻撃的な行動は収まります。

　まず，あなたのお子さんが落ち着いているときに，他の誰かを叩くというような攻撃的な行動，言語的虐待，物を壊すことはタイムアウトに結びつくことを説明します。例えば親たちは次のように導入してもよいでしょう。

　「リー，朝，そんなにすばやく準備ができて，ママはすごく誇りだわ。ママが呼んだらすぐにベッドから出て着替えたわね。それでママは，あなたが怒るのをもっとコントロールできるように手助けしたいの。怒るのは自然なこと。でもあなたが誰かを叩くのは絶対に許しませんよ。だから今から，あなたが誰かを叩いたら毎回タイムアウトにして，あなたが怒るのをコントロールすることを覚えるように手助けするつもりよ。あなたは5分間，お部屋の隅の椅子にタイムアウトにいかなきゃだめよ。そして最低2分間静かにしたら，椅子からおりることができるのよ。あなたはタイムアウトしながら，『亀さんの技術』を使って自分で落ち着くことができるわ。それからね，ママたちは，あなたがイライラする状況でも落ち着いていられて，良いやり方であなたの気持ちを話すことができたら，毎回このグラフもつけるわね。

そうしたら，あなたはこのグラフのポイントをあなたが欲しい何かと交換できるのよ」

　誰かを叩いたことで子どもをタイムアウトに送るときは，必ず冷静で事務的に，そして感情を出さないでいましょう（同情や怒りも見せてはいけません）。

ネガティブな気持ちの適切な表現を教えましょう

　先ほど述べたように，子どもたちは，すべての気持ちはそれで良いのだということを——怒り，不安，悲しみ，その他ネガティブな気持ちは避けられないもので，普通のことであるということを——知る必要がありますが，これらの気持ちを表現するには異なるやり方があり，どうやって反応するかを彼らが選べるという点を知る必要があります。子どもたちは彼らのネガティブな気持ちを，はっきりと，反抗的でない言い方で言葉に置き換えることを教わらなければいけません。自分の権利を貫くことと他の誰かを傷つけることをたくらむことの違いを学ばせ，難しい感情を適切なやり方で表現したときには子どもたちを褒めましょう。「ジョナサンがあなたのボールを取ったら，それが本当に嫌だと彼に言うのは良いわ。でも彼に大声で叫んで，バカって言うのはダメよ」。

思い通りに感情をさらけ出させるのは避けましょう

　怒っている子どもたちを扱うときは，叫んだり，枕を叩いたり，かばんを打ち付けたりするのを彼らに促すのが一時的な流行だったことがあります。その理論は，人間は蓋をしたやかんのようなものであり，システムからの怒りの蒸気を解放させるか封じ込めるかの必要があるということでした。しかし，攻撃性を助長することが，怒りのコントロールについての問題を軽減するということには，何の証拠も存在していません。実際，自分の攻撃心を行動で表現することを促された子どもたち

は，枕や人形を叩くことによってでさえ，実際にもっと攻撃的になるのです！　つまり，子どもたちには，たとえおもちゃや他のものに対してでも攻撃的行動を許すのは決してよい策ではありません。むしろ，怒りを適切に言葉で表現することを促しましょう。これは，子どもが冷静になるのに役立ちます。

　怒っている子どもたちはしばしば自分の怒りに心を奪われていて，他の気持ちを経験している瞬間を認識しないのです。実際，他の気持ちを表現する語彙を持ち合わせていなければ，彼らは怒りを，悲しみ，失望，欲求不満と区別できないでしょう。あなたは，あなたのお子さんの欲求不満や悲しみに名前を付けることによって，彼らのいろいろな気持ちに対する単語を学ばせることができます。加えて，しょっちゅう怒る子どもたちに対しては，楽しいとか，うきうきしている，誇らしげ，興味がある，穏やかというようなポジティブな気持ちを持っている瞬間を気付かせることにも役立ちます。あなたのお子さんとの遊びの時間に，「飛行機の模型がすごく自慢なようね」や「その難しいパズルの置き方を理解し難いときにも，あなたは本当に落ち着いて，辛抱していたわね」「この置き方に好奇心を持ったのね，そしてこれを理解しようと頑張ったのね」のようなことを言うことで，彼らのポジティブな気持ちを述べましょう。ネガティブな気持ちに名前を付けるときにはいつも，ポジティブな対処の言い回しとセットにしましょう。例えば，「ママはあなたが，自分の番じゃなくて本当にイライラしているのがわかってるわ。でもママはあなたがあと2, 3分間待つことができるって思うわ」。あるいは「ママはあなたの顔を見れば，あなたがすごく怒っているのがわかるわ。でもあなたは落ち着こうとしていて，手を挙げないでいるからママはあなたが自慢よ」。感情を表現する言語を読み書きできるようになることは，感情を調節し他者とコミュニケーションをとる大きな能力を子どもたちに与えます。

感情を調節する子どもたちの努力を褒めましょう

　怒りをコントロールしながら欲求不満に対処したら，あなたのお子さんをちゃんと褒めましょう。「ママはあなたがたとえ負けていてもすごく一生懸命やったことが本当にうれしいわ」。攻撃的，衝動的，多動な子どもたちは適切に行動していたとしても，そうでない子どもたちに比べ，批判的なフィードバックとネガティブな指示を受け，褒められる経験が少ないことを示す研究結果があります。つまり，こうした子どもたちの感情反応を扱うととても消耗してしまうので，彼らが親に良い行為を褒めたり助長しないよう訓練してしまっているわけです。加えて，こうした子どもたちは自分自身の気持ちに気付きにくいために，自分の感情を調節している瞬間を意識しないかもしれません。しかし，こうした瞬間に名前を付け，子どもたちの感情調節の努力に対する称賛を与えることで，あなたは彼らの内的な調節過程を意識させるだけでなく，必要とされているポジティブな注目をたくさん彼らに与えるのです。

　自己調節と粘り強さ，感情（ポジティブなものもネガティブなものも）の適切な表現，感情の爆発をコントロールするといった行動を褒めることは，特にすぐに調整がきかなくなる子どもたちや，衝動的で不注意な子どもたちにはとりわけ重要です。がっかりした後や不満な出来事の後に，落ち着こうとする行動があればそれを強化しましょう。例えば「すごいわ。自分を落ち着かせたわね」とか「本当に強かったわ。あの難しい算数の宿題にイライラしているときでも，我慢して努力し続けたわね」と言うことができるでしょう。

　またあなたはお子さんに自己自身を強化することを教えることもできます。「僕はよくやった」「ずっと落ち着いていたよ。こらえられて，結局はうまくいったよ」のようなポジティブなセルフトークによって，自分自身を褒めることを彼らに教えましょう。

子どものセルフイメージを変え，ポジティブな将来を描きましょう

あなたが称賛することで，お子さんの自己イメージを変化させます。感情にうまく対処できる人だと，お子さんが認知できるようにしましょう。あなたは「本当に怒りを上手にコントロールできる子になったわね。あなたの中身はとっても強いわ」のように言えば，お子さんが成功することが予測できるのです。

まとめ

- できるだけ安定性と一貫性を与えましょう。
- お子さんの感情と感情反応を受け止めましょう。
- あなた自身の気持ちについて話しましょう（ポジティブなものも，ネガティブなものも）。
- 子どもたちが気持ちについて話すのを促しましょう。気持ちについて指示的になるのを避けましょう。
- 感情調節のモデルを示しましょう。
- 子どもたちにポジティブなセルフトークの作戦を教えましょう。
- 感情の爆発につながる典型的な状況を明らかにし，それを問題解決を教える跳躍台として使いましょう。
- 怒りに対処する「亀の技術」を教えましょう。
- 緊張の高まりを意識できるように子どもたちを手助けしましょう。
- 破壊的な行動に対してはタイムアウトを行使しましょう。
- 気持ちの適切な表現を促しましょう。
- お子さんの感情調整の努力を褒めましょう。

第10章

友達の作り方と友達との問題に対応するスキルを教える

　私の息子ロビーは7歳ですが，放課後にクラスメートの家に呼ばれたことはありません。誕生パーティーに呼ばれたこともありません。ある日ロビーは泣きながら学校から家に戻り，「僕を好きな人は誰もいない。周りの子どもたちはどうして僕を嫌いなんだろう」と言いました。環境が変わればお付き合いのスキルを身につけ，何人か新しい友達も作れるかもと考えて，夏のキャンプに参加するよう決めたのです。キャンプが始まって2日後，待ち合わせ時間にキャンプ指導員が私に会って，「ロビーは行動がめちゃくちゃで他の子どもとの協調性がない」と言ったのです。ロビーは周囲に馴染んでいなくて，他の子どもたちから孤立していたのです。指導員はロビーがキャンプをするまでにはなっていないのではと考えていました。彼が他の子どもたちから好かれ，もっと協調性を身に付けるには何をすればよいのでしょう。キャンプから連れ戻すべきでしょうか？

　私にはとても悲しいことです。息子は学校で友達がいないのです。大抵の時間，彼は孤独なのです。他の子どもたちにはいつもからかわれています。私がみんなと学校に行っていたころ，いまでも覚えていますが，「げーっ，あいつとは一緒にいたくないぜ，変な奴だ」と言われていたクラスのあの子が，いまの自分の息子だと知って胸が裂け

そうです。息子についての私の目標は，幸せで，何人か友人がいて，平穏でいてくれることです。

こうした話は多くの親の中で珍しいものではありません。大人であれば友情を持つことの生涯の価値を知っていて，お子さんに親密で長続きする友情を作ってもらいたいと望むものです。でも，他の子どもたち（や大人）にあなたのお子さんを好きにさせることはできないことを知っています。

お子さんが友人から繰り返し無視され拒絶されることを目撃することは親にとって感情的にやり切れません。こうした無視がお子さんの自尊感へ与える影響や，そのことが作る孤独の影響はご存じの通りです。お子さんの問題解決や感情の調節について家庭で対処できたとしても，学校や他の社交的状況で起きる事柄についてはどうすることもできないと感じます。お子さんの行動について指導員から否定的な連絡があるかもしれないと恐れて，サマーキャンプや学校の行事に登録しないでいるご自分に気が付くことさえあるでしょう。その結果，お子さんが1人きりで過ごす時間が長くなり，それはお気づきのように非生産的なものなのです。

子どもたちの友情はなぜ重要なのでしょうか

子どもにとって友情が重要であることを確信していない親はほとんどいません。うまく友情を育むことで，協調したり，シェアすること，そして葛藤処理などのソーシャルスキルを学習します。友情はまた子どもの集団への所属感を育て，子どもたちの共感能力——他人の見方を理解する能力——を促進します。友情の形成あるいはその欠如は以降の人生において子どもの社会適応に永続的な影響を与えます。仲間からの孤立や拒否といった友人についての問題が様々な問題行動に加え，思春期や成人期の抑うつ，不登校，他の精神医学的問題を含む以降の不適応を予

測するという研究成果があります。

友人作りが困難な子どもがいるのはなぜでしょう

　多くの小さい子どもたちにとって友人を作ることは容易ではありません。過活動，衝動性，不注意といった難しい気質のある子どもたちは友人を作り維持するのが特に困難であることが研究で示されています。彼らの不十分な衝動制御が，攻撃的反応，不良な問題解決法，共感性の欠如，自分の行為で引き起こされる結果を考えることができないことなどに結びつきます。こうした子どもたちはまた遊びの技術が明らかに遅れていて，そこには，自分の順番を待つ，仲間の提案を受け入れる，何かを要求するのではなくアイデアを提供する，仲間と協調して遊ぶことなどの困難が含まれています。会話能力が不良な子どもたちが仲間から拒否される可能性が高いことがわかっています。彼らは何と言って会話を持続させ，周囲からの申し入れにどのように前向きに反応するかが，なかなかわからないのです。その結果，集団に入ることが難しくなります。社交的能力に問題のある子どもたちは，仲間との状況で自分に何が期待されているかについてよく誤った判断をします。集団に入るときに衝動的あるいは破壊的で，シェアしたり自分の番を待つことができず，不適切あるいは批判的発言をすることがあります。そして，彼らの周囲との関わり方は他の子どもたちにとっては，特に一緒にゲームをしようとするときや個々の作業に集中しようとするときには，しばしばうるさいものになります。衝動的な子どもが簡単に感情を悪くし，あるいは攻撃的になることで，他の子どもたちは脅威を感じることもあります。他の子どもたちは，彼らから離れ，拒否し，あるいはからかうことで対応することもあります。こうした対人関係の問題を抱えた衝動性の強い子どもたちは，寂しさと自尊感の低下といった内的苦痛も報告します。こうした自己知覚は，仲間の発言に過剰に過敏になり，他の子どもたちへ接近することへの自信をなくし，最後には周囲との交流や集団活動から

引きこもるようになることで，対人関係の問題をさらに悪くするのです。孤立することで社会的関わりの機会がさらに少なくなり，適切な社交スキル習得の機会もさらに少なくなるのです。最終的に，級友，他の子どもたちの中での評判が悪くなり，社会的に孤立する結果になってしまいます。

親は何ができるでしょうか

子どもに社交スキルを教えようとするのは，通常親がそこにいて瞬間的衝動を抑え，あるいは立ち止まって友達とどのように行動するか考えるよう促すことがないため，親にとっては大きな努力目標となります。ですが，第1の段階は，ご家庭でお子さんにこれらのスキルを教え，一緒に練習することです。お子さんが適切な行動を学習したらすぐに，友達を自宅に呼んで遊ぶときにこうしたスキルを使ってみるように励まし，さらに先生と一緒になって，学校や他の大きな集団場面でこれを使うように教育するのです。

子どもたちに交流を開始し集団に入る方法を教えましょう

小さな子どもたちに教えるべき社交スキルのうちのひとつは，どのように会話に入るか，あるいはどのように他の子どもあるいは子どもたちの集団と関わりを開始するかです。恥ずかしがり屋で，会話を開始するのを怖がったり，子どもたちの集団がすでに活動に入っているときに仲間に入れてくれるように頼むことを怖がる子どもたちがいます。他には，恥ずかしさからではなく，過剰に積極的なために問題を抱える子どもたちがいます。彼らはすでに遊んでいる子どもたちの集団に，入れて欲しいと頼んだり，待ったりすることなく，入っていくのです。双方のタイプの子どもたちが集団に近づき，会話の中で入りこめるのを待ち，入れて欲しいと頼む方法を学習する必要があります。彼らはこうしたスキルを親とともに練習する必要があるのです。あなたはロールプレイの

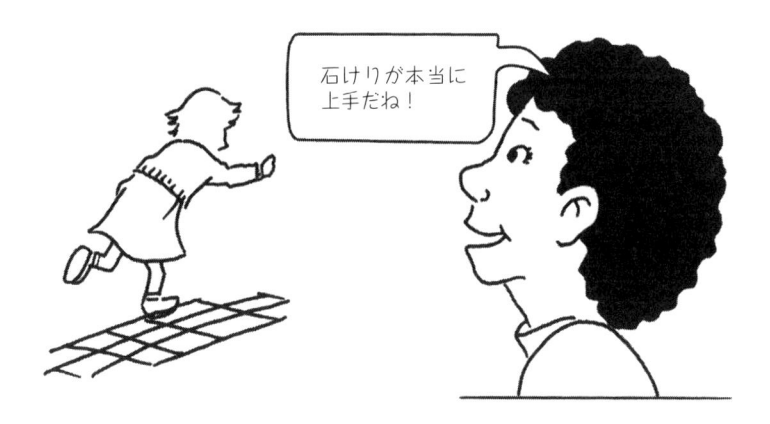

第10章　友達の作り方と友達との問題に対応するスキルを教える　　　199

シナリオを使ってこうしたスキルを教え，適切な行動のモデルを示し，子どもがそれを繰り返すようにします。

ロールプレイの例
親が子どもに近づく（止まって，子どもが遊ぶのをしばらく観察）

親：へぇ，面白そうなゲームだね。（子の反応を待つ）
親：一緒に遊んでも良いかな。
子：いいよ。
親：ありがとう。どのピースを使ったらいいのかな。

ロールプレイの別の例
親が子どもに近づく（止まって，子どもが遊ぶのをしばらく観察）

親：へぇ，面白そうなゲームだね。（子の反応を待つ）
親：一緒に遊んでも良いかな。
子：だめ，1人で遊んでいるから。
親：わかった，じゃあまた今度ね。それが終わってからだけど，もし

私のやり方で一緒にやってみたかったら，面白いかもしれないよ。

役の交換：親が子どもの役を演じ，子どもがスキルを練習する。

お子さんと毎日遊んで社交スキルのモデルを示し，励ましましょう

　どんな子どもたちに対しても仲良く遊ぶスキルを親が促し，それを褒めることが必要ですが，一方，衝動的，不注意，過活動の子どもに対してと同じ程度に，発達が遅れていたり（自閉症やアスペルガー症候群など），孤立していたり，周囲から引きこもっている子どもたちへのコーチングには特に注意する必要があります。これらの子どもたちは遊びのスキルが遅れていて，協調の原則やギブアンドテイク関係のバランスを学習していない子どもが多いのです。彼らは良好な協調関係や相補的関係に必要なスキルを欠いているのです。

　毎日の遊びの時間（10〜15分ほど）を決め，ブロック遊び，積み木の家，画材など，形式の決まっていない，一緒に遊べるおもちゃを用いて，こうしたことを教えます。この遊び時間に，順番を決め，シェアし，ちゃんと待って，褒めることのモデルを示します。お子さんがこうした行動のどれかをするところを見たときはいつも，褒め，第1章で勉強した社交性コーチングや感情コーチングの作戦を用います。重要な点は，こうした遊びの時間を子ども中心とすることです。命令を与えたり，お子さんの遊びを邪魔したり，もどかしがったり，取り上げたり，批判したりせず，むしろ，傾聴し，状況を叙述する表現を用い，落ち着いて，お子さんの考えを褒めることで，お子さんにリードさせましょう。あなたが協調性のある遊びのモデルを示すことで，子どもたちはあなたから学んでいることを覚えておきましょう。

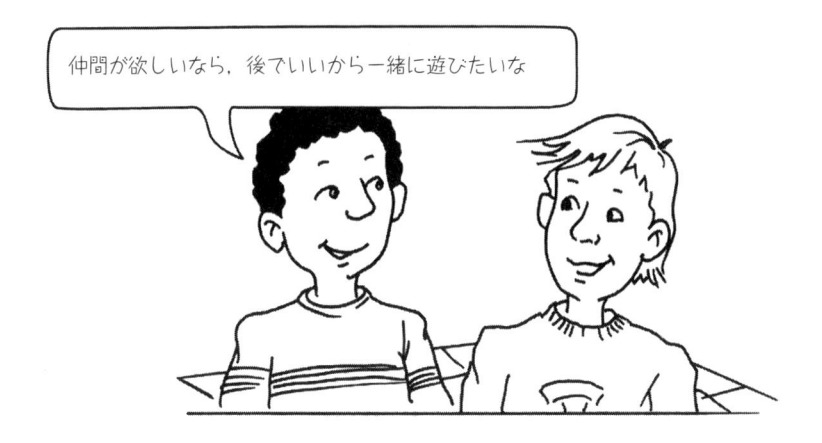

第 10 章　友達の作り方と友達との問題に対応するスキルを教える　　201

> 仲間が欲しいなら，後でいいから一緒に遊びたいな

子どもが友人との話し方を学べるようにしましょう

　会話スキルが不良であると社交スキルが悪く，仲間からの拒否に結びついていることが繰り返し報告されています。一方，会話のスキルを訓練することで仲間から人気のない子どもたちの社会機能を強化することが認められています。あなたのお子さんとの遊びによる交流，人形を使ったロールプレイやゲームの中で，自己紹介し，人の話を聞いて自分が話すのを待つ，他の子どもの感情を訊ねる，会話で交互に話す，アイデアを提案する，関心を示す，誰かを褒める，「ありがとう」を言う，謝る，誰かを遊びに誘うといったスキルをあなたのお子さんにコーチして学習させることができます。これらの会話スキルのうち1つか2つについて作業を始め，まず練習し，次にお子さんが家庭でこれらのうちどれかを行うのを観察したときにお子さんを褒めるのです。例えば「ありがとうを言うのに今のはとても仲の良い言い方ね。良いと思うわ」「順番を待っていて，とっても親切ね！」「友達の考えを聞いて，提案に従うなんて，とっても仲が良いのね」と言います。

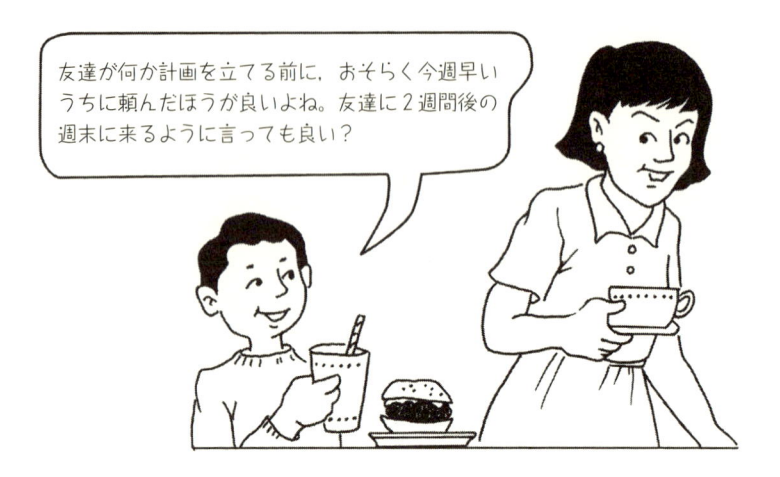

自宅での遊びの日程を決め，注意深く見守りましょう

　放課後や週末に級友を家に招待するようあなたのお子さんに促します。仲間関係の良い役割モデルになる友達を選んで呼びましょう。どの級友がお子さんと似た興味を持ち，お子さんの気質とうまくやっていけるかを学校の先生に聞くことができます。お子さんに社交スキルを教えている間は，まず衝動的で過活動な子どもを避け，むしろお子さんの気質を補足するような友達を呼びます。こうした招待を設定する際は，電話で話すことを練習し，その友達の親に話しておくことで彼らが招待について知っておくようにして，お子さんにコーチングをします。

　友達を招待するときは，**この遊びの時間を無計画のままにしてはいけません**。木の上の砦を作る，実験をする，プラモデルを作る，工芸品で遊ぶ，クッキーを焼く，バスケットボールをするなど，協働できる遊びを計画します。友達が遊びたいことをあなたのお子さんと計画し，明確な目的と構造を持つように友人の訪問を設計します。これらの遊びの活動を注意深く監視し，友人との交流がコントロールできない状況になる徴候に注意します。馬鹿げた行動が増える，行動が大げさになる，フラ

第 10 章　友達の作り方と友達との問題に対応するスキルを教える　　203

ストレーションや攻撃性が増大するなどがあれば，それは子どもたちにおやつの休みを与え，あるいはもっと構造化されたものか穏やかな遊びに変える必要があることの徴候なのです。お子さんの友達に放課後に何をするのが好きか，何に夢中なのか，好きな食べ物があるのかなどと聞くことで，その友達への関心を示します。子どもたちが一緒にテレビを見たりコンピュータで遊ぶことは，社交的交流が少なく，さらにお互いを知る機会も少ないので，許すべきではありません。こうした最初の招待は短時間で，楽しいものにします。

自宅での子ども同士の遊びの中で社交的スキルをコーチして褒めましょう

　あなたが増強させたいと思う社交的行動の1つか2つ（例えばシェアする，順番に行う）を選ぶことから始めます。まず，お子さんとの一対一の遊びの時間でそうしたスキルがどのようなものかを確実に教えます。表に書くことも良いでしょう。この表であなたとお子さんは強化すべき行動を覚えておくことができます。そして，お子さんの友達が来たときに，こうした行動が起きているか観察します。ゲームの形を取っ

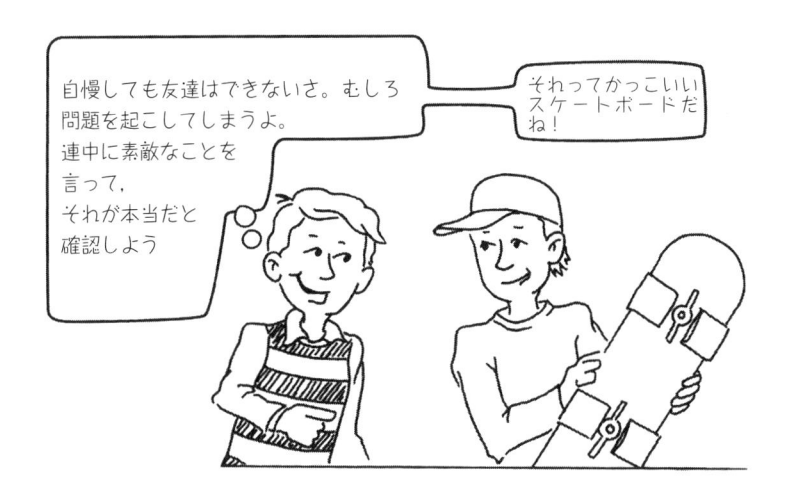

て，子どもたちがシェアし，順番に行ったり，助け合うことを観察するごとにポイント，ステッカー，トークンを与えてもよいでしょう。7歳以上の子どもであれば，遊びの最中に呼んで，他の子どもたちから聞こえないところで褒めてごほうびを与えてもバツの悪い思いはしません。

　褒めるときは，あなたが強化しようとしている社交的行動を明確に述べてください。お子さんだけを褒めるのではなく，標的としている協調的行動について両方の子どもを褒めて，彼らが良い友人になりつつあると述べましょう。例えば，「あなたたち2人は助け合ってとても良く一緒に遊んでいるね。お互いに親切にして助け合って，かっこいいよね。チームプレイヤーだね」といった風に。週に数回，お子さんの表を見て，強化したい社交スキルの見直しをします。誰か他の友達の家に行くときもそのスキルを使うことをお子さんに覚えておくように言いましょう。お子さんが最初の社交スキルを学習したら，違う行動に注意を移動します。

　子どもたちが習得するのに援助を必要とすることがある典型的な社交上の行動は，シェアする，待つ，順番を守る，依頼する（要求するのではなく），お世辞を言う，協力する，提案する，仲間の考えを受け入れる，プラスの感情を表現する，友人を援助する，他人に対して我慢強い，問題を解決する，といったことです。

問題解決と葛藤解消のやり方を教えましょう

　友人を作ることと友情を維持することは別です。友情を維持するのにあなたのお子さんが必要とする中心的スキルは葛藤の解消方法です。このスキルがないと，大変攻撃的な子どもは大抵，自分のやり方で進みます。こうなると，誰にとっても失うものが大きくなります。攻撃的な子どもは友人を虐待することを覚えることもあり，攻撃性ゆえに仲間から拒絶されます。一方，受け身の子どもたちは被害者になることを学習するでしょう。それでいても，親は自分が問題を代わって解決するのでは

なく，子どもたちが自ら葛藤を解消できるよう援助することが重要です。親はサイドラインの外にいる「コーチ」の役割を取り，意見の不一致があれば，子どもたちに何が問題かをはっきりさせ，解決策のブレーンストーミングを行い，試すべき解決策を選ばせます。第8章「問題解決を子どもに教える」で勉強した問題解決のいくつかの段階に従うのです。

例えば6歳のアンナと7歳のケアリが2人とも違う遊びをしたいとしましょう。アンナは「お家を作って遊びたい！」と叫び，ケアリは「いいえ，私はビーズを作りたいの，お家を作るのはこないだやったわ」と叫びますが，アンナは「違うわ，こないだはあなたがしたいことをしたのよ」と反論します。こうした場合，あなたは「わかったわ，問題があるのよね。2人とも違うことをしたいのね。この問題を解決するアイデアは何かあるかしら」と言ってみても良いでしょう。次に，2人は，順番にする，行動を合体する，別の何かをするなど，解決方法を思いつきます。2人は歩み寄る必要があるでしょうが，どの解決方法を試すか2人が決めたら，葛藤をどのように扱うかを学習し始めたことになるのです。彼らのチームワークと素敵な問題解決を必ず称賛します。

あなたのお子さんと遊べるゲームのひとつに「帽子まわし」というゲームがあります。帽子の中に，小さな紙片があり，そこに問題が書かれています。子どもたちはあなたと輪になって座り，音楽が鳴っている間に帽子を手渡ししていきます。音楽が鳴りやんだときに帽子を膝の上に持っている人が紙を1枚取り出し，問題に答えるようにします。もし問題に答えられなければ誰かに助けを求めることができます。帽子まわしで使う問題のサンプルをいくつか挙げましょう。ゲームを面白くするため冗談も加えます。

・友達があなたのところに来て，からかわれたらどうしたら良いか尋ねます。何と言いますか？

- 友達が運動場でゲームから取り残され，子どもたちからいじめられ押し出されているところを見ました。何をすべきでしょうか？
- 何が問題ですか？
- 問題があるときはどうしてわかるのでしょう？
- 結果は何でしょう？
- あなたの解決方法が「良い」結果に繋がるか決めるのに，自分に何を聞きましょうか？
- お友達が新しい靴をなくしました。何と言いますか？
- パパが怒っているようで，悪い日だったと言っています。何と言いますか？
- 運動場で誰かが泣いているのに気が付きました。何と言い，何をしますか？

お子さんに前向きな独り言を使うことを教えましょう

　仲間からの拒否や失望を経験すると，子どもたちはよくマイナスの思考を心の底に持つようになり，それが感情を強化していきます。これは「セルフトーク（独り言）」というものですが，子どもたちはしばしば声に出して発することもあります。例えばある子どもが「僕は最低で，誰も好きになってくれないし，何もちゃんとできないよ」と言えば，それは否定的な独り言を言っていて，それをあなたと共有しているのです。否定的な独り言をそれと認識し，子どもたちのフラストレーションに対応し，怒りの爆発を制御するために，前向きの独り言に取り換えることを教えることができます。例えば一緒に遊ぶことを拒否された子どもは，自分に「何とかなるよ，遊んでくれる別の子どもを探すさ」「落ち着いて，もう一度やってみるよ」「10 数えよう。当たってはダメ，話してみよう」「待て，まずは考えよう」などと言うことができます。こうやって子どもたちは認知や思考のプロセスを制御し，それが行動の反応に影響することを学習するのです。前向きの独り言が，仲間との関係

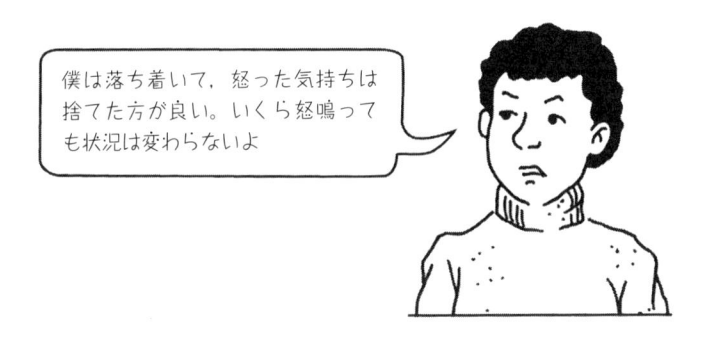

> 僕は落ち着いて，怒った気持ちは捨てた方が良い。いくら怒鳴っても状況は変わらないよ

における感情制御の方法を子どもたちに提供するのです。

お子さんに怒りの感情のコントロールの方法を教えましょう

　攻撃性と不十分な衝動制御はおそらく小児期における効果的な問題解決と良い人間関係にとって最大の妨げになります。攻撃的で不注意な子どもほど，他の仲間や大人との関係を敵対的あるいは脅威的と解釈することを示唆する根拠があります。怒り，恐れ，不安，あるいは攻撃性のため子どもがイライラする（心臓の鼓動と荒い息を伴う）ときは，問題解決や他の社交的スキルが使えないのです。したがって，子どもたちの怒りの感情を惹起する状況で使用する感情制御作戦を学習する必要があります。「亀の技法」では子どもに，亀のように閉じこもることのできる甲羅を持っていると想像させます。子どもが甲羅に入ったら，3回深呼吸をして，「止まれ！　深く息をして！　落ち着け」と言います。この深呼吸の最中に，幸福でのんびりした情景を目に浮かべ，自分に「落ち着けるよ。できるよ。もう一度やれるよ」と言います。この技術をお子さんに教えたら，お子さんが感情的に制御不能になりそうになったときに「亀」という言葉を合図の言葉として使うことができます。教室では先生もこの合図の言葉を使い，さらに子どもの手に亀のスタンプを押したり，「私は自分の怒りをコントロールできる」というステッカーを与えることで反応することもできるでしょう（感情のコントロールについては

第9章「子どもたちに感情調節を学ばせる」を参照してください）。

地域において前向きな仲間との接触を促しましょう

　ボーイスカウト・ガールスカウト，スポーツ活動，夏のキャンプなどの地域活動に積極的に参加しましょう。お子さんが衝動的で不注意であれば，大人の監督が十分行き届いていて，内容の決まった活動を選ぶことがお奨めです。少人数のグループ活動が最良です。大変な協調性と複雑なルールのある仲間同士の集団活動は避け，少年野球のように静かに座っていなければいけない活動はしないようにしましょう。気の散りやすい子どもに最悪のポジションは外野手で，試合からすぐに気をそらしてしまいます。注意を維持するためには動きのあるところに近いところにいさせるほうが良いでしょう。しかし，競争が過ぎると感情の覚醒，フラストレーション，まとまらない行動が増えるので，避けましょう。もちろん，このルールの例外は子どもに得意なスポーツがある場合です。そうした場合，その活動は自尊感を増加させますから，奨励しても良いでしょう。

先生と協力しましょう

　大集団の子どもたちといる状況での自分の子どもを観察する機会は比較的少ないですが，こうした状況こそ，子どもたちがこれらのスキルを練習する必要がある状況なのです。教室での行動は家庭での行動と大変異なっていることがあります。お子さんは1人の友達が家に来たときは良かったとしても，大きな集団の中では友人関係の問題をかなり持っているかもしれません。家庭と学校でのお子さんの行動管理について先生と会って話し合うことは大切です。先生と協力して，改善したいプラスの社交スキルは何かを決めましょう。こうした行動のチャートを作り，毎日記録をつけられるように先生にコピーを提供します。先生は，子どもが静かに手を挙げる，仲間と協力する，（主導的に話し出すのでな

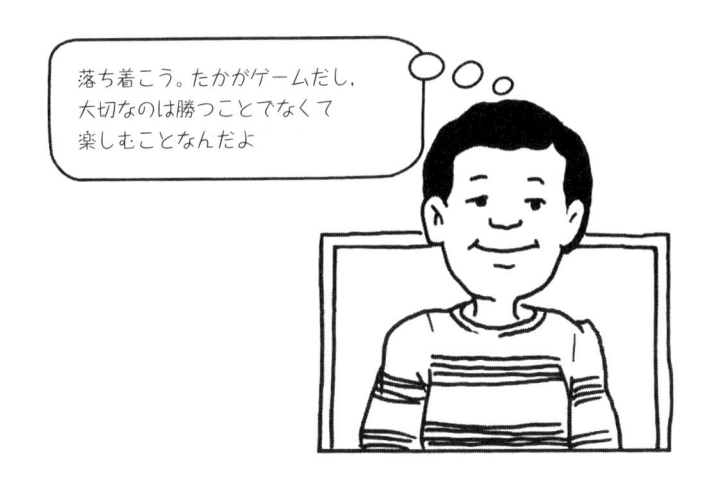

第10章　友達の作り方と友達との問題に対応するスキルを教える　　209

く）適切に参加するなどした場合はいつも，「仲良しレポートカード」に印をつけます。一日の終わりにこのレポートカードは子どもと一緒に家に戻され，両親は学校で獲得したチェックを家でのごほうびチャートに加えることができます。例えば，学校で獲得したチェック5つは，特別な絵本の読み聞かせや家庭での特別な活動に交換できるというのはいかがですか。

　あなたが先生と協力して学校でのごほうびプログラムを立ちあげられたら理想的です。例えば，子どもが毎日，コンピュータの授業を受ける，ランチの列にちゃんと並ぶ，クラス会議の司会をするなど，特別な行動として選んだものができたら，決まった数のチェックを獲得します。また，他の子どもたちがお子さんを良い目で見ることができる何か特別な責任を先生から与えられることも含めましょう。

　特別に気の散りやすい子どもには，スクールカウンセラーや養護教諭に「コーチ」として支援してもらえるよう先生に働きかける必要があるかもしれません。こうしたコーチは一日に3回，5分の短いチェックインのため子どもと会うことができます。このチェックインでコーチは子どもの行動チャートを確認して，仲間との交流で良いことがあれば褒め

ます。さらに子ども自身が自分の冊子を持っていて，そこにその日の午前中の宿題が書かれていることを確認します。昼休みには，昼食時や休み時間に期待されていることを見直し，そして再び下校に際して，一日の行動を見直し，さらに子どもが行動チャート，教科書，宿題を家に持ち帰るよう準備できているか確認します。

　子どもたちが小グループで作業する共同学習活動も仲間からの拒絶を防止するのに役立ちます。過活動で衝動的な子どもほど，社交的スキルを持った子どもたちの様々なグループに入れることが重要です。孤立している子どもやいじめにあう子どもは，前向きで親切な生徒の中に入れるべきです。全グループでの作業に焦点を合わせた，注意深く計画した共同グループ活動は，グループメンバーの中で相互のプラスの依存を作り，グループ全体の団結心を強くします。グループのそれぞれのメンバーが他のメンバー全員の割り振られた作業学習に責任を与えられれば，子どもたちはお互いに責任を感じ始めます。

共感の訓練

　あなたのお子さんの社会的成功のカギは，他者の心配，目標，感情について考え始めることができる能力です。お子さんが別の人の見方をわからなければ，社交上の合図を誤解し，どのように対応するかもわからないでしょう。共感の発達は何年もかかり，この年齢の子どもはみんな自己中心的で「利己主義」ですが，子どもたちが他者の感情や見方に気が付くことを促すことは可能です。

　最後に，もちろんあなたとの温かく信頼できる親子関係が，お子さんが健康な友情をはぐくむ機会を大きく改善させるのです。友達になれるだけ価値のある人物であるというお子さんの自己イメージを強化しましょう。自己受容と自信が，子どもが仲間からの承認をどれほど渇望するかに影響します。そのモデルになって，コーチになるよう頑張りましょう。

まとめ

- お子さんとの一対一の遊びの時間に，グループに入る，協働して遊ぶ，友達と話すやり方のモデルを示し，練習をしましょう。
- 日々の遊びの時間中に，仲の良い行動を指摘し，褒め続けましょう。
- お子さんの友達を自宅に呼んで，社交コーチングや感情コーチングの機会として利用しましょう。
- 友達を呼んだときに協調が必要なゲームを立ち上げて，子どもに友人関係のスキルの練習をさせましょう。
- お子さんが葛藤的交際状況において落ち着いていられるように，前向きの独り言と自己制御スキルを使えるよう励ましましょう。
- 社交上の問題のある子どもたちには，目標とする社交スキルを強化するため，良く褒めるとともに，ごほうびプログラムを立ち上げましょう。
- 先生と協力して，家庭だけでなく学校でも子どもたちの目標とする社交スキルを良くするために，協働行動プランとごほうびプログラムを作りましょう。

第Ⅱ部
コミュニケーションと問題解決

第11章

考えが動揺したときのコントロール

　わが子の不適切な行動に対処するとき，どんな親でも怒りや落ち込み，不満，罪の意識を感じます。感情の動揺は起こることが当然であるだけでなく，本質的なものであり，時には有益なものでさえあります。そうした感情があるからこそ，変化と問題解決が必要だということがわかり，動機づけにもなるのです。しかし，こうした感情に親が圧倒されてしまうと，抑うつ感で身動きできなくなったり，怒りのコントロールができなくなり，危険が生じます。ここでは，それらの感情を避けたり，葛藤を排除したりするのではなく，葛藤に対して起きた情緒的反応についてセルフコントロールする方法を学びましょう。

　私たちが置かれた状況の中で，何を**考えて**，それをどのように**感じる**，そしてどのように**行動するか**ということの間には，明確な関連があることが，研究によって実証されています。考えることが感情をどのように決めるのかのモデルを見てみましょう。

　こうした作用を考える一助として，親がこうした状況でどのように反応するかについて考えてみましょう。エディは食べ物やおもちゃや紙切れを部屋中に散らかしました。その散らかりようにイライラして，父親は心の中で「こいつはどうしようもないし，何も考えていないし，無責任で，怠けている」と思うかもしれません。このように否定的に考える

ほど，父親の怒りは高まり，彼はエディを批判し，怒鳴り始めます。あるいは，父親は，この状況を絶望的だと考え，自分自身が責められるべきだと思うかもしれません。心の中で「こいつは絶対にここから先に進まないよ」とか，「ダメ親である自分のせいだ」とか，「自分にできることは何もない」と思うかもしれません。この場合，父親は抑うつ的で自信を失いやすく，子どもにきちんと命令したり，しつけることを避けるようになるでしょう。しかし，父親が自身の対処能力や冷静でいられることに，気持ちを集中できれば，「エディにこの部屋をきれいに片づけるようにわからせよう」と心の中で思うでしょう。これが，子どもの不適切な行動への冷静で効果的な反応を促進させるのです。

　この例では，同じ出来事が3つの異なる感情の反応や思考の反応を引き起こしています。私たちは出来事そのものではなく，それに対して私たち自身がとる視点のために怒るのです。あなたは，ある日は乱雑な部屋が苦にならないのに，他の日にはとても腹立たしく感じることに気づいているかもしれません。状況をどう見るかは，その日の仕事の状況やあなたのパートナーとケンカをしたかどうかなど，生活の中で起きた他の出来事に影響されているかもしれません。この章の目的は，ご自身の苦痛を増してしまう，よくある自分についての否定的な考えをどのように見つけ，葛藤がある間にどのように別の対処をするかを学ぶことです。

ステップ1：あなたのネガティブ思考，ポジティブ思考に気づきましょう

　あなたの思考は常にあなたと共にあり，それは他でもないあなたがコントロールしているのです。しかし思考がいつもあなたと共にあるために，あなたはそれを当然のことと思い，それらにほとんど注意を払いません。あなたの思考に注意を払うことを学ばない限り，それらを変えることはできないでしょう。次の場面を想像してみてください。

状況への反応

初めの2つのダイアグラム――抑うつサイクルと怒りサイクル――は，もしネガティブな考えが自由に支配するのを許した場合の悪循環を描いています。3つ目のダイアグラム――ポジティブな反応――はポジティブな考えが効果的な反応を生み出し，それが行動の改善につながる道筋を示しています。

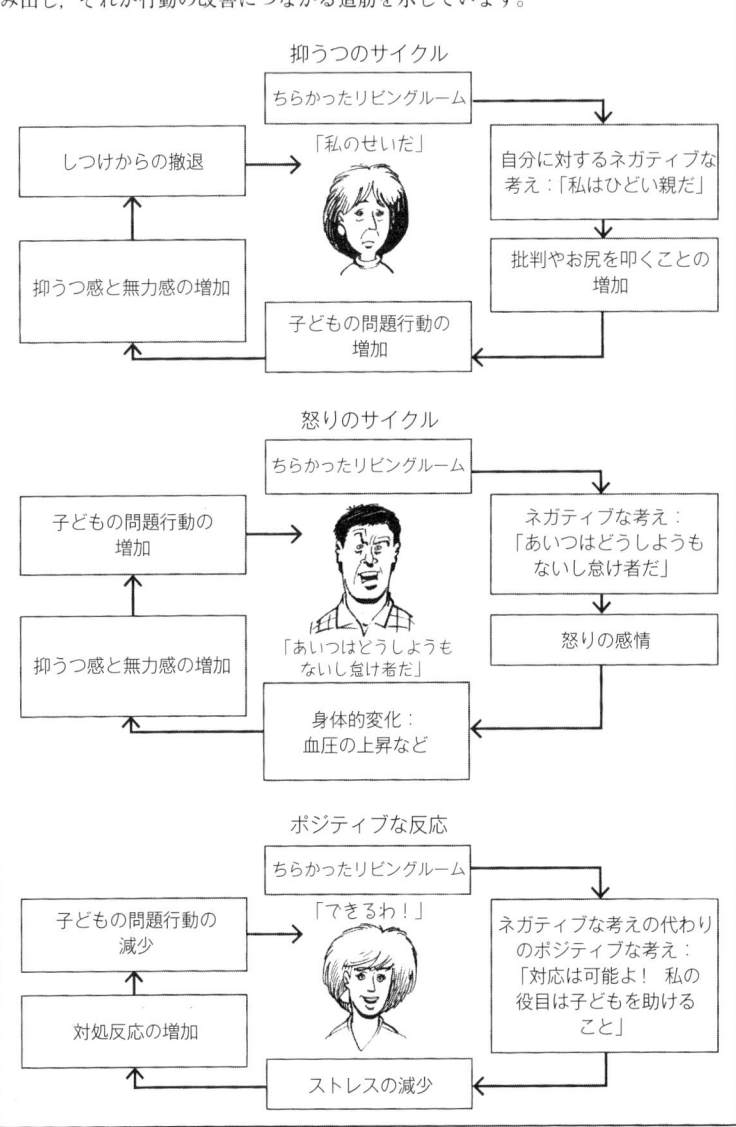

抑うつのサイクル

ちらかったリビングルーム → 「私のせいだ」 → 自分に対するネガティブな考え：「私はひどい親だ」 → 批判やお尻を叩くことの増加 → 子どもの問題行動の増加 → 抑うつ感と無力感の増加 → しつけからの撤退 →（ちらかったリビングルームへ戻る）

怒りのサイクル

ちらかったリビングルーム → 「あいつはどうしようもないし怠け者だ」 → ネガティブな考え：「あいつはどうしようもないし怠け者だ」 → 怒りの感情 → 身体的変化：血圧の上昇など → 子どもの問題行動の増加 → 抑うつ感と無力感の増加 →（ちらかったリビングルームへ戻る）

ポジティブな反応

ちらかったリビングルーム → 「できるわ！」 → ネガティブな考えの代わりのポジティブな考え：「対応は可能よ！ 私の役目は子どもを助けること」 → ストレスの減少 → 対処反応の増加 → 子どもの問題行動の減少 →（ちらかったリビングルームへ戻る）

あなたには4歳と6歳のお子さんがいます。ちょうど夕食の時刻で，あなたはその日仕事が大変でやっと5分前に帰宅しました。居間で子どもたちは大声をあげて口論しています。あなたは夕食を用意しようと，彼らに静かにして，ケンカをやめるよう言います。ケンカは続き，あなたは気分がさらに張りつめていくのを感じます。突然，ランプが床に落ちる音が聞こえます。あなたの思考はどうでしょうか？
　おそらくネガティブな思考です。

ステップ2：あなたのネガティブ思考を減らしましょう

　ネガティブ思考パターンに気がついたら，2番目のステップはそれらを減らすことです。これには4つの方法があります。

思考の中断を使いましょう

　ネガティブ思考を持っていることに気が付いたらすぐに，思考を止めましょう。自分自身に「いま現れている自分の問題について考えるのをよそう。子どもたちの世話をする必要がある」と言ってもよいでしょう。親の中には，ゴムバンドを手首にはめて，ネガティブ思考を持ったときにいつでも，それを止めることを思い出すためにパチンと音を立てる人もいます。「気にするのをやめろ。気にしても何の役にも立たない」。

心配する時間や怒ってもいい時間のスケジュールを変更しましょう

　例えば，あなたのお子さんがトラブルを引き起こし，あなたを怒らせることがあっても，そのすべてについて絶えず心配すれば，とても疲れます。どのくらいの時間をそうした思考に費やす必要があるかを決め，その時間を一日の予定に組み込みましょう。たとえば，ご自分に，午後9時半になったら思う存分怒って良いと自分に言いましょう。一日の残りの時間はそれらの考えにあなたの気分や仕事や遊びを邪魔されないようにします。不快な考えを持つことを全くやめるのではなく，それら

を考えるのに最適な時間がいつかを決めるというのが，このアイデアです。一日に1時間半で十分でしょう。

状況を客観化しましょう

ネガティブな独り言をやめるための3つ目のアプローチは，葛藤の瞬間にあなたが考えていたり，していたりすることがあなたのゴールに到達する助けになるかどうかを自分自身に尋ねることです。

- 私のゴールは何か？（自分の子どもの行動を改善することだ）
- 私は今何をしているのか？（怒っている，落ち込んでいる）
- 今していることは長期的なゴールに到達する役に立っているだろうか？（いいえ，私たちは言い争っていて，子どもを今にも叩きそうだ）
- もしそうでなければ，別の形で何をする必要があるだろうか？（よりポジティブに考えよう，しばらく離れよう，落ち着ける方法をいくつかしてみよう，など）

この方法は，一時的に殻にとじこもって自分の行動を評価することから「亀の技法」と呼ばれています。親のグループセッションで，ある父親が私たちにこれを説明してくれました。彼が仕事に出かけようとすると，息子は準備ができておらず，まだぐずぐずしていました。そこで彼が息子を子ども部屋へ入れると，息子は叫び始めました。父親の怒りは高まり，ドアを開け，「お前は親の注意を引こうとしているだけだ！これを喰らえ！」と言いながら息子をひっつかみました。そのとき突然，彼は自分が行っていることを考え，こんなことをしてもどこにも行きつかないことに気がついたのです。そこで彼は部屋を離れ，外へ出ると，数分後，息子が完全に用意を整えて合流したのです。その父親は，どのようにして自分が客観的になることができたのか，距離を置き，何が起きているのかを評価し，コントロールを失うことや仕返しをするこ

とは事態を悪化させるだけだろうと気づくことができたのかについて考察してくれました。理想的には，このテクニックを自己コントロールが失われる前に使うことですが，少なくともこの父親は途中で自分の反応を止めることができました。次には，彼は一連の流れのもっと早い段階で思いとどまるでしょう。

事態を正常化しましょう

　事態を客観化するもうひとつの方法は，すべての親が困難で葛藤的な日々を送っており，すべての子どもたちが行動上の問題を抱えているということを思い出し，この事態が正常であると認識する（正常化）ことです。さらに，すべての親と子どもたちは罪の意識，落ち込み，怒り，不安を感じています。ひとたびあなたが自分の考えを正常化したならば，それはネガティブな考えを止めるために重要なものになります。自分自身に「私は怒っているけれど，これは自然なこと」または「多くの親は時々失望するものだ。この感情は一時的なもので，通り過ぎていくだろう」と言ってもよいでしょう。

ステップ３　あなたのポジティブ思考を増やしましょう

　あなたが抱えているネガティブ思考の数を減らすことで，自動的にポジティブ思考が増えるわけではありません。あなたがポジティブ思考を増やすのに役立つ６つの方法があります。

ネガティブな独り言に反論しましょう

　「〜すべき」「〜するのが当然」そして「〜しなければならない」といった言葉を含む独り言や，「ひどい」「最悪だ」といった言葉を含んだ一般化に立ち向かいましょう。「私は良い親であるべき」と考える代わりに，「なぜ自分は完璧な親にならないといけないと感じているのか？」と自分自身に言いましょう。「私の子どもたちはひどい！」と嘆かず，

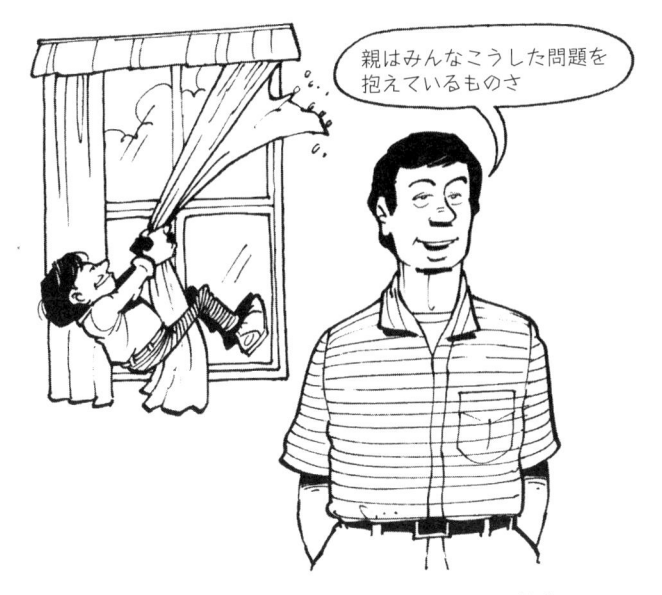

第 11 章 考えが動揺したときのコントロール 221

「親はみんなこうした問題を抱えているものさ」

事態が正常なものだということを覚えておく

「私の子どもはそう悪くない」と言いましょう。思考が正常化し，問題行動を客観視することができます。もしあなたが過剰に反応した状況を思い出せるなら，それは問題を乗り越えるのに役に立つので，ネガティブな独り言が何かを明らかにし，それに反論する方法を考えましょう。

ネガティブ思考の代わりに落ち着いた思考または対処思考を
用いましょう

もうひとつの方法は，動揺した思考やネガティブな独り言を，落ち着いた思考で置き換えることです。もしあなたが，お子さんについて反感を持った言葉（「娘は私を憎んでいるから行儀が悪いのだ。娘は私をイライラさせるのが好きなのだ」）で考えていることに気づいたら，思考を停止し，あなたの対処能力を強調する思考（「私は娘が自分自身をコントロールすることを学べるようにしなければいけない。それは私の責

任だ」）に替えることを試してみましょう。

中長期の展望

ストレスフルな期間が終了している時点まで心の中で時計を進めることによって，よりポジティブに考えるということが，ここでの考え方です。たとえば，あなたが小さい息子さんにトイレトレーニングを試みているなら，ご自分に「この子は大学に行く頃にはおむつはしていないわ！」と言いましょう。問題行動や抑うつや怒りの感情はゆくゆくは消失することを認識しましょう。もしあなたのお子さんが，何かを拒否されて悪さをしていたら，おそらく癇癪が治まるまで数分はかかるでしょう。もしあなたやお子さんが離婚や別居に反応しているなら，事態が好転するまでより長くかかるでしょう。しかし，それでも重要なのは，あなたが今感じている喪失や痛みは時間が経つにつれ軽減してゆくということを認識することです。中長期の展望を持つことで，ストレスフルな感情を認識し，もっと満足できる未来を見通し，心理的な痛みは致命

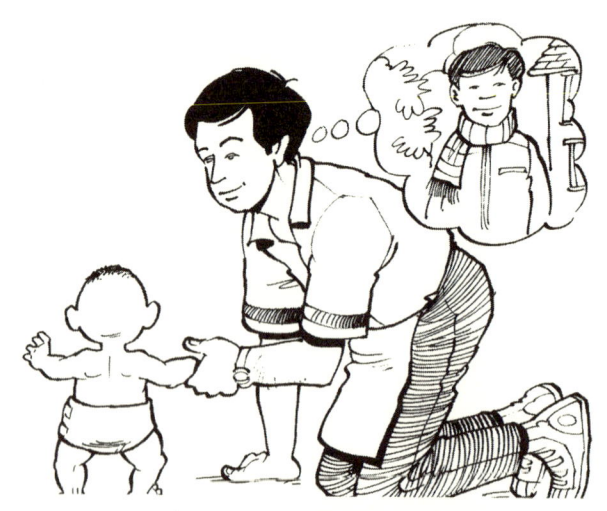

この先の良いときを想像しましょう
「大学に行くときにはおむつは外れているさ」

なものではないことを確認するのです。

　お子さんの問題も一過性のものであることに気がつくはずです。あなたはまだおむつの取れていない息子さんに対して「来年の今頃は，君はおむつが取れているよ。もうそれ以上おむつをはかなくてもいいんだ」と言いましょう。あるいは，「今，読むことを学ぶのは大変だけれど，毎週良くなっていくよ」と。

自分を褒めることを考えたり，言葉に出しましょう

　よりポジティブに考えるための4つ目の方法は，自分の成果に対して，自分自身を激励することです。多くの人は自分がしていること，特に子育てという困難な仕事の功績を認めないのです。そして，物事がうまくいかないとき，自分自身を低く見てしまいます。毎日欠かさず，自分が達成したことに目を向けることを忘れないようにしましょう。

ユーモア

　ユーモアは怒りや落ち込みを和らげるのに役立ちます。真面目になりすぎてはいけません。自分自身に，夕食が焦げたときに冗談を言ったり，お子さんたちがまた喧嘩を始めたので月に送るぞと脅して，「よし，これで完璧！　冷静でいられるわ」と言っても良いかもしれません。自分を笑い飛ばすことは，おそらく落ち着いて状況を理性的に考えるのに役立つでしょう。特に緊張を感じるときに取り出せるように，冗談の本を常に持っておくのも良いかもしれません。

モデルとなるストレス対処法の独り言および自賛

　問題に直面したときにストレス対処法や自分を褒める考え方を使うことを学んだら，それを口に出して言ってみましょう。あなたはお子さんの強力なモデルです。一日の間には，難しい状況の下であなたがどのように考え，対処したかを声に出すことで，お子さんのモデルとなれる数

えきれないほどの機会があります。あなたのそうした行動を見ることで，お子さんは最終的にそれらをうまく使うことを学ぶのです。

　もちろん，セルフコントロールテクニックを使うことが難しいときもあるでしょう。でも心配いりません。再発や問題は当然のことです。練習することでうまくなります。小さな前進を認め，緩やかな前進を過小評価しないようにしましょう。そしてご自身の努力を褒めることを忘れないようにしましょう。そもそも怒る必要はあったのかと自分自身に問いましょう。そして，自分の努力を称賛することを忘れないようにしましょう。

ネガティブなレッテルに異議を唱え，特定のポジティブな行動に焦点を当てましょう

　レッテルを貼る行為は子どもの個性をネガティブな方法で分類します。レッテルは，子どもが常に特定のやり方で行動し，変化の余地がないことを暗に示すものです。ごみ出しをしないダイアンに父親は「全く無責任で思慮分別が欠如していて，怠け者で甘やかされて育った」というレッテルを貼るかもしれません。こうした極端なやり方で世界を見ることを学んだ人は，配偶者や他の家族，同僚，友人にも同じようにするでしょう。このように何にでもネガティブな考えを持つと，イライラする状況にあるときにフラストレーションや怒りのレベルが上がるのです。

　ひとつの問題行動にだけ焦点を当て，それがお子さんや配偶者の人格全体を反映していると信じないようにしましょう。レッテル貼りを避ける方法のひとつは「これはいつもそうかしら？」あるいは「これは本当に正しいかしら？」と自分に問うことで，ネガティブ思考を避けることです。ほとんどの場合，問題の行動は一時的なものなのです。次に，あなたを悩ませる特定の行動について考え，対処するために自分にどう説得するかを考えましょう。たとえば，ダイアンの父親は，「私は彼女に

レッテルを貼っているようだ。彼女は本当は怠け者ではない。彼女はただごみ出しを記憶できないだけなのだ。私は彼女に覚えておける方法について話そう」と言っても良いでしょう。お子さんへのレッテル貼りを避けるもうひとつの方法は彼らの行動を正常なものだとすることです。すべての子どもは癇癪を起こし，言うことをきかず，作業をすることを忘れ，時々攻撃的に行動するという事実を思い起こしましょう。

意図があると推測するのをやめましょう

　自分の子どもや配偶者がどうしてそのように振る舞うかを自分は知っていると信じている人がいます。そうした人々はしばしば問題行動に動機を帰属させて物事を考え，その前提が正しいという信念に則って行動します。残念なことに，それらの前提は自己成就的予言になり得ます。たとえば，母親がニュースを見ようとしているときに2人の子どもが部屋で言い争いをしています。彼女は「あの子たちは目的があってうるさくしている。私を怒らせたいのだ！」と読心術を使います。または買い物から父親が帰ってきたときに，子どもがリビングルームを散らかしているのに妻は電話でおしゃべりしているのを見たとき，「だれも自分のことを大切にしていない。もし彼女が私に気配りをするなら，子どもをきちんとさせるはずだ」と読心術を使います。このようなネガティブな読心術は妻や子どもへの腹立たしさや怒りの感情を上昇させるのです。

　変えたい行動に注目し，その行動に意図があると推測するのを避けることが重要です。母親が「あの子たちは私を怒らせる目的でそのようにしている」と思う代わりに，「何が今日彼らを興奮させているのかわからない。おそらく彼らに尋ねるべきだ」と自問しましょう。2つ目の例では，父親は自分自身に「妻に子どもがリビングルームを整頓するように援助すべきだと言ったほうが良い」と言っても良いでしょう。この場合，読心術を避け，変化させたい行動に焦点を当てているのです。この父親は家族の犠牲者となるよりむしろ，変化を誘導する役割を感じるほ

うを選んだのです。

ポジティブに考えましょう

　読心術をする人はしばしば将来を占ったり，暗い将来を予言したりします。彼らは過去にある出来事が起きたために，それが将来の出来事も決めるだろうと考えます。たとえば，5歳のコニーは家の周りの小さなものを盗んでいました。父親は，「この子は不良になり，学校をドロップアウトするようになるだろう」と考えます。ほかの占いの例は，「彼は決してやめないよ」「ああ，また始まった。これは前回と同じようになる」といったものです。このような種類の暗い予言で，親が憂うつになり，受け身になり，あるいは自分の子どもがより適切に行動する援助を止めるようになります。さらに，将来にネガティブな予測をすることは自己成就的予言を引き起こします。両親が，自分の子どもたちがこれ以上よく行動しないと確信すれば，子どもたちは本当にそのようになってしまいます。

　コニーが盗むことに関するポジティブな考え方は，「私は彼女が盗まないことを学習できるようにする」ということでしょう。これは効果的に問題に対処することに焦点を当て，子どもが自分の可能性について希望に満ちたメッセージを受け取るという結果になります。予言を役に立つものにするならば，ストレスフルな時間が終わっている将来の時点まで心の旅をし，ポジティブな結果を予測しなければなりません。例えば，絶えずケンカをしている6歳の双子の母親は自分自身に，「6歳の子どもを2人持つのは大変だ。子どもたちはいつも言い争いをする。でも，何年かすればうまくやるようになり，仲良しになるだろう」と言っても良いでしょう。ポジティブな予言をすることは，より穏やかな将来があるということをあなたに思い起こさせ，お子さんが適切に行動することを促進させるのです。

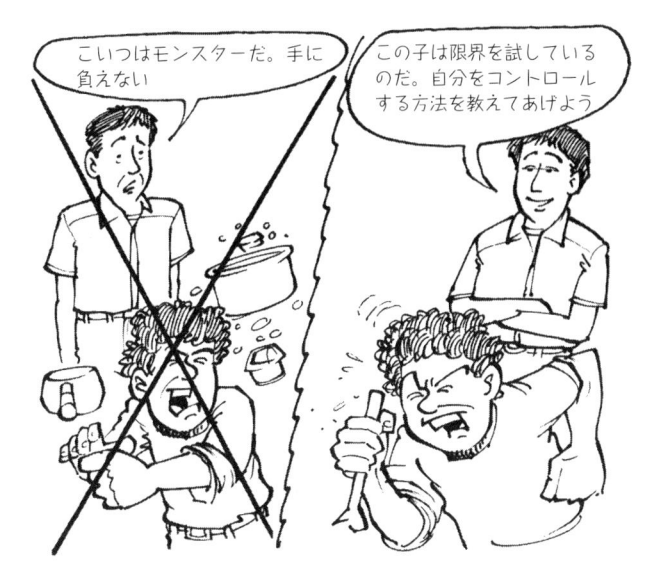

第11章 考えが動揺したときのコントロール　　227

マイナス思考を止めて対応できる考えで置き換えることを忘れないように

思考を停止させ，ストレス対処思考で入れかえましょう

　親の中には，些細なことを大げさにとらえ，起こりうる最悪の結果を想像したり，ネガティブな出来事の重要性を誇張する人がいます。もし父親が読み聞かせをしようとしても子どもが泣き出したとき，自分自身に「もう耐えられない。子どもたちは僕を怒らせている！」と言ってしまうと，些細なことを大げさにとらえることになるでしょう。この種類の考えは感情的な興奮や怒りを上昇させ，両親が自分たちではコントロールができないという確信と，感情の爆発が起こります。

　あなたが，「いつも」「絶対に」「みんな」「誰も」というような言葉を使って考えているなら，自分自身が問題の出来事を誇張していることに気が付くでしょう。自分自身に「やめろ！　私はそんな風に考えるつもりはない」と言いましょう。そうではなく，もっと対応できる思考に差し換えましょう。「私は自分の怒りをコントロールできる」「もっとひどいこともあるさ」「私は落ち着いて，そしてこれに対処できる」と。ど

んなにその状況が不愉快であっても，自分をコントロールする能力に焦点を当てましょう。上の例で父親は，「これは苛立たしい，でも私は耐えることができる。世界の終わりでもあるまいし。どんな子どもも時々はぐずるものだ」といった対応宣言をしても良いでしょう。

ネガティブな独り言に反対し，正常化しましょう

「……べきだ」「……ねばならない」という表現が含まれている独り言が意味するものは，自分には何らかの権利があり，それができないことは耐えられないということです。この前半はその通りですが，しかし後半の考え方が難しい問題を引き起こします。状況が常に理想的であるわけはありませんし，ある状況の結果が不公平であるかのように振る舞うことは感情的なイライラを呼び起こします。家の中で静かに，新聞を読んだり，テレビ番組を見たりする権利があると感じる親もいるでしょう。このような態度は，特にそれが他の人の権利やニーズを排除している場合，多くの怒りの温床となります。好き嫌いを原理原則だと表現すると，望みが叶わなかったときに被害妄想に陥ります。結果として不公平感を持ったり，罰したいとか，物事を正したいという願望を持つことは，怒りを持続させることになり，さらなる葛藤を煽ります。例えば，サリーは息子ジェシーと食料品店に行く際の悩みを抱えています。ジェシーは多動で，親の言うことを聞こうとしません。サリーは「息子が私をこのように扱ってはいけないのだ。私にもっとフェアに対応すべきだ」と思います。こうした考えが彼女の心の中を駆け巡ると，ますますイライラするのです。

あなた自身や他の人に対してより柔軟性のある基準を入れることで，原理原則に従った独り言を書き換える必要があります。あなた自身や他の人は完全ではなく，過ちを犯しうるのだという事実を受け入れ，人々に反応する方法の選択を与えましょう。ある意味，これは予測不可能性や失敗を人生の一部として想定することを学ぶことを意味します。先

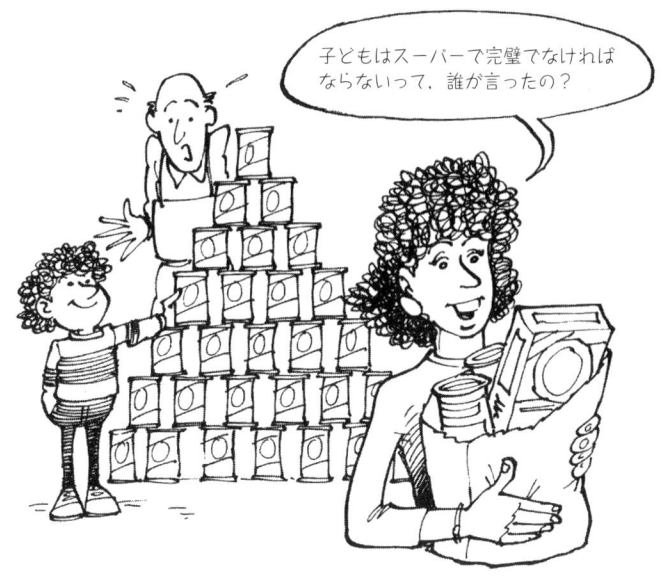

第11章　考えが動揺したときのコントロール　　　　　　　229

不合理な考えに挑戦しましょう

の例では，サリーは自分自身に「息子は少し今日はちょこまかしている。今日は，彼は調子の悪い日なんだ。子どもはみんな時々こうするものだ」と言うことができるでしょう。もうひとつの方策は，すべての「……ねばならない」「……のはずだ」「……べきだ」を含む独り言に心の中で抵抗することです。「子どもは親を正しく扱うべきだと誰が言っているの？」「他の子どもたちは誰もそうではないのに，なぜ私は息子に完璧でいることを期待しなければいけないの？」「私が完璧であるべきといったい誰が言ったの？」と。多くの親は自身に課した「……すべきだ」へ挑戦することで，自分たちの行動に関して達成不可能な基準から気分すっきりと解放されることに気がつきます。おもしろいことに，これらの非現実的な基準は彼らがその両親から聞いた「……すべきだ」を反映しています。

長期的なゴールについて考えましょう

　時折親たちは,「とっても不公平だ！　どうしてこのような子どもを持たなくてはいけないの？　こんな報いを受けなければいけないの？　私の子どもこそ罰せられるべきだ」と独り言を言います。彼らは子どもの犠牲になったように感じ, 怒りの感情から, 仕返しをしても当然だと感じるようになります。彼らは自分の怒りが制御不能になっていたとしても, 状況はコントロールできていると思うかもしれません。

　怒りをやり過ごすことは, 特に自分が不公平な扱いの犠牲者だと感じているときには難しいものです。怒ることはあなたを正当化し, やる気にあふれ, パワフルなように感じさせうるでしょう。あきらめることは, 受動的な敗北や力の喪失とよく混同されるため, 難しいものとなります。このような状況では, 仕返しをして短期的な満足を得るよりも, 長期的なゴールについて考えることのほうが役立ちます。「長期的には, 怒るよりも, 自分の怒りに責任を持って対処しているところを子どもに見せるほうがよい」と自分自身に言っても良いでしょう。もうひとつの建設的な自分への言い聞かせは,「怒りを爆発させることの長期的なコストは, 私が振り回されないことを自分の子どもに見せる一瞬の充足感よりはるかに高い」というものでしょう。もしあなたが本当に怒っていたら, リラクゼーション呼吸訓練をすることや自己コントロールの役に立つタイムアウトを取ることが有用でしょう。

客観化と標準化

　気持ちを動揺させるもうひとつのタイプの独り言は, 子どもたちの問題を親が自分たちのせいにするときに発生します。問題に直面したとき, 彼らは自分自身に「私は親として完全に失敗だ。何もちゃんとできない」と言います。あるいは自分の状況だけに注目し,「もし私が仕事に戻らなければ, おそらく子どもたちはもっと大人しかっただろう」と

か「私がひとり親だからこんな問題を抱えているのだ」と言うかもしれません。これらの例では，親たちは子どもたちの問題を親としてのスキルやライフスタイルを反映するものとして一般化した解釈を行っています。これは複雑な問題を過剰に単純化するだけでなく，敵意や消極性につながり，最終的には落ち込んでしまいます。

　すべての子どもが行動上の問題を持ち，それらは必ずしもあなたの親としての能力の反映ではないということを思い出すことで，自己批判的な考えを自分から離しましょう。お子さんの行動を客観化し，自分自身にこう言うことも大切です：

・どうしたら子どもがよりよい行動を身につけるのに役立つだろうか？
・子どもに対する私のゴールは何だろう？
・私がしていることは子どもがよりよい行動をとる役に立っているか？

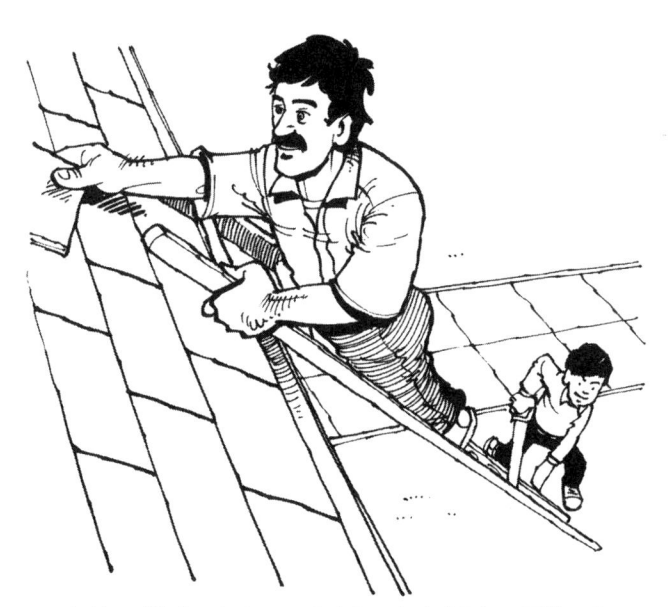

怒りの感情をコントロールすることは時として困難です

・もしそうでなければ，他に何をする必要があるか？

たとえば，あなたは「怒ることは子どもの役には立たない。あの子は自分の環境の限界を試しているだけだ。あの子が道で自転車に乗らないことを学ばせよう」「すべての子どもは親にこのようにするものだ。あの子はモンスターではない。私はあの子に対して落ち着こう」と考えても良いでしょう。ご自分の生活環境に対する自己批判を正常なこととするひとつの方法は，すべての家族が離婚，死別，慢性疾患，失業，引っ越しといったストレスの多い出来事を経験するということを思い起こすことです。これらのストレスを避けたり否認したりするのではなく，お子さんがそれらに生産的で柔軟な方法でどのように対処するかを学ぶのを助けることがゴールなのです。

あなたが自己批判的なら，どのようにネガティブ思考を止めるかだけでなく，ポジティブに自分を褒める考えをどのように増やすかも学ぶ必要があります。多くの人々は，おそらく自己中心的またはうぬぼれが強いと感じるために，自分自身を褒めることには消極的です。しかし，他の人を褒めるのが良いならば，自分自身に同じようにすることも良いのです。自分を褒める考え方の例は，「私はよい親だ」「私はがんばっている」「私はこの状況に責任を負っていることに誇りを持っている」「私は進歩している」「これをするたび良くなっている」といったものです。あなたが日々達成したすべてのことを考慮し，自分自身を信頼しましょう。

落ち着くことに焦点を当て，サポートを受けるために "アイ・メッセージ"を用いましょう

自分の子どもに不満を感じるときに，その問題についてパートナーを責めることもあります。例えば，ある母親は「私はこういう仕事をすべてしている。私は夫から何のサポートも受けていないし，子どもたちは私の言うことを聞かない。これは夫が私を援護してくれないからいけな

第11章　考えが動揺したときのコントロール

いのだ」と考えます。また，ある父親は「一日中働いて，疲れている。帰宅して出くわすのは，面倒なことばかりだ。子どもたちは騒いでいるし，小競り合いをしている。もしジョーンが子どもたちをしつけるのがもっと上手なら，子どもたちはもっと行儀よくしているはずだ！」と独り言を言うでしょう。このタイプの批判的な独り言をする人々は，しばしば，自分自身が子どもたちだけでなく配偶者とも葛藤状態にあることに気づきます。

　夫婦が子どもの問題でお互いを責めるもうひとつの例は，たとえば「ローラは攻撃的で，まるでお母さんみたいだね」とか「トムはお父さんと同じくらいだらしないわ」と，相手が子どもの悪い見本だと言って攻撃することです。この種類の思考は自己成就的予言になり得ます。それは怒りや失望したときに言葉に表れ，子どもたちは両親の望ましくない行動を模倣するよう期待されていると教わるのです。

　あなたがお子さんの行動について配偶者を責める気持ちなら，それは止める必要があります。あなたが代わりに望む行動についての明確な「アイ・メッセージ」を作ることに集中した，ストレス対処思考に置き換えられるべきです。サポートが不足していると感じている母親は「私は自分が後悔する何かを言う前に，落ち着いたほうがいいわ。私が必要なのは助けなのよ。私は夫に助けてほしいと頼もう。そうしたら私は快適にゆったりとお風呂に入ることができるわ」と自分に言うでしょう。父親は「気楽にいこう。少し深い呼吸をしよう。私が必要なのは数分間の平和だ。たぶん私がしばらく本を読んでいる間ジョーンに子どもと遊ぶよう頼めば，そのあと私は彼らと遊ぶことができるだろう」と自身に言うでしょう。

　あなたがお子さんの不適切な行動について配偶者の人格を責めるようなら，そのタイプの考えは止めるべきです。その代わりに，あなたの配偶者に似ている良い行動がどんなものかに注目してみましょう。たとえば，「彼女はまるでパパのようにエネルギーに満ちている。彼女もおそ

らくアスリートになるだろう」とか，「彼はママと同じくらい読書が好きだ。おそらく彼は司書になるだろう」と。

ストレス対処に焦点を当てましょう

　独り言を言って，あきらめようとする親がいます。息子に勉強を教えてきたにもかかわらず，息子の成績不良が続いているある母親は，自分自身に「私は疲れてしまった。そもそもなぜ頑張らなくてはいけないのか？　何もうまくいかないだろう」とか「私には手がつけられないわ。彼は能力がないだけなのよ」と言うかもしれません。敗北主義的態度を受け入れると大抵は問題からの撤退，しつけの拒否，そして苛立たしさや不安の沸騰という結果につながります。最終的に，親は怒りを爆発させるか，落ち込むでしょう。さらに，子どもに変化する能力がないと発言することは自己成就的予言になる可能性があります。

　より有用なストレス対処行動は，お子さんに役立つためにあなたができることについて考えることです。「これはイライラすることだし，私は疲れている，けれど私は対処できる」とか「誰も私をあきらめさせられない。物事は良くなっていく。でも時間が必要だ」と考えても良いでしょう。あなた自身とお子さんへの重要なメッセージは，あなたはこの状況のすべてに対処できるということです。たとえ厳しい状況でも，あなたは将来へのポジティブな展望を反映させることができます。たとえあなたの介入が状況を劇的には改善しなくても，それは必ず物事が悪くなるのを防ぐのです。

問題対応型発言のモデルを示しましょう

　あなたが問題に直面したときにストレス対応や冷静な考え方を使うことを学んだら，それを声に出して言ってみましょう。食卓に家族が座っ

ているときに，母親は父親に「ピーター，私はアリスの学校での問題にうまく対応していると思うの。自分に過剰反応しないように，そしてどんな子どもも時々は学校で難しいことがあると考えているのよ。アリスがみんなとシェアできるようになるにはどうすればよいか相談する約束を先生としたの。良かったわ」と言っても良いでしょう。ここでアリスの母親は，どのように自分自身を過剰反応することから妨げるかだけでなく，自分をコントロールできる自分を褒める模範を示しているのです。

　両親は子どもたちにとって影響力のあるモデルです。一日の間には，あなたがどのように効果的に困難な状況に対処したかについて，子どものはっきりとしたモデルになる数えきれない機会があります。お子さんがこれらのポジティブ思考による反応を観察すれば，最終的にはそれを使えるようになります。

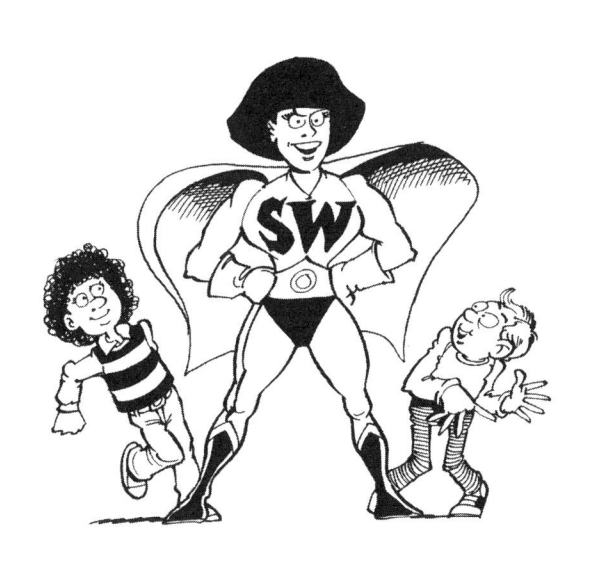

自分に力をつける

まとめ

　人々は，しばしば特定の出来事が自分を怒らせたり落ち込ませたりすると言います。これは意図的に責任を回避しようとしているものではありませんが，自分を被害者役に置いてしまいます。そのような人々は自分が自分自身の感情に何らかの影響を与えているとはほとんど気づかず，感情を抑えるか，怒りとともに爆発させるかの間を行ったり来たりしているのです。しかし，あなたを怒らせたり落ち込ませたりすることができるのは，本当はただ一人だけで，そしてそれはあなた自身なのです。覚えておいてください，あなたは感情的になるか，ストレス対処作戦を使うかという選択を常に有しているのです。

☆覚えておきましょう☆

- 心に浮かぶことがあるネガティブなレッテルを否定しましょう。
- 意図があると憶測するのは避けましょう。
- ポジティブな未来を描きましょう。
- 物事を誇張したくなったときに思考の停止を使い，ストレス対処思考に置き換えましょう。
- 行動を正常なものと考え，柔軟な基準を使いましょう。
- あなたの怒りをコントロールしましょう。
- 自己批判的にならないようにしましょう。代わりに客観化し，自分を褒めましょう。
- あなたのパートナーや，お子さんのケアに関わる他の人たちを援助し，また援助を求めましょう。
- ストレス対処に焦点を当てましょう。

- ポジティブでいて，ユーモアを用いましょう。
- 怒ったり心配したりする時間を延期しましょう。
- 積極的で対処的な独り言のモデルになりましょう。

第12章

ストレスや怒りからのタイムアウト

　考えの動揺に気づき，それをポジティブな考えで置き換えたら，次に自分をさらにコントロールするために必要なことは，ストレスフルな出来事や考えに対する生理学的の反応に気付くことです。例えば，葛藤があるときに，身体がどのように反応しているか考えてみましょう。多くの人々はストレスフルな状況の中では，身体の緊張，動悸，頭痛，血圧の上昇や筋肉の緊張などを経験しますが，それらは自分自身をコントロールすることを妨害するのです。

　生活におけるストレスの原因を見ることから始めましょう。ストレスフルな状況は責任ある職を任されたリーダーになったときや災害時にのみ起こるものと考えられがちです。しかし実際には，日常生活の煩わしい出来事はこれらの危機的状況よりも強いストレスを起こすことが研究で知られています。ご存知のように，子育ては日々の煩わしい出来事を多く作るものです。用事をするのに走り回り，期日や時間に間に合わせ，ベビーシッターを探し，お金の工面をすることから日々の煩わしさが起こってくるでしょう。あなたのお子さんが問題行動をしたり，病気になったり，床にシリアルをこぼしてしまったり，汚れた着物が積み上げられることで起こることもあります。離婚や解雇などの大きな出来事ばかりではなく，することがないとか，孤独や退屈さでも引き起こされ

るものなのです。ストレスの原因は大変個人差があります。誰かにとって大きなストレスとなることでも別の人には全くストレスと感じないことがあります。リラックスする方法やストレスレベルを管理する方法を学習すると，ご自身をコントロールして目的を達成することが容易になり，あなたや周囲の人々をぼろぼろになるまで疲労困憊させることはありません。

　前の章では，ストレスフルな考えをコントロールするひとつの方法として，独り言を前向きに変えることを検討しました。独り言をコントロールできるようになる前に，自分の身体を落ち着かせるために身体的にリラックスしたり，タイムアウトを取ることも時には必要です。ストレスからのタイムアウトについて考えてみましょう。多くのスポーツでは，「タイムを取る」ことができます。タイムアウトを取ることによって，選手やコーチは作戦を練る機会を得て，一息つき，パワーをチャージし試合を再開できるのです。しかし，日常生活で予定したタイムアウトの時間は少しもありません。コーヒーブレイクの時間でさえ，リフレッシュするというよりも刺激が多いことが普通です。どこか途中でリラックスすることが抜け落ちてしまったのです。自分自身の洞察力を高め，再度パワーチャージするためにタイムアウトを回復するかどうかはあなた次第なのです。

　これから，タイムアウトを取るべき6つの方法をいくつかの理由に分けて説明していきます。もちろん，あなたに今とても小さなお子さんがいて，つきっきりで面倒をみなければいけない場合，お子さんから物理的に離れてタイムアウトを設けることは難しいです。今の状況に合わせた改訂版のタイムアウトが必要です。緊張や怒りの感情をほぐし，自分をもっとコントロールできるようになる方法を実験しながら学習しましょう。

ゆっくりとした呼吸のためのタイムアウト

　ゆっくり，そして深く呼吸をすることはストレスの解放につながります。緊張を抑え，心拍数を低下させ，筋肉を弛緩させ，血圧を下げ，心を落ち着かせます。自分についての独り言をコントロールするには，身体的にリラックスすることが必要です。以下に挙げた，リラックス手法を少し試してみましょう。

・静かで落ち着ける環境を整えます（浴槽，ガレージ，地下室）。
・床にゆったりと座るか，床に横になります。目を閉じましょう。
・呼吸に注目しましょう。
・吸って吐いてを繰り返して，呼吸をゆっくりにしましょう。
・呼吸をゆっくりさせたら，次の呼吸では息を吸いながらできるだけゆっくり1から10までを数えます。
・次に10をカウントしながらゆっくりと吐いてみましょう。
・落ち着いてコントロールできている自分をイメージしましょう。お気に入りの場所にいるようにイメージしましょう。
・あなたがよい仕事をし，着実に進んでいることをイメージしましょう。
・リラックスできたと実感できるまで，数を数えながらゆっくりとした深呼吸を続けましょう。
・全身の筋肉の力をできるだけ緩めましょう。まず，つま先の筋肉に力を入れたり，緩めたりを繰り返し，続いて，脚，腕，最終的に顔に移っていきます。

毎日10〜20分のこの作業を1，2回行いましょう。

　リラックスする方法（リラクゼーション）を学ぶことは新しい技術を

学習するのと同じです。定期的な練習と忍耐，時間が必要です。上達が遅いとしても気にすることはありません。リラックスできないことで緊張したり心配するとさらにリラックスできなくなります。リラックスする方法を習得するうえで最もよく起こる問題のひとつは，気が散ってしまう考えが現れることです。もし気持ちがよそに行ってしまったとしても気にしないでください。もしそうなってもあなたの気持ちをまた，呼吸に集中させればよいのです。外部から集中を妨げられるという問題もあります。可能なら，邪魔されないような時間と場所を選びましょう。

　リラクゼーション法を10セッション練習したら，実際の問題場面で使いましょう。例えば，仕事から家庭に帰る途中でお子さんを迎えに行く前，お子さんが学校から帰ってくる前，イライラが高まりそうなときなど，緊張の高まる直前にリラクゼーションを取り入れましょう。

活動中のタイムアウト

　このリラクゼーションテクニックは買い物の途中，食器を洗っているとき，椅子に座っているときなどいつでもどこでも使えます。体の各部を順番に力を入れ，緩めるのです。目を閉じ，筋肉を緩め緊張を解放するところをイメージします。息を吸いながら，右の腕と拳を握ってできる限り力を入れます。そのまま4つ数を数え，次に息を吐きながら，十分力を抜きます。左腕とこぶし，お尻，右足とつま先，左脚とつま先，顔，顎と移りながら同じことを繰り返します。最後に体全体に力を入れ，リラックスします。

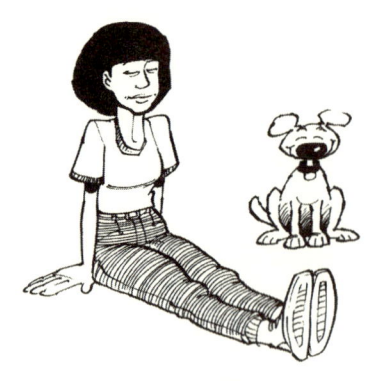

ゆっくりとした呼吸のための
タイムアウト

視覚化とイメージのための
タイムアウト

　タイムアウトの3つ目は，あなたの生活で落ち着く空間や時間を具体的にイメージすることです。何かをイメージすると，すべての思考がスムーズに協調し合うようになります。その結果は驚くほど生産的で

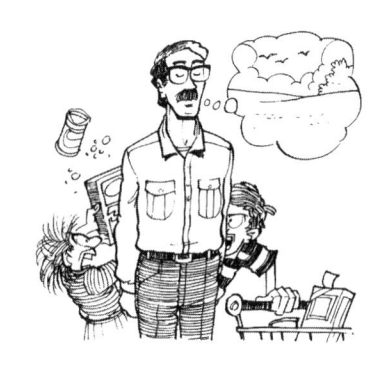

視覚化のためのタイムアウト

す。イメージは非常に個人的なものです。イメージする方法にこれが正しいというものはありません。どんな種類のイメージがリラックスできるか実験してみましょう。想像してみましょう，雲ひとつない真っ青な空，ピカピカにきれいな部屋，静かな図書館，お子さんや友人と一緒にいるときの親密な時間……。

怒りをコントロールするタイムアウト

　叫んだり罵ったりすることで「ガス抜きする」ことは，攻撃的な怒りを鎮めるものだとかつては信じられてきました。人々は攻撃的エネルギーでいっぱいになった沸騰したやかんのようだと考えられていました。したがって，従来は攻撃的なエネルギーが高まったときに，やかんのフタを上げて蒸気を少し解放することが大切だと考えられていたのです。現在は，怒りの感情を吐き出すことは，気分を浄化されたり，良い効果を出すよりも攻撃性や暴力を大きくするものだと理解されています。怒鳴りあっている夫婦は，怒りが収まるどころかより怒りの感情が高まるという研究報告があります。その理由は，怒りの感情を爆発させることで，力を持っているという誤解を生み，それが自己強化してしまうからなのです。自分の怒りの力で相手が事態を深刻に受けとめるようになり，また相手の服従をもたらすと感じることが多いのです。非難す

ることが復讐のやり方のひとつになることもあります。しかし，これらはすべて一時的な効果しかありません。怒りの爆発の長期的影響は永続的で有害なものですから，よく考えることが大変重要です。非難を浴びせることはしばしば強化されるため，そうした手段を用いると，そうやってフラストレーションを対処する癖を作ることがしばしばあります。怒りの爆発のモデルを両親が作ることで，周囲の家族は怒りの感情が高まり，防御的になり，恐怖に陥りやすくなるのです。

　すべての親は，ストレスの強い状況に陥ると，怒りの感情をコントロールできなくなります。したがって，自分のためにタイムアウトを確保することは，お子さんにタイムアウトを準備すると同じくらい大切なのです。では次に怒りのサイクルを止めるためのステップを紹介します。

怒りの感情が高まるシグナルに注目しましょう

　怒りの感情は全開状態で出現するよりもむしろじわじわと増強してきます。したがって，怒りの感情が高まっていると知らせてくれるあなたの体のシグナルに注目することが大切です。このようなシグナルは，呼吸や心拍数が早くなったり，責めるような考え（「あん畜生！」）や，破滅的考え（「もう我慢できない」），他人の思考を読みすぎる考え（「わざとしてるんだわ！」）として現れます。うろうろ歩きはじめたり，叫んだり，拳を握ってしまうことも怒りが高まっているサインです。

タイムアウトのサインを決めましょう

　あなたの家族に，あなたにタイムアウトが必要だということを知らせるサインを設定しましょう。たとえば手でTを作るとか単純に「タイム！」というなどのニュートラルなサインであるべきです。

場の設定をしましょう

　一人になれる場所で，なおかつご家族があなたの居場所を知っている

場所を選びましょう．そうしないと，ご家族は裏切られたような気持ちになって，あなたを束縛しようとするでしょう．

タイムアウトの時間を設定しましょう

タイムアウトを宣言する際の時間の上限を設定しましょう．理想的には，30分を超えないようにすべきです．そうすれば，家族との話し合いであれ何であれ，中断されたことを再開する準備ができたことを伝えることができます．家族が，タイムアウトが回避戦略ではなく，中断した活動を再開するための行為と理解していることが大切です．

タイムアウトの手順

タイムアウトが宣言されたときに何が起きるかを家族に了解してもらうためにも，家族みんながタイムアウトの手順に同意していることが必要です．一時的に家の外に出るかどうか，友人の家に行くかどうか，電話をかけるかどうか，などを考慮しましょう（飲酒や服薬は，自分自身のコントロールをかえって失うことになり逆効果が多いので，選択肢として考慮すべきではありません）．

ストレスについての独り言

思考を停止させたり，ネガティブな思考を否定することもまた，ストレスマネージメントのひとつだということを覚えておきましょう．こうした思考方法をストレスへの対応に利用することもできます．例えば，「これはよくあることだ．タイムアウトを取るときによく感じるのがストレスだ」と自分自身に言い聞かせましょう．こうした緊張感を状況対処の味方として利用しましょう．こうした感情があることは自分に，「落ち着いて．ゆっくりと深呼吸をしよう．気持ちを楽に」と言い聞かせるサインとなります．ストレスは時々起こるものです．目的はストレスを完全に消去することではなく，自分でマネージメントできるように

することだということも覚えておきましょう。例えば,「だんだん緊張が強くなっているわ。筋肉がこわばってきている。私の体が落ち着けと言っている」と言い聞かせてもよいでしょう。つまり,ストレスを正常なものとし,家庭生活の一部であると認識することです。

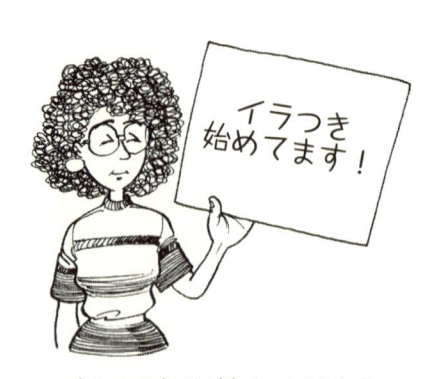

あなたの怒りが高まってきたら早めにサインを

どんなに状況が緊迫していてもやがては過ぎてゆくのですから,ストレスは永遠に続くものではなく一時的なものであると考えましょう。ストレスに向き合う際には,コントロール不可能なことではなくコントロール可能なことに焦点を当てましょう。他人を非難する考えではなく,対処して解決策を見つけようとする思考に注意を向けましょう。最後に,あなたにはストレスに打ち克つ力と能力があるという点に焦点を当てるのです。

個人的なタイムアウト

他にできることはありませんか？　運動,ちゃんとした食事,自分のペースを保つ,コーヒー・アルコール・薬を避ける,散歩,ジョギング,読書,冗談を言う,音楽鑑賞,買い物,映画鑑賞,マッサージ……。大人にとっても子どもにとっても自分の時間を持つことは,ストレスを減らす最も効果的な方法です。もし過密スケジュールであるとしたら,時間を調整して,自発的に楽しむ時間やバカバカしいような時間,そして何もしない時間を作ることを考えましょう。あなたのお子さんが多くのお稽古事でいっぱいになっていないことも大切です。

第12章 ストレスや怒りからのタイムアウト 247

・・・まとめ・・・

タイムアウトで大切なことは，あなた自身がストレスや怒りから一歩下がって，重要なことに注意を向けることです。ストレス状況に深く関わってしまうのではなく，タイムアウトを取りましょう。いったん状況を把握さえすれば，あなたを圧倒しているストレスも取り去ることができるのです。タイムアウトは１分間かもしれませんし，１時間かもしれません。いつ，どこでタイムアウトを行うか選びましょう。日常の中で短いタイムアウトを何回も行うことが，心理的な安心感と自分をコントロールできる感覚を作るのです。

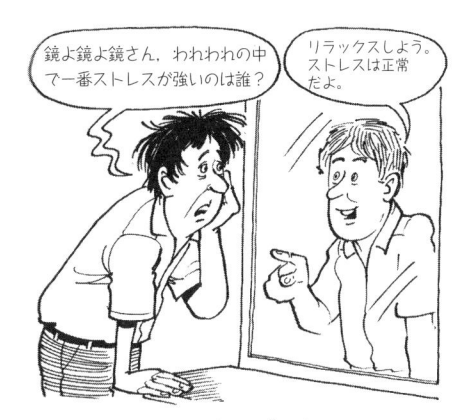

ストレスをはびこらせない

☆覚えておきましょう☆

・緊張しているあなたの体の状態を把握し，呼吸をして緊張を緩めるエクササイズを行いましょう。

・ネガティブな感情に気づき，それを自分自身を励ますような感情に置き換えましょう。

・自分を苛立たせている事柄が本当にそれほど重要なのか自分に問いましょう。今から１週間経ったら状況に違いがありますか？　１年では違いがありますか？　あなたが70歳になったら？

・素晴らしかった過去の出来事のいくつかや未来の楽しい夢をイメー

ジしましょう。
・葛藤の真っただ中で，深呼吸し，気持ちを落ち着け，楽にして，数分間そのことから離れてみましょう。
・息抜きの時間を持ちましょう（入浴してみたり，雑誌を読んだり）。
・楽しみなことのリストを作り，毎週そのうちひとつを実行するように計画しましょう。

第13章

効果的なコミュニケーション技術

　他の家族に比べると，穏やかに，効果的に問題に対処する家族がいます。このような家族は一般的に良いコミュニケーション技術を持っていて，それが，現在の問題を解決し，将来的な問題を芽のうちに摘み取ることに役立っています。残念なことに，うまれつき効果的なコミュニケーション技術を持っている人はほとんどいません。しかし私たちはそれらを学習することができ，学習する子どもたちのための手本となることもできます。

　コミュニケーション技術を用いて最善の結果を得るためには，セルフコントロールの技術を用いて，ネガティブな感情と思考を管理しなければなりません。行き過ぎた怒り，罪責感，不安や落ち込みは，コミュニケーションを妨げます。この章では効果的なコミュニケーションを妨げる事柄と，それらに打ち克つ方法について考察します。私たち誰もが，ここに挙げた失敗をある程度は犯すものであり，ある面では改善の必要もあります。この章の目的は，あなた自身が改善したいと思う領域をはっきりさせるのを手伝うことです。

傾　聴

　多くの人々は，傾聴の仕方を本当には知りません。彼らは，話してい

る人に言いたいことを言わせる代わりに，質問，議論，批判，あるいは助言で遮ります。聴いてもらっていると感じない子どもや大人は，何度も何度もその問題を言いなおすか，あるいは完全に引きこもってしまうことが多いのです。次の大人と子どものやり取りを考えてみましょう。

キャシー：マーカスが彼の部屋で一緒に遊ばせてくれないの。私が嫌いなのよ。
母親：そうねえ。もしあなたが彼のおもちゃを乱暴に使わなければ，彼はあなたをもっと好きになるわよ。[批評]
あるいは，
母親：外に行って遊んだらいいじゃないの。[解決方法]

キャシー：みんな私が嫌いなのよ。私と遊ばないもん。
親：不満を言うのをおよし。[批判] パパはおまえが好きだよ。[慰め]
あるいは，
親：みんなもちろんおまえが好きだよ。今は来て遊べないだけだよ。[否定]
あるいは，
親：向こうの通りに新しく越してきた子たちに，一緒に遊んでと頼んだらいいじゃないか。[助言]

今度は次の大人と大人のやりとりを考えてみましょう。

妻：本当に子どもたちにイライラする日だったわ。我慢の限界よ。
夫：（ちょうど仕事から帰ったところで，入り口から入ってきて，3歳の子が走りまわっていて，赤ちゃんが泣いているのを見て）ふ〜ん（アイコンタクトを避けて，新聞を手にとる）。[拒否]
あるいは，

夫：日中君を手伝ってくれるベビーシッターをやとえばいいじゃないか。［解決］
あるいは，
夫：その気持ちわかるよ。僕の一日も酷かったよ。［価値の引き下げ］

　傾聴は，人が他の誰かに与えることができる最も強力な強化の方策のひとつです。不幸なことに，それはあまり使われない技術であり，しばしば軽視されています。傾聴とは，話し手が大人であろうと子どもであろうと，その人に「発言権」を与え，気持ちや考えを邪魔されずに述べるのを許可するということです。良い聞き手は受け身で，無表情または新聞を読みながら聞いていて単に頭だけうなずいているというのではありません。そうではなく，彼らは話し手に眼差しを向け，適切な表情を使って聴いてゆくのです。効果的な聞き手になるためのいくつかの秘訣を挙げましょう。

- アイコンタクトを維持しましょう（テレビを消して，あるいはあなたが読んでいるものは何であっても伏せましょう）。
- あなたが返答をする前に，その人が話しきるチャンスを与えましょう。
- 話の内容と話し手の気持ちの両方を聞きましょう（あらゆるメッセージには，内容の要素，つまり伝えられている実際の情報の部分と，気持ちの要素，つまり非言語的なメッセージの部分があります）。
- 話し手が中断したら，その状況について質問をすることで，関心を表しましょう。
- フィードバックを与えましょう。あなた自身の言葉でそのメッセージの内容と話し手の気持ちを要約し，わかりやすく言い換えましょう。

- 肯定しましょう。相手の見方からその問題を見てみましょう。話し手に，あなたがその人の見方を正当なものだとわかっていることを知らせましょう。肯定することは，話し手と聞き手の間に存在する可能性のある隔たりを減らすのに役立ちます。あなた自身の見方とは異なる見方があるということ，そして違う立場を与えられれば，見方は変わる可能性があるということを肯定することが重要です。
- 話し手に話を続けるように促しましょう。

注：もちろんコミュニケーションにおいては，話し手が話し時間について配慮することも重要です。もし話しかける相手がテレビ番組に没頭していたり，ほとんど眠っていたりすれば，効果的コミュニケーションは難しくなります。

次に，先ほどの例において，聞き手が効果的な方法で応答しているところを見てみましょう。

キャシー：マーカスが彼の部屋で一緒に遊ばせてくれないの。
母親：あなたはビリーと遊びたくても，彼がさせてくれないのね。それは嫌な気持ちになるわね。［内容と気持ちを要約し，肯定する］
あるいは，
母親：あらまあ，それは嫌な気持ちになるわね。どうしましょうか。［子どもの気持ちを反復したうえで，問いかけをする］
あるいは，
母親：何があったか，もっと教えて？［問題をより理解するために質問をする］

妻：本当に子どもたちにイライラする日だったわ。我慢の限界よ。
夫：何があったの？［関心を示す］

第13章　効果的なコミュニケーション技術　　　253

妻：ジョニーが友達を叩くので，幼稚園で問題になったのよ。おまけに赤ちゃんも叩くの。赤ちゃんはずっと下痢だし，一日中泣いていたのよ。家がめちゃめちゃで，くたくたよ。

夫：いやいや，ジョニーが悪さをして，同時に赤ちゃんが病気なんて，たしかにイライラするよねえ！　君は疲れはてているようだよ。何か手伝えるかい？［気持ちと内容を反復し，肯定する］

あるいは，

夫：それはとんでもなかったね。赤ちゃんは今はどうだい？［気持ちをフィードバックしたうえで，関心を表現する］

両方の例では，聞き手が話し手の見方から問題を見ようとし，話し手の気持ちが肯定されています。

存分に話しましょう

衝突や不同意，不賛成を避けるのに，感情や，あるいは困っている出来事について話さないようにする人たちがいます。彼らは不満の種を蓄積していて，そのうち怒りの爆発をさせるかもしれません。次の例の両親は，明らかに多くの憤りを溜め続けていました。

母親：もうたくさんよ！　私はこの家の全部をしているのよ。掃除して，全部の食事を作って，洗濯をして，マックスを学校へ連れていって，買い物に行って，パートもしているのよ！　あなたがやるのは新聞を読むことだけね！

父親：もうたくさんだ！　僕はこの家族のことを全部やっているんだ。僕は君たち全員を助けるために働いて，税金や光熱費を払って，車を修理し，窓を洗って，皿洗いも手伝って，マックスを野球の練習に連れて行って，で，君がやるのは文句を言うことだけさ。

どう感じているかについてありのままに話したり存分に話したりすることが必要な理由はいくつかあります。第一に，もしもあなたが気持ちや願望を表現しないと，他の人はあなたの気持ちを読んで，あなたに代わって決定をするでしょう。でも彼らの推測は的外れであることが多いので，彼らはあなたの望みに反して行動するかもしれません。第二に，もしもあなたが問題について黙っていたら，あなたは後で怒りやヒステリーの発作を爆発させるかもしれません。葛藤が湧き起こってくるたびに話すことは，そのような爆発を引き起こす圧力を減らします。

おとなしい人が，そうした思考や気持ちを罰せられたり，批判されるのが怖くて，自由に話すことをしない場合もあります。そのような状況では聞き手は，話してもらうことを強化するために先に述べた積極的傾聴の技術を使う必要があります。

気持ちと問題について自由に話すのに役立つ，いくつかの秘訣を次に挙げましょう。

・「あなた……」メッセージではなく，「私……」メッセージを使いましょう。「私……」メッセージは，話し手が望んでいたり感じていることを伝達します。これは，破壊的な結果に陥れることなく人々を直面化させるひとつの方法です。「あなた……」メッセージは咎めていたり，批判していたり，あるいは判決を下す傾向があり，怒りや屈辱を触発することが多いのです。あなたがもしも次の例の言い回しを言われたらどう反応するだろうかと考えれば，協調性を誘い出すのになぜ「私……」メッセージのほうがより効果的かがわかるでしょう。

（カーラはまだ身支度をしていない。彼女は起きてからずっとぐずぐずずしていて，母親は仕事に遅れそうだ）

母親：あなたは絶対に時間通りに身支度しないわね。あなたはいつも

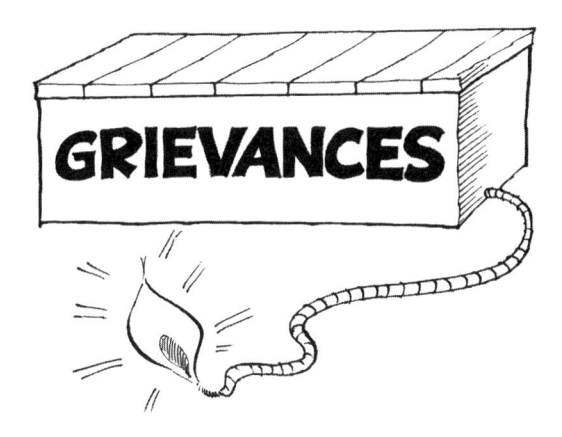

第13章 効果的なコミュニケーション技術　　255

爆発するまで不平の種をくすぶらせてはいけません

　私を遅刻させるわ。どうしてあなたは時間通りに用意できないの。
　［「あなた……」メッセージは，カーラがよくないことをしているという点に焦点を当てている］
それに代わって，
母親：あなたが朝ぐずぐずしていると，ママはイライラしちゃうの。私はあなたが時間通りに，目覚ましが10分後に鳴る前に身支度できるか確かめたいの。［「私……」メッセージは，母親の気持ちと変わることへの願望に焦点を当てている］

父親：仕事から帰ってくるといつだって，わが家は全くめちゃくちゃだ。一日大変な仕事をこなした結果がこれかい？　君は僕が帰ってくるまでに掃除や子どもたちに夕食を食べさせておくことはできないの？　［「あなた……」メッセージが母親を批判することに焦点を当てている］
それに代わって，
父親：仕事から帰ったら，僕はまず数分間リラックスする時間が必要なんだよ。［「私……」メッセージは，父親の望んでいることに焦点を当

ている］

母親：私は一日中ずっと子どもたちといて，そこにあなたが入ってきて，夕御飯を要求するのよ。そしてあなたは行っちゃって，くそ新聞を読んで，手伝いもしないのよ。[「あなた……」メッセージ]

それに代わって，

母親：あなたが仕事から帰ってきたら，私は夕飯の支度の前に，子どもたちから解放されて数分間くつろぎたいのよ。[「私……」メッセージ]

- 簡潔に，明確に，そして焦点を絞りましょう。思い切って自分の考えを口に出すには，あなたが望まないネガティブなことではなく，あなたが何を望んでいるかについて正確に考えなければいけません。いったん，自分が何を望んでいるかについて明確な考えを持ったら，それをポジティブにかつ簡潔に言いましょう。子どもや配偶者がいかにだらしなくて無責任だったか，あなたの主張を証明するために，ありとあらゆるエピソードを列挙する必要はありません。代わりに，問題を簡潔に述べ，「私……」メッセージを用いて，望んでいるポジティブな行動に焦点を当てて言いましょう。
- ネガティブな気持ちは手短かに表現しましょう。ある問題が長く無視されるほど，ますますあなたの怒りの気持ちが大きくなるのです。穏やかに話し合えるようになったら，できるだけ早く問題に対応しましょう。
- フィードバックを求めましょう。あなたの話を聞いている人があなたの意見を理解しているか，確かでないこともあります。そうしたら，「私の理屈あってる？」「私が言っている意味，わかる？」と尋ねましょう。このほうが，とりとめなく長々と話すよりずっと効果的です。そして，状況を理解することが重要であるということを聞き手に伝えることができるのです。
- 話題が多くなりすぎるのは避けましょう。話すことを選びましょ

う。話題に出すことは，あなたがどこで，いつ，どのようにあなたの気持ちを表現するかについて鈍感でいなさいという意味ではありません。はじめる前に，あなた自身に，「話をつけなければいけない正当な話題かしら？　それとも私の気分が悪いのかしら？」「私が過剰に反応しているのかしら」「私は，何かを解決することに本当に関心があるのかしら」「話題にするのにいい時期かしら？　後で聞いたほうがいいかしら？」と問いかけることが重要です。

感情について語りましょう

多くの親は子どもたちに，考え，事実，規則については話しますが，親自身の個人的な感情について話し合うことはまれです。例えばあなたが心配になったり，不安になったり，楽しかったり，興奮したりした状況について，どのくらい頻繁にお子さんと話しましたか？　皮肉にも，親はしばしば自分の子どもたちについて同じような不満——つまり子どもたちが親に，悩んでいることについて話さないという——を持っています。さらに，親が子どもたちの気持ちを取り扱うとき，男の子と女の子には違う方法で話しかけ，違う種の感情を表現させているという研究結果があります。男の子たちはたくましく話し，攻撃的になるよう促され，悲しみを表現したり，あまりに感情的に見えると批判されやすいのです。一方，女の子たちは，攻撃的な気持ちを直接表現することは女性らしくないと教えられ，悲しみ，涙，感傷的な表現は受け入れられやすいのです。こうして結果的に，少年たちは怒りの感情を表現することを学び，少女たちは落ち込んだ気持ちを話し合うことを学ぶので，少年はより怒れる人になり，少女はより悲しみの人になるのです。次の場面を見て，かなり典型的な親の反応を考えてみましょう。

　　　（ドナルドは4歳，妹のアンナは1歳6カ月）
　　ドナルド：（泣いている）アンナが嫌だ！　アンナはいつも僕の物を

壊すんだ。それに僕を噛んだんだ！
親：えーっ，アンナがお前を噛んだの。
ドナルド：そうさ，僕のここを噛んだ！（足を指す）
親：（足を見て）痛そうだね。何があったの？
ドナルド：（ますます泣いて）痛い。ああ，痛い。
親：落ち着いて，落ち着いて。さあ，何をしたら，彼女が噛んだのかい？（ドナルドは泣き続ける）
親：（イライラしてきて）泣き止みなさい。大きい男の子は泣かないぞ。いますぐやめなさい。アンナはまだ赤ちゃんだ。お前は自分の物をアンナのそばに置かないことを勉強しないといけないよ。

　感情について語ること，あるいは自己を表現するということは，内的感情について，それがポジティブであってもネガティブであっても，他の人にはっきりかつ直接的に知らせる技術です。感情を言葉に置き換えることによって，両者に何が起こっているかがより明確になります。親にとってこれは，子どもたちに対して感情について効果的に語るモデルを示すという意味です。「今日は一緒に過ごして楽しかったわ。嬉しいわ」「パパはお前が映画に行けなくて怒っているのを理解しているよ」「あなたの子犬が死んで悲しいのね」。これらが「私……」の言い回しで，過去ではなく現在のことに基づいていることに気がついたでしょうか。一言注意を述べると，あなたが自分自身を表現するということが重要なのであって，これは，否定的な気持ちの熱弁をふるって「あけっぴろげ」であるべきということを意味してはいません。実際には，否定的な感情を語るタイミングや意味を注意深く考えるべきです。目的は，ネガティブな気持ちと葛藤の領域についてお互いから学び，そして適切に行動をとれることなのです。発散したり，非難したり，批評したりすることはこの目標の達成を妨げます。
　親は自分自身の気持ちを適切に表現するだけでなく，子どもたちの気

持ちを言語化するようにし，それらを肯定しようとすべきです。例えば，先ほど述べた状況を処理するより効果的な方法は次のようなものです。

ドナルド：（泣いている）アンナが嫌だ！ アンナはいつも僕の物を壊すんだ。それに僕を噛んだんだ！

親：えーっ，アンナがお前を噛んだのね。かわいそうに。

ドナルド：（足を指す）そうさ，ちょうどここ。

親：痛そうだね。すごく痛いね。

ドナルド：そうだよ。

親：何があったの？

ドナルド：僕がブロックで要塞を作っていたんだ。そしたらアンナが蹴とばしたんだ。アンナを押したら，アンナが噛んだんだ。あいつなんて大嫌いだよ！

親：それは嫌だね。お前が気分を害しても当然よ。

ドナルド：あいつはいつだって，僕の物を壊すんだ。でもなんで僕を噛んだんだろう？ 噛みかえしてやる！

親：そうだね。できることはできるけれど……。何が起こるか考えてごらん？ 問題が解決するかい？

ドナルド：きっとしないよ。

親：お前はどうしたいんだい？

ドナルド：アンナに邪魔されないで要塞を作りたいんだ。僕の部屋でやれば，アンナが僕を邪魔できないと思うよ。

親：それはとってもいい考えだね。

行為をやめて，再度集中しましょう

問題を話し合おうとしているとき，「荷卸し」に終わる，つまりもともとの問題に関係しているものもそうでないものも，あらゆる種類の不

平を持ち出していることがあります。そうなると，あっという間に双方ともに，圧倒されてしまったように感じるでしょう。

　親：もうこの家に飽き飽きだわ。子どもたちはなんて悪いことをするのかしら。私たちだけで外出するチャンスはもうないのよ。それにあなたはいつもセックスには疲れてイヤイヤだし。
　あるいは，
　親：あなたって，無責任よね！　あなたの報告メモはひどかったわ。あなたはいつもあなたの弟と争っていて，あなたのベッドルームはひどいものよ！

　「荷卸し」が始まっているとわかったら，行為を止め，休戦し，話し合いを停止します。休戦を宣言しやすくするためには，家族が前もって話し合いが中断されるべきときの信号の出し方を決めておくべきです。単純に「このことを話すのをいますぐ止めるべきだ！」とか「混乱してきたわ。私が落ち着いてから，あとでこのことを話しましょう？」と言っても良いでしょう（注：「私……」メッセージが使われています）。たとえ1人でもこの信号を出した場合は，家族の誰もが同意すべきで，話し合いはいったん中断されます。その後，それを続ける別の時間を設定する必要があります。冷却期間は，24時間を超えないようにします。そうでないとその問題を解決することを全部避けることになるかもしれません。混乱しすぎる前にお互いに信号を出せるなら，通常は数分以内に会話を再開できるでしょう。そして，より早くあなた方が話し合えるほど，問題はよりよくなります。

丁寧に，ポジティブになり，あなたの不満事を校正（言い換え）しましょう

　私たちは皆，知らない人に対してよりも知り合いで愛している人々に

第13章 効果的なコミュニケーション技術

対してずっと，あてつけを言ったり侮辱したりしがちだということは，驚くべき事実なのです。家族のメンバーはよく，お互いに妨げあい，お互いをやりこめあい，そしてお互いの気持ちを傷つけあうものです。こきおろしは，怒り，憤り，自己弁護，罪悪感，落ち込みを引き出し，そうした感情が効果的なコミュニケーションと問題解決を阻みます。大人が子どもや別の大人を懲らしめるときに使う典型的なこきおろしのいくつかの例を見てみましょう。

　子どもに対して：あんたはなんてどうしようもない子なの！　5分間
　　散らかさないことができないの？　あんたはママをおかしくする
　　わ！　なんて嫌なガキなの！　ジョーイ，あんたはコートを忘れた
　　でしょ。もしあんたが頭を取り外せたら，頭も忘れたでしょうね。
　　いつになったらお姉ちゃんみたいにちゃんとできるようになるの？
　大人に対して：いったいどんなふうにわかっているというの？　そう

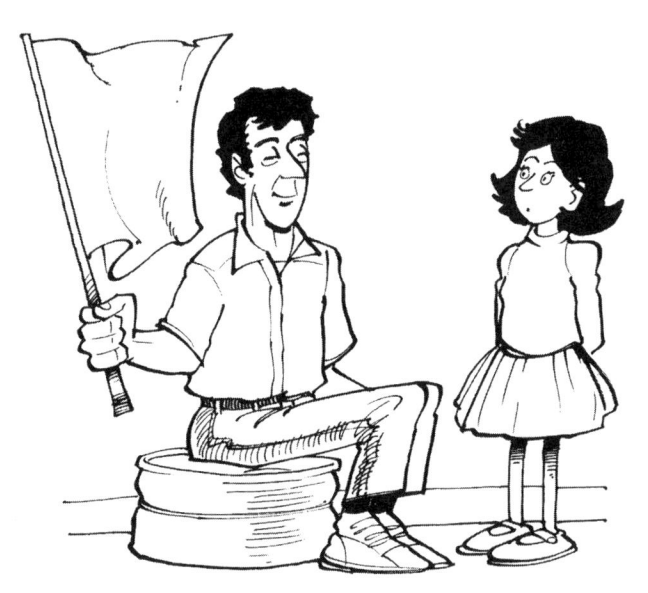

怒りが増強してきたら，休戦の信号を！

ね，もうあなたは専門家よね，え？　私がやったほうがずっと良いわよ。あんたはうろたえるわよ。

礼儀正しさは，状況を効果的に解決するためには極めて重要です。たとえ他の誰かがどんなことをしていても，礼儀正しくいようと意識しておきましょう。他の誰かが無礼で子どもじみているからといって，あなたもそのように振る舞って良いというものではありません。あなたはいつも礼儀正しい気分とは限らないでしょうが，だからこそ，雑誌や新聞の校正者のように，話す前に少しの校正（言い換え）をすることを学習する必要があるのです。良い校正者になるために役立ついくつかの秘訣をご紹介します。

・**あなたができることとあなたがしたいことを言いましょう。**あなたができないことを述べている言い回しを校正しましょう。

夫：今から買い物に行こうよ。
妻：無理よ。赤ちゃんが眠っているもの。1時間だけの自由時間で，やらなきゃいけないことは山のようにあるもの。[できないことに焦点が当たっていて，そのことが抵抗につながっている]
代わりに
妻：赤ちゃんが起きる4時ごろまでには1時間，時間があるわ。[できることに焦点を当てて言い換えている]

子ども：遊んでよ。一緒に遊ぼうよ。
父親：今さっき，公園に連れていっただろう。お前はいつもパパに遊んでほしがるね。1人で遊ぶことを覚えられない？　パパにはやらなきゃいけないことがたくさんあるんだよ。[子どもが困らせていることに焦点があり，そのことが子どもの立場を割り引いて，そのため不安

定な関係性を築いている］

代わりに

父親：洗濯が終わったら遊ぼう。［父親ができることに焦点を当てて言い換えている］

- **ポジティブなことに焦点を当てましょう**。不満なことを校正し言い換えましょう。お子さんがお皿を洗おうとして，でも床に水をこぼしている状況を想像してみましょう。あるいはパートナーが夕飯を作っていて，でもキッチンをめちゃくちゃにしたままの状況を想像しましょう。こうした場面で，あなたは不満を言うか，あるいはその不満を言い換え，してくれた事柄に対する温かい感謝の表明を言うかのうちひとつを選択します。「うわー，お皿が全部洗ってあってすごいわ。時間をかけてやってくれてありがとう」「夕飯を作ってくれてほんとうにありがたいわ」（もし散らかったキッチンがあなたにとって重要な問題なら，あなたはいつでも，後からそのことを話し合うと決めることもできます）。もうひとつの例を見てみましょう。

子ども あるいは 母親：見て，パパにこのオーデコロンを買ったの。

父親：（自分の心の中で「僕にこれがどう使えるっていうんだ？ 何か僕の好きなものを買ってくれたらよかったのに」と言う。でもこの思考を校正し言い換える）プレゼントをありがとう。君が僕のことを思ってくれているのはうれしいよ。

思っていないことを言うのは不誠実だと考え，お互いに，あるいは子どもたちに対してポジティブな言い回しをしない親がいます。彼らはパートナーや子どもが変わらない限り，いかなることも変えようとしません。この種の考え方は距離感を生み出します。彼らがどう考えている

か人はわかっているはずなので，自分のポジティブな感情を述べることは必要でないと信じている親もいます。彼らはポジティブな言い回しがいかに効果的に，他者の気分を良くすることや，より良くふるまうことに影響するかを理解していません。ポジティブな言い回しをするのに，おそらく最もよくある障害は，ぎこちない感情です。これは特に若いときにあまり褒められることがなかった親たちに見られます。もしもあなたがポジティブな言い回しをすることにぎこちなさを感じるなら，あなたが最初にゴルフボールを打とうとしたとき，ピアノを弾こうとしたとき，外国語を話そうとしたときのようなことを思い起こしてみましょう。ぎこちなさは練習とともになくなるのです。

- **自己批判を校正しましょう**。子どもとぶつかり，あるいは冷静でなくなり，そしてあなたが悪かったと気がついたとしましょう。あなたは「私はひどい親だわ。どうしていつもコントロールできなくなって怒っちゃうのかしら」と言うかもしれません。そうではなく，自分を非難する言葉をもっと建設的な，例えば「そう言ったのは間違っていたわ。ごめんね。どうしたらいい？」「ばかげたことだったわ」「良いアイディアじゃなかったわ。もっと良いことを考えましょう」といった自己表現になるように校正し言い換えるべきです。ポイントは，間違った考えや行動に焦点を当てて過ちの責任を受け入れるけれども，人としてのあなた自身を貶めないことです。誰でも過ちを犯します。適切な態度でこうした姿勢の模範を示し，そして今後の行動に対するポジティブな代替案を提供することが重要です。例えばあなたは，「次は落ち着いているようにするわね」とか「またこんなことがあったら，おかしくなるんじゃなくて，数分間外に出るわね」と言っても良いでしょう。
- **現在のことに焦点を当て，古い用件を校正しましょう**。過去の出来事を掘り起こし，古いぶつかり合いを吐き出すのは避けましょう。

これは，今の問題とそれに関係している人々の怒りを増大させるだけでしょう。こうした吐き出しは，問題が起こったときにコミュニケーションをとらなかった人たちに生じやすい傾向があることを覚えておきましょう。
・**相手にとって必要なことと相手の視点について考えましょう。**もしあなたが自分のことだけを考えていると気がついたら，それらの思いを校正し言い換えましょう。代わりにあなたのパートナーや子どもが必要としていることや望んでいることについて考えましょう。例えば，「ずっと赤ちゃんに私の時間が取られているから，この子は無視されているように感じているのかしら？　もしかしたら赤ちゃんのためにシッターを頼んで出かけるべきかもね」。不満を持っている子どもやパートナーに対し，あなたがとれる最も効果的な応え方のひとつは，「私はあなたの主張がわかっているわ。私たちはどうしましょうか？」というものでしょう。

非難ではなく，問題を直すことに焦点を当てましょう

　効果的なコミュニケーションが非難によって妨げられることがあります。問題を起こしているとして相手を直接的に非難することもありますが，非難はもっと遠まわしになされることもあります。よくある非難の例を見てみましょう。

　父親：あの子は我を通すし，君はあの子をしつけていないよ。だからあの子がそんな問題行動を起こすんだよ。君は十分厳しくないからな。あの子は僕には絶対に問題を起こさないよ。
　母親：あなたはあの子をひっぱたきすぎと思うわ。だからあの子があんなに攻撃的なのよ。

　母親：あなたは昔はこんなじゃなかったわ。今は自分のことだけ考え

ている。

父親：君がするのはガミガミ小言を言うことだけだな。僕が会社で長い時間過ごしていることを考えないのかい？

非難は，人々を融合させて問題を解決するよりむしろ，お互いを対立させます。問題を修復することに焦点を当てることこそが重要です。もしお子さんが，あなたとあなたのパートナーが喜んで一緒に努力するのだとわかったら，あなた方2人をお互いに対抗させようとすることは少なくなるでしょう。例えば，上述の例で，「問題はジリアンがとても攻撃的だということだね。私たちのそれぞれが，彼女の問題行動を扱うのに違うやり方をしている。この先この問題を私たち2人がどうやって扱いたいか決めよう」と言ったなら，父親（あるいは母親）には，もっと役に立つかもしれません。このやり方は，片方が正しくて片方が間違っているということを示すことなく，両親が一緒に解決すべき相違点を明らかにするのです。

問題というのはいつも妥当なものです

家族のメンバーの1人がある事柄を持ち出しても，他のメンバーが重要な問題でないと却下することはよくあります。あるいは彼らは，現状を維持することに何らかの利益を見出し，話し合いを望まないこともあります。例えば散らかったリビングルームは，家族の1人には悩みであるかもしれませんが，他の人はそうでないかもしれません。問題を否定するあるいは割り引いて評価する例をいくつか見てみましょう。

母親：リビングがめちゃくちゃで，いつも私がみんなの古い新聞やおもちゃを片付けなきゃいけないのよ。

父親と子ども：ああ，ママ，いいよ。僕たちはこういうのが好きなんだ。僕たちのを片付ける必要はないよ。

父親：あいつはどうしようもない。私の言うことを一言も聞こうとしないよ。
母親：あら，この年齢ではよくあることよ。問題じゃないわ。この年齢の子どもに多くを期待しすぎるのよ。

子ども：他の子たちは僕がきらいなんだ。一緒に遊ばせてくれないよ。
父親：心配ないよ。行って一緒に遊ぼうよ。

あなたはその事柄を問題として見ないかもしれませんが，あなたの子どもやパートナーは問題視するかもしれません。ですから，よい家族関係のためには，その状況に取り組みそれを解決するために協力する必要があります。あなたが問題を割り引いて考えたくなったら，傾聴と相手を認めることが役立ちます。こうしたスキルを用いることで話し手の視点がよりよく理解できるようになります。

現実的な変化に焦点を当てましょう

「どうしようもない」や「彼女は全く父親そっくりで，彼にはいいところがないのよ」「彼は絶対変わらないの」「やってみるけど何もよくならないわよ」のような言い回しは，変化への努力がすべて無駄だという希望のないメッセージを伝達してしまいます。同じメッセージは短い対応のようなサインによっても伝わってしまいます。うつうつとした声で「わからないよ」「そうかもね」あるいは「なんでもいい」というような表現は，希望のなさを指摘すると同時に関心のなさを暗示します。希望がないことは，深いためいきや泳ぐような視線で，非言語的にも示されます。

問題に取りかかっている際に希望がないと感じたら，あなたが現実的に起こせる変化は何かということに焦点を当てる必要があります。あなたの期待のハードルを低くし，一度に１段階ずつ問題を扱おうとする必

要があるでしょう。そして，それが解決できなかったら，しばらくは横においておきましょう。気持ちが落ち着いてから，その問題に戻ってくることができます。大きな問題は一度の話し合いでは解決できませんが，個別の問題はやってみるとできるような解決案があるのです。これは伝えるべき重要な態度のひとつです。例えば，あなたは「いいわ，私たちは我慢しなくちゃね。子どもたちは新しい赤ちゃんに慣れる時間が必要なのよ。どんな行動をしてほしいか，最初に話し合いましょう」と言うことで，希望を伝達してみても良いでしょう。

相手が考え感じていることを尋ねましょう

　相手の動機や意見がわかっていると信じて，初めから確かめることをせず，いわば読心術を使う人がいます。彼らは他人に代わって話をする癖があり，自分が気持ちを読んだと思っている人がその解釈に同意しないと，怒ることもあります。

　おとなしい家族のメンバーが考えたり感じたりしていることについてあなたが憶測だけしていることに気がついたら，その人に口を開いて話すように促しましょう。大抵の場合，その人が関心を持っていることを話し合えば，これができるでしょう。あなた自身の経験を共有することも役に立ちます。あなたは，あなたのおとなしいお子さんに，あなたが自分が子どもの頃，森で迷ったことや自転車に乗ることを覚えたことなどの経験について話すこともできます。気乗りしていない家族のメンバーを対話に引き込もうとするなら，その人の身になることが重要です。お子さんやパートナーがその事柄をどのように見ているかを考えることで，反応を引き出すのに最もふさわしい質問がわかるでしょう。そして最終的に表現された気持ちを確実に肯定しましょう。あなたは，「そのことであなたの気持ちがどんなに傷ついたかわかるわ」「それは私だって苦痛になるわ」「そうね，同じことで私の上司にイライラしたわ」と言ってもよいでしょう。

落ち着き，行動を控えましょう

　自分たちが怒り出して初めて問題を話し合う人々もいます。しかし怒っている人は，より批判的で，ネガティブで，他者を咎めがちで，明確に考えることができません。これは非効果的なコミュニケーションにつながります。

　怒りの考えが生じたらまずはそれを明らかにするようにしてみましょう。自分が怒り狂ってきたことがわかったら，行動を控えることを思い出し，しばらくそこから離れるのがベストです。ちょっとした散歩，リラクゼーションエクササイズや深呼吸は，落ち着いて，もっと理にかなった態度で問題に取り組むことの役に立つでしょう。それから，最初にすべきは，問題が本当に戦いを始める価値があるかどうかあなた自身に問いかけることです。もしもそうでないなら，口を閉じていましょう。もしもそうなら，言いたいことを，丁寧にそしてポジティブな言い方でどんなふうに言えるか考えましょう。不満を自分で校正したら，取り組みたい問題について話し合う準備ができたことになるのです。

あなたのフィルターを告げ，フィードバックを得ましょう

　私たちは，実際に非難されていようがいまいが，本当に咎められていようがいまいが，自分が咎められていると感じると防衛的になります。怒ったり論争的になったり，言い訳をし，取り乱し，叫んだり，引きこもったり，その後の話し合いに加わるのを拒んだりというふうに反応するでしょう。

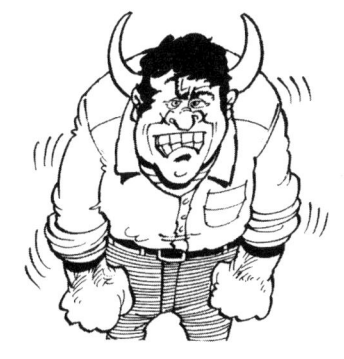

もしもあなたが「かっかと」しはじめたら，冷却期間をとりましょう

母親：子どもたちを毎日一日中は相手できないわ。ベビーシッターに手伝ってもらう必要があるの。

父親：(夫が子どもたちの世話をしないと妻が言っていると思う) 君は子どもたちを一日中はみないじゃないか。彼らは一日のある時間は学校に行っているんだよ。

2人の人が話し合っているときはいつでも，2つのフィルターがあるということが研究でわかっています。ひとつは，1人の人がどのように伝えているかに影響を及ぼし，もうひとつはそのメッセージがどのように受け取られているかに影響を及ぼします。これらのフィルターに気づき，あなたが相手に話しかけるやり方と，相手があなたが言うことを聞くやり方にそのフィルターがどう影響するかということを認識することは大切です。例えば，もしもあなたが，咎められているとか批判されていると感じたら，話し合いを止め，話し手が意味することについてフィードバックを得るのが良い考えです。上の例の父親は，質問をすることで，妻が意味していることをはっきりさせようとできるかもしれません。

父親：僕は仕事で不愉快な日だったから，防御的になっているかもしれない。でも君は，僕が子どもたちのことを十分に手伝わないと感じるって言っているの？

あるいは，

父親：僕に怒っているの？

不平事を校正し，ポジティブな提案をしましょう

しばしば他の人の視点を見過ごしてしまうありがちなやり方が2つあります。ひとつは「そうだね，でも……」(「……って言うか……」)であり，もうひとつは不平合戦です。いくら提案したり視点を述べて

も，何かが違っていることが理由で割り引いて評価したときに，「そうだね，でも」反応が起きます。話し手は「自分はまた違ったのか，自分が言うことはひとつも受け入れられないな」という気持ちになるでしょう。これは結果的に「どうしたら良いというの？」となります。「そうだね，でも……」と言う人は，他者の見方を拒絶していることにしばしば気がついていないのです。

父親：アンドレアの英語の宿題をみてもらう家庭教師をつけるべきだ思うよ。
母親：そうね。いいかも……。でも絶対役に立たないわよ。彼女が全然関心を持っていないのを知っているでしょう。それに彼女は夜は他の勉強で忙しすぎるわ。
父親：すごく違ってくるし，もっと良い成績を取れるようになると思うよ。
母親：彼女がもっと良い点をとったらいいわね。でも私は家庭教師はお金の無駄だと思うわ。

不満が不満で応じられると不平合戦が起こります。

母親：素敵な夕食をあなたのために作ったのよ。でも，あなたは満足するんじゃなくて，イライラしているわ。
父親：えっとね。君は僕たちが肉なんか買う余裕がないのを知っていただろう。仕事を見つけたら？
母親：もし私が質素な焼肉を作ることさえできないなら，どうやって自分が料理上手だって思えるのよ？

あるいは，

子ども：うちの夕飯はずっと肉とじゃがいもだ。パパは絶対に僕が好きなものを作らないよね。
父親：ともかくおまえはパパが作るものを全然食べないじゃないか。おまえはいつも不満ばかりだ。

これらの例でそれぞれの人は，相手の見方を理解しようとする代わりに，自分自身の不平事をまとめています。

一度にひとつの問題を出し，不平事を校正し，相手の視点を傾聴するということを覚えておきましょう。これらの問題を扱うもうひとつの方法は，その状況に対処するためにネガティブな不平事をポジティブな提案に言い換えることです。例えば，「私の食事を批判するのをやめてほしい」と言う代わりに，「私の料理についてもっと褒めてくれたらありがたいわ」と言うことができます。

一貫したメッセージをめざしましょう

親は時々，意図せずに子どもに矛盾したメッセージを与えています。メッセージの内容と気持ちが一致していないときに意味が複数あるメッセージになります。例えば，ある母親は，娘が子ども部屋をひどく散らかしたままだと批判しながら，表情はニコニコしています。ある父親は息子に言います。「パパはおまえのためにいつでも時間を取れるよ」。そして直後に電話を掛けるのです。親の行動のある部分は喜びや肯定を伝達し，別の部分は反対のことを伝えています。混合したメッセージの別の例は，辛辣さが混ざったポジティブな言い回しです。例えば，ある母親は，「信

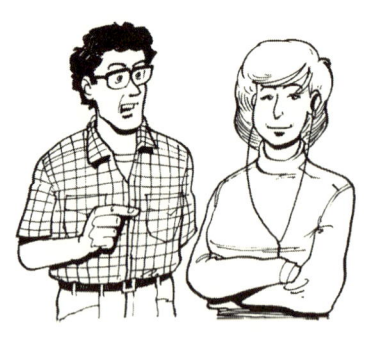

コミュニケーションを妨げる
フィルターに気づいてください

じられないわ！　私が頼んだらあんたがすぐにテーブルに来るなんて」と言いながらにやりとします。

　大人は，これをお互い同士でもします。ある夫は，妻が仕事で遅くなってもいいかと尋ねて電話をしてきたら，「わかったよ。やりなよ。そして僕を子どもたちと置き去りにするがいいよ。どうでも良いから」と言います。そしてもし，彼女が仕事をする代わりに帰ってきたら，「僕は君が残ったらいけないとは言っていないよ」と言うのです。あるいは皮肉な声のトーンで，「君はとっても頼りになるね」といった褒め言葉が言われるかもしれません。言語的なメッセージと非言語的なメッセージが一致していないと，子どもたちは混乱し，大人は疑い深く敵対的になります。研究では，矛盾があるときには，聞き手は非言語的な，あるいは気持ちの含まれたメッセージのほうをより真実であると受け取る傾向があることが示されています。

　明確であること，つまりあなたのメッセージの内容と気持ちが一致していて，言語的メッセージと非言語的メッセージが一致しているということが，とても大切なのです。そうでなければ人はどう応答したらよいかわからないでしょう。

ポジティブな要求と指示をしましょう

　コミュニケーションによる最も重要な交流のひとつが，誰かに何かすることを頼むということです。これは依頼や命令です。非効果的な命令は，曖昧で，裏のある表現であったり，質問のように述べられたり，あるいはぶっきらぼうに「ゴミを持っていってね！」と叫んだり，喧嘩を売るような「ゴミを持っていってくれたらいいじゃないの」とか「どうしてお皿を片付けてくれないの」というようなネガティブなトーンで言われるようなものです。進行中の対立が存在する関係においては，命令は特に難しくなりえます。特定の行動に対するひとつの命令あるいは直接的な要求が，ワンマンであると認識されるかもしれません。従うこと

は，単なる協調というよりも，ヒエラルキーの受け入れであると感じられるでしょう。そのような関係性においては，あることを要求しているはずが，本当の問題は誰が主導権を握っているかについての権力争いであることに気がつくのです。

実は，指示を出したり要求をしたりするときに効果的な方法があるのです。

- **ポジティブになりましょう。**あなたが望んでいないことではなく，あなたが望んでいることを言いましょう。「散らかさないで」の代わりに「キッチンを片付けてくれる」と。
- **具体的に。**「遅くならないでね」の代わりに「夜10時までに家に帰ってきてね」と。
- **「私……」メッセージを使いましょう。**「あなたはいつも遅く帰ってくるわ」の代わりに「私はあなたに9時までに帰ってきてほしいの」と。
- **「なぜ」ではなく，「どうやって」「何を」を尋ねましょう。**問題を明確にするために質問が必要な場合，「なぜ（どうして）」が非難や防衛につながる可能性があるのに対し，「何を」そして「どうやって」は，問題を解決させることに焦点を当てるでしょう。「なぜ浴槽を洗ってくれないの」の代わりに「浴槽を洗うのをやりやすくするにはどうやれば良いかしら」と。
- **命令に従ってくれることを期待し，その際にごほうびを与えましょう。**これはおそらく，行程の中で最も重要なステップです。

新しいコミュニケーション技術を学習することは，運転を覚えることに似ています。はじめはぎこちなく，そして多分少し怖い気持ちさえ感じるでしょうが，練習すれば自然に感じられるようになるものです。

第13章 効果的なコミュニケーション技術

まとめ

- 相手の話を妨げず，議論せず，アドバイスを与えないようにしましょう。傾聴し，相手を肯定しましょう。
- 不満の種を蓄積しないようにしましょう。「私……」メッセージで言葉に出して言いましょう。
- 感情を表現しましょう。
- ポイントを突き，多くの不満をいっぺんに吐き出すのは避けましょう。
- 表現の方法を校正しましょう。丁寧にポジティブになりましょう。
- 問題を修復することに焦点を当てて咎めることを避けましょう。
- 相手の問題を理解しましょう。
- 一度に1段階ずつ取り上げましょう。
- 気持ちを推測する（心を読む）ことをやめましょう。
- フィードバックを得たり与えたりしましょう。
- 腹を立てて攻撃しないようにしましょう。
- もしも怒りが高まったら中断し，タイムアウトをかけましょう。
- あなたの「フィルター」を告げましょう。
- ポジティブな提案をしましょう。
- 会話を促しましょう。
- 言語的，非言語的に一貫したメッセージを与えましょう。
- ネガティブな命令よりもポジティブな命令を与えましょう。

第14章

大人同士の問題解決

　すべての家族が時に葛藤に直面し，すべての子どもたちが問題のある行動をします。良い家族の特徴のひとつは，誰にとっても満足のゆく方法で論争を解決する能力にあります。必要な変化を作ることで問題を解決できる家族ほど，満足のゆく関係を維持し，難しい過渡期でさえ乗り切れるのです。子どもたちの変化は発達の必然的結果であるにもかかわらず，それに対して反応できない頑固な家族は重大な問題を抱えています。長期の人間関係はすべて，犠牲，適応，そして個人の自由の制限が要求されるものです。家族として成長するには，協力，妥協，問題解決スキルが不可欠です。この章は，すべての人間関係で不可避の葛藤に対応できるような問題解決スキルに焦点を当てます。

　問題解決は他のどんなタイプの人間関係とも違います。自発的でも，自然でも，のんびりしたものでもありません。むしろ，葛藤について効率よく思考する能力を高める，特定の方法を含むものなのです。しかし，それはつまらないとか，不愉快だという意味ではありません。反対に，多くの家族はそれが楽しめる時間であり，柔軟性と協調を促すことで家族をひとつにするものだと報告しています。

　問題解決スキルは，これまでの章で勉強したコミュニケーションスキルと自己制御スキルを合わせたものです。怒りの感情がコントロールさ

れないと，視野狭窄を起こし，他の選択肢を感じる能力を封鎖してしまいます。さらに，他の人々が意図的に問題を起こしているとか，あるいはすぐに行動が取られなければならないという考えに油を注いでしまいます。極端に感情が落ち込むと引きこもりや問題への消極的態度を引き起こし，さらに「何もしない」反応を作り上げます。効果的問題解決が開始されるには，強い怒りや落ち込みの感情をコントロールしなければなりません。

効果的問題解決への6段階

第1段階：時間と場所を取り，議題を決めます

　その事件の真っ最中に葛藤を解決しようとしてはいけません。そのようなときに，多くの人は感情的になり過ぎているので，合理的に問題を解決することはできません。**中立的なとき**に問題を検討することで，効果的に解決しやすくなります。問題解決の準備のため，話し合いをする時間と場所を特定します。毎週同じ時間に話し合いを持つというように決めてもよいでしょう。話し合いの時間はしばしば子どもたちが寝てからになりますが，もし子どもたちが6歳以上で，かつ問題が彼らに関するものであれば，話し合いに彼らを参加させるという選択をしてもよいでしょう。電話線を外し，テレビを切り，気を散らすものをできるだけ排除することがお奨めです。議題を決めることから始めます。1回の話し合いで1つか2つの問題のみ話し合い，毎回30分を超えてはいけません。

第2段階：問題を叙述し定義します

　前の章で述べた効果的コミュニケーション技術の原則を使って，問題を**明確**かつ**前向き**に定義する必要があります。頭ごなしの表現，誇張，

不明瞭なレッテル貼り，非難は避けましょう。例えば，問題を後ろ向きに表現すると非難に聞こえます。「あなたは育児に十分参加しているとは感じられないわ」といった表現は聞く人に防衛的態度を取らせることがあります。一方，「最近，仕事のストレスが強いのはわかっているけれど，もしできれば私や子どもたちと過ごす時間を増やしてくれると嬉しいわ」という表現は，他者の良い部分を認め，かつ防衛的態度を弱めることで，協力しようという気持ちを大きくすることができます。問題をよく定式化することには次の項目が含まれます。

状　況
・何が問題か？
・誰が関与しているか？
・何がなされるので，あるいは何がなされないので苦にしているのか？
・どのくらいの頻度で（1日当たり，1週当たり）それは起きるのか？
・どこで，いつそれは起きるのか？
・それはどのように起きるのか？　何に続いて起き，いったん起こると何が続くのか？
・一番最近は何が起きたのか？
・なぜそれが起きているとあなたは考え，また他の人々はどんな理由を挙げるのか？

反　応
・その問題が起きているとどのように感じるのか？
・それが起きているときにあなたは何を行い，何と言うのか？
・終わってからどのように感じるのか？
・なぜそのように反応するのか？

協調的態度を取り，問題についての責任を共有することが大切です。あなたがこうした状況の被害者であり，相手こそが問題の原因であると感じられるかもしれませんが，ともに作業するという感覚を促すためには，こうした感情は横に置いておく必要があります。難しいですが，相手の関心事に耳を傾けなければいけません。たとえ家族の中で1人だけがその状況を問題だと考えたとしても，家族がそれを**お互いの**問題であり，解決しようという意志を持つことが肝要です。このことが家族全体を良好な状態にすることに貢献するのです。例えば「うちの家庭はごたごたしていて，私はあなたが手伝ってくれないことであなたを責めているかもしれないけれど，私と子どもたちはもっと多くの時間をあなたと過ごしたいと思っているから，このことについて2人で何かできたら良いと思うわ」と言っても良いでしょう。

　最後に，過去に焦点を当てるよりもむしろ未来の変化を希望する方向で，比較的短く問題を言語化すべきです。一時点ではひとつの問題のみ扱います。防衛的になって，あるいは怒りの感情から他の問題を取り出してはいけません。「私が家に帰らないのは，子どものしつけ方について賛成できないからだ」といった反応をすると，問題解決は不可能になります。1人がこうして本題から外れるなら，もう一方は「私のしつけの方法ではなくて，あなたがいつ家に帰るかについて私たちは話し合っているのよね」と言って本題に戻します。

第3段階：目標と期待をまとめます

　問題が家族の1人によって規定されたら，他の家族メンバーはそれを正しく理解したことを確認するために，違う表現で言い換えたり要約したりしなければなりません。合意に到れば，それから望まれる目標を述べることが重要です。例えば「あなたともっと一緒の時間を持ちたい」や「彼がもっとシェアできるようになってもらいたい」といったことです。これらの目標を評価し，それらが現実的に受け入れられるものであ

ることを確認すべきです。例えば，納税シーズンに税理士が夜7時までに家に戻ることは現実的ではありません。

第4段階：ブレーンストーミングでの解決

　正確な問題の定義とその解決目標が同意されたら，次の段階は可能な解決方法を産み出すことです。過去のことや問題についてこれ以上，議論してはいけません。ブレーンストーミングを用いてできるだけ多くの解決方法を生み出します。この段階での焦点は創造性と生産性ですから，解決方法についての批判や評価は，ここでは避けなければいけません。アイデアは創造的であるほど良いのですが，細部にこだわって行き詰まることは避けましょう。このプロセスは楽しくユーモアを交えてやってみてください。目標は心の「わだち」から抜け出し，新しい解決方法を考えつくことなのです。また，多くのアイデアを考えつけるなら，多くの名案もあります。

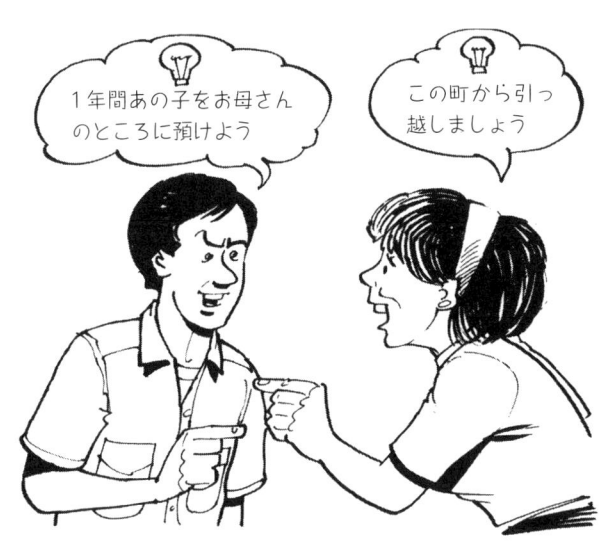

ブレーンストーミング：ユーモアと想像力を使いましょう

第5段階；計画を立てましょう

　第5段階ではアイデアの一覧表を見直して，バカバカしいものを削除し，自然にいきそうなものを合体させます。そしてそれぞれの提案の長所と短所を詳細にわたって検討しなければいけません。それぞれのアイデアは次のような点を心に留めて見なければいけません。

・それは現実的にできるものか？
・可能な最良の結果と最悪の結果は何か？
・最良の結果は短期のものか，長期にわたるものか？
・その結果は目標にどれほど一致しているか？

　そして，合意事項を定式化します。これはリストにあったいくつかのアイデアを合体したものかもしれませんし，それぞれの人が何を行い，さらに誰が何に責任を持つかを明確に記述すべきものです。合意事項は書面に記載し，家族のメンバーがサインし，全家族が見ることができるようどこかに貼ります。こうすることで，記憶に頼ることを避け，各々が責任を持つようになり，コミュニケーション上の何らかの不明瞭さが発生する可能性を低くします。合意事項の進み具合を見直し，必要な改訂を決定するために，次のミーティングを予定します。

　注：これらの問題解決段階は親にも，子どもにも，あるいは問題について1人で考えるときにも用いることができます。子どもに問題解決の仕方を教える章ではこれが改訂して使われています。

第6段階：結果の評価

　次の回のミーティングでは，いくつかの設問に答える形式で今回の解決方法を評価します。まず，戦略は計画通りに実行されたでしょうか？

パパが毎週3回は7時までに家に帰り，土曜日の朝は家族と過ごすというのが計画なら，それは確実に行われたでしょうか？　もし違うなら，何が実行を困難にしたのでしょうか？　次に，計画は行動を改善するようデザインされたのであれば，その行動に影響を与えたでしょうか？お子さんをステッカーを利用して9時までに就寝させるというのが目標であれば，この手法が成功したかどうかを見るための何らかの記録を付けなければなりません。最後に，目標と観察された結果はマッチしているでしょうか？　その変化が実際に望んだ結果を生み出したでしょうか？　もしそうでないなら，新しい戦略を組み立てる必要があるかもしれません。

　この6つの段階は易しそうですか？　この章の後半では，陥りやすい問題点と，スムーズに行うための提案をしましょう。

問題を定義しましょう

協働作業

　親がパートナーや子どもたちと問題について話し合うとき，時々誰がその問題を起こしたかについて議論してしまうことがあります。例えばある母親は夫に，「あなたがそんなにテレビばかり見ていなければ，エバンの宿題を手伝う時間がもっとあるはずよね」と言うでしょう。夫は「お前は俺が何を必要としているかも考えず，全く聞こうともしない」と反論するかもしれません。こうした告発と非難は普通，口論を助長し，問題解決プロセスの土台を壊してしまいます。

　問題解決の話し合いを実施する際は，家族のメンバーが協働的態度を維持することが重要です。それぞれの人が問題の解決についての責任を共有しなければいけません。自分を被害者と感じたり，一人よがりになったりして，相手が変わるまで譲歩しないと考えるのは簡単ですが，

こうした態度は問題解決のプロセスの腰を折ってしまいます。そうした感情は横に置きましょう。前の例で，エバンの母親は「仕事のあとでリラックスする時間が必要なこともわかるし，エバンの宿題を見てと私が愚痴をこぼしても始まらないことはわかっています。だから，この問題を私たちがどうやって解決するか考えましょうよ」と言っても良いかもしれません。目標は誰がいけないかを決めるのではなく，問題の本質を見極め，それをどのように解決するかを決めることなのです。

プラス思考

両親が問題を解決しようとするとき，時々お互いに不愉快に思い，すぐに批判することがあります。これは，葛藤が起きてあまりに早い段階で話し合いを持つことや，とても多くの敵意や怒りを溜めこむことで起こるのです。理由はどうあれ，批判と怒りは問題解決セッションにとって高度に破壊的なものです。

プラス思考を持ち，協働作業が結果として問題を解決すると信じることが重要です。あなたができる最初の事柄のひとつは，もう一方の当事者のプラスの特質を認めるようなやり方で問題を述べることです。こうすることで協働を強め，防衛的態度を弱めます。「あなたは家の中で十分なことをしていないと思うわ」と言って会話を開始する誘惑に駆られるかもしれませんが，もっと建設的な言い方は「最近残業が多いことはわかっているけれど，できたら家の雑用をもうちょっとしてくれないかしら」といったものでしょう。相手を責めたり見下したりせず，問題を明瞭にかつ前向きに述べます。

具体的かつ明瞭に

問題を話し合うのに，明瞭に述べることができない人が多くいます。不明瞭な問題の定義の例として，「あなたのやり方にはちょっとイライラするわ」「カールはお行儀が悪いのよ」「パトリックはいつも私を怒ら

せるの」「リアンは怠け者よ」「あなたは本当に煮え切らないわね」があります。こうした表現は相手に攻撃されているとか責められていると感じさせてしまいます。問題を定義するのに，誇張することもあります。例えば，ある夫は「お前は能率的に買い物をすることを全く覚えない」と言うでしょうし，ある妻は「あの子はだめよ。決して変わらないわ。非行に走るわよ」と嘆くでしょう。こうした悲観的予測は問題解決への前向きな努力をすべて阻害してしまいます。

何が本当にあなたを悩ませていて，どうすれば最もわかりやすくそれを伝えられるかを決めるための問題解決セッションを開く前に，数分の間を取ることはよい考えです。誰が関与しているかについての明確に考えていることを確かめます。何が行われたあるいは述べられた（あるいは何が行われずあるいは述べられなかった）からあなたが悩んでいるのでしょう。問題はどのように起きたのでしょう。それは普通どこでいつ起こるのでしょう。それはどのくらい続くのでしょう。そこで，「シャーリーンはちゃんとやっていない」と言う代わりに「私が頭に来たのは，この3週間，毎週水曜日に生ごみをいつも出し忘れたからなのよ」と言うことができます。

あなたの感情を表現します

問題について話すときに感情を表現することに躊躇することがよくあります。どんなふうに感じていてそれはなぜかを評価する時間がないのかもしれませんし，感情が誇張されたり自身の弱点をさらけ出すことを恐れているのかもしれません。残念なことに，感情を表さないと，怒りと敵意が増し，頂点に到ると怒りの爆発となり，効果的問題解決を中断させてしまいます。

問題を定義するにあたって，その問題が起きるとどのように感じるかを説明することは重要です。感情は正しいとか間違っているというものではなく，単に**そのようなもの**なのです。特定の状況の最中に否定的感

情を経験したとすれば，何かが変わる必要があることを示すシグナルとして作用します。あなたの感情を説明する場合，「あなたは……」表現ではなく「私は……」という表現でそれを述べることはよい考えです。例えばある父親は「お前が遅くまで帰ってこないときは私はさびしい」「ジェリーのしつけをするのを手伝ってくれないと私は腹が立つ」と述べても良いでしょう。別な表現で「あなたが私に気配りしないのは，帰宅しないからだ」や「ジェリーのしつけについて私に手助けすることには興味がないのだね」と言うと相手を防衛的にさせ，非難するような語調であることから，協働作業の邪魔になります。

未来志向になりましょう

　子どもたちの問題について両親が問題解決を試みる際，過去の問題を蒸し返すことにのめり込むことがあります。あなたの息子さんが生意気なことを扱おうとするなら，彼が赤ちゃんのときどれほど難しかったか，離乳食，トイレ・トレーニング，授乳のときの多くの問題，これら様々な状況を扱うためにあなたが払った多大な努力について語っても何の役にも立ちません。全く逆です。過去の問題を再体験することは怒りとフラストレーションを増やし，将来に変化を引き出せるというあなたの自信を弱めるのです。

　常に前を向き，状況を変えるためにあなたが取りたいと思う行動に焦点を当てることに重点を置きます。あなたは「これまでイレーヌの行動に対応するのに私たちには大変な困難があったけれど，今考えたいのはこれから彼女を援助するのに何ができるかなのよ。一緒に考えればきっとよい解決方法にたどり着くわ」と言ってもよいでしょう。将来にプラスのことを期待することは重要です。暗い宿命論的予言は大抵，自らその通りになるものです。

短くそして一度にひとつのことを

問題についての話し合いを開始する際，焦点を定めるのは常に易しいというものではありません。しかし，焦点を定めなければ家族に存在している，あるいは存在したすべての問題を羅列することに過剰な時間を費やすことになるでしょう。結局あまりに多くのことをいっぺんに考えようとして，建設的解決法に辿りつく能力を押しつぶしてしまいます。

どんな問題解決セッションでも1つ，多くても2つの問題を検討すべきです。問題を検討し解決策に至るまでには30分で十分です。このやり方に限定しないと，疲れ果ててフラストレーションが溜まりやすくなります。誰かが他の問題に迷い込んだら，「私たちはリサに宿題をさせるのにどうするかを相談するのであって，クレイグがどのくらいテレビを見るかを相談するのではないと思うわ」と言うのが効果的な対応方法です。誰か1人が脱線を見張り，家族を本線に戻す役割を取っても良いでしょう。効率的にするため，単に異なる状況で発生する同じ問題について4つや5つの例を挙げるのはよしましょう。例えば，お子さんが家庭で，学校で，映画館で，そしてバスの中で癇癪を起こすことを述べる代わりに，問題の実例となるひとつの短い例を挙げましょう。これで十分で，参加者が否定的になったり怒りの感情を抱きやすくなることを抑えられます。

目標と期待

セッションを振り返って，まとめましょう

問題の定義を終了するやいなや，両親はそれをまとめることなくブレーンストーミングに突入することがあります。これは勘違いと誤解に繋がるものです。問題をよく規定し，まとめ，セッションに参加した誰もが

明瞭に理解しなければ，ブレーンストーミングは効果を発揮しません。

　会議の参加者がすべてその問題が十分に話し合われ定義されたと感じたら，1人がまとめを提案しなければいけません。例えば，親のうちどちらかが，彼らの3歳の息子の問題について「ジョシュアの妹が歩けるようになり，ジョシュアのおもちゃ箱に手を出すようになったので，彼はフラストレーションを感じ，妹を叩く以外に対応の方法がわからないということね」と言うといったふうです。効果的なまとめの他の例は，「子どもたちが何時にベッドに行くかについて違うことを期待しているのであなたと私は対立しているのよね」「カールの宿題を手伝うなら，私が夕方のクラスを諦めなければならないのが問題点ですね」などです。問題点がまとめられたならば，セッションに参加している他のメンバーはそれを訂正するか，あるいはこれが正確なまとめであるという点で賛意を表さなければいけません。

目標と望まれる行動を述べましょう

　もうひとつの問題は，家族のメンバーが問題のマイナスの側面について多くの時間を割いて議論するのに対して，代わりに何を望むかについて具体的に述べないことです。ある妻は夫の帰りが遅すぎると言いますが，いつ彼に帰宅してもらいたいかを明瞭には言わないかもしれません。あるいは，ある父親は娘が攻撃的過ぎるという問題を挙げるものの，彼の目標が彼女にシェアすることを学習させることであるとは述べないかもしれません。

　望まれる目標を述べることは重要です。これは，他のメンバーに家事の雑用をさせる，子どもを時間通りに床に就かせる，パートナーにもっと加わってもらい援助してもらうことなどかもしれません。それが何であっても，言葉にして具体的に述べる必要があります。そうでないと，家族はその問題が解決したという証拠を何に求めればよいかわかりません。

第14章　大人同士の問題解決

ブレーンストーミング

オープンに

　セッションの参加者の1人がいくつもの問題解決方法のブレーンストーミングをしている間，他の参加者が，「あなたが6時に帰宅するなんて現実的でないから，言うのは無駄よ。そんなに早く帰ってきたためしもないし」とか，「彼がシェアをしたら褒めたほうがよいという提案は役に立つのかしら。私たちはずっとそう努力して，まったく効果がなかったのよ」と言って，そうした解決方法が効果がないという理由を挙げるかもしれません。解決方法そのものとそれを提案する人を批判することは創造性を妨げ，効果的問題解決に必須である協働の観点の土台を壊します。

　ブレーンストーミングをする際は，それがどんなに突飛で，実行不可能で，全く非現実的だと考えても，なるべく多くの提案にオープンでいることがポイントです。誰もが，そして自分も，評価することなく解決策を出すことを許可するのです。こうしたオープンな態度を維持することができれば，もっと多くの新しくて興味のあるアイデアが提案されます。

詳細は後回しに

　ブレーンストーミングの最中に，ある提案をどのように実行するかの詳細に没入してしまうことが時々あります。ある親は「えーっと，彼女がシェアするたびにごほうびを与えるなんて不可能だよ，だって私たちは一日に3時間しか彼女と一緒にいないのだから」「学校がある期間は忙しすぎるから，私が宿題を見てあげられるとは思えないよ」「家でやらなければいけない仕事があるから，彼らが友達と一緒にいるとき，必ず見守るなんてどうすればいいかわからないよ」などと言うかもしれま

せん。細部に注意を払うことは往々にして一種の批判になり，同様に良い解決法を産み出す可能性を低めてしまいます。解決法をどのように実行するかを話し合うのは先延ばしにしましょう。ブレーンストーミングのプロセスの第一課題は多くのアイデアに出会うことです。後になれば，細部のひとつひとつを解決できます。

創造的で革新的に

　問題解決作業をするときによくある間違いのひとつは，考えつく解決策の数を絞ってしまうことです。1つか2つの良いアイデアを思いつくと，もう十分やったと考えてしまいます。こうした幅の狭いやり方では，新しくて違う方法で問題を見るのではなく，いつも同じ考え方，同じ解決方法に集中してしまうのです。

　問題解決をするときは，自分に向かって「風変わりなほど良い！」と考えてみます。こうすることで，ユーモラスでバカバカしく，かつ興奮するような，自由闊達な話し合いが容易になるのです。こうやるとセッションがもっと楽しくなります。この考え方が生み出す最も重要なことは，こうやってあなたとあなたのご家族を型通りの考え方から引っ張り出し，新しいアイデアを思いつかせることができるということです。長い一覧表ができるまでブレーンストーミングを止めてはいけません。また，初めに難しくてもガッカリしてはいけません。練習することでより上達し，スムーズにいくようになるのです。

計画を立てましょう

あなたのリストを見直しましょう

　両親が問題解決を図り，ひとつの解決法を思いつくと，それを気に入ってその実行方法に焦点を当てようとすることがあります。リストに

戻って，問題解決方法の候補のすべてを系統だって評価せず，ほかの良いアイデアを見逃してしまうことがあります。

　あなたの作ったリスト全体を最初から見直し，馬鹿げたものを削除し，良いアイデアを結合することが大切です。時々，平均的なアイデアを2つ合わせるとひとつの素晴らしい解決方法が作り出されることがあります。こうした見直しの後で，可能性のある解決方法をリストアップすれば，それらの細部について検討することができます。この時点で，各アイデアの長所と短所をもっと細かく検討することができるのです。

アイデアを評価します

　大変あきれたアイデアや不可能なアイデアを横に置いたら，次はリストに残った項目のそれぞれを，現実的かどうか，短期的解決や長期的解決か，その結果はいかがかという点について評価しなければいけません。これをしないと大抵は，効果的でない解決法を選んだり，あるいは選んだアイデアの実行ができなくなってしまいます。

　アイデアが現実的かどうかについて評価することはとても大切です。あなたのお子さんが4歳であればお風呂をきれいに使うことは非現実的ですが，8歳であれば大変適切でしょう。お子さんの成績がすべての科目で非常に低いのにAばかりにしたいと期待するのは，あなたとお子さんの敗北を計画するようなものです。アイデアはお子さんが達成できる現実的な目標であるかばかりでなく，あなた自身が現実的に実行できるかどうかという点で評価しなければいけません。子どもたちがシェアするたびにそれを強化するという決定は，もしあなたがすべてを監督する時間がないなら現実的ではないでしょう。評価の2つ目のポイントは，それが短期的なものか長期的なものかを考慮することです。お子さんが言うことを聞かないたびにお尻を叩くことは短期的に見れば役に立ちますが，長期的にみるとさらに攻撃的な行動を取り，あなたを怖がるというようになってしまいます。評価のもうひとつの側面は結果を決め

ることです。可能な結果として最も良いことと最も悪いことは何でしょう。「最も良い結果は子どもたちがもっと頻回にシェアすること。最も悪い結果は彼らがシェアすることを学ばず，私たちが別の方法を考えつかなければいけないこと」と言っても良いかもしれません。

障壁とそれを克服する可能性のある方法を見つけます

　解決方法が現実的かどうかと起こり得る結果を基に解決策を選択することに加えて，解決を最後まで行うのに何らかの障壁があるかどうかを考慮します。例えば，あなたの息子さんの宿題についてのコーチングと援助にもっと時間を費やすと決定したとしましょう。でも，実際は宿題について先生が何を期待しているか，あるいはお子さんの宿題は何かについてさえしばしば知っていないことに気づくのです。お子さんは宿題はないと言いますが，これが事実かは確かではありません。選んだ解決法を最後まで行う際の障壁に気づいたら，次のステップはその障壁を克服するいくつかの方法について考えることです。この場合，お子さんの先生と話し，毎週どのような宿題が出て，いつまでに仕上げなければいけないかを知るにはどうするかを確認しても良いでしょう。おそらく，先生は毎日の宿題をボイスメールにいれたり，あるいは毎日何が期待されているかをチェックできるようにウエブサイトにアップすることに同意してくれるかもしれません。あなたの解決方法に起こり得る障壁とそれに対処するいくつかの対応策を見つけ理解することが，計画を成功へと導きます。

計画を書き出します

　家族メンバーが計画を決定しても，それを紙に書いて皆が見られるように貼り付けることをしないことがあります。このため計画が曖昧になり，正確にはどのようなものだったかについて違った記憶を生んでしまうことがしばしばあります。そうした混乱の結果，最後まで遂行できな

くなることがよくあります。

いったん合意に至ったらそれを書いて家の中の目につきやすい場所に貼りましょう。こうすることで記憶に頼ることを避けることができます。コミュニケーションの曖昧さを減らすことで，参加者全員に計画について正確かつ明瞭であることを迫ることが最も重要なのです。人々は何が自分たちに期待されているかを正確に知っていれば，合意したことに協力しやすくなるものです。

次のミーティングの日程を決めます

定期的に問題解決タイムを持っていないのであれば，問題解決ミーティングの最後に家族が次のミーティングの日程を決めることは重要です。その目的は，選んだ戦略をきちんと遂行しているか，どのくらいうまく実行しているか，結果をどう感じているかをチェックすることにあります。良い作戦にも欠陥があるかもしれません。もし再評価が計画の中に含まれていないなら，実際にはわずかな変更さえすれば目標をうまく達成したであろうような場合でも，当初の方法が無効だと取られるかもしれません。以降のミーティングでは，さらなる問題解決を実行することもできます。必要なら合意はより現実的あるいは正確なものに変更し，不明瞭さや難しさを解消することができます。

あなたの努力を褒めます

家族は問題解決セッションに多大なエネルギーを費やしながら，自分たちの努力を強化しないことがあります。その結果，問題解決は退屈で見返りのないものだというふうにとられてしまいます。こう感じると，将来のミーティングに参加したがらなくなります。

こうした反応を最小に抑えるには，問題解決についてのあなたやパートナーの努力と解決策を守ったお子さんたちの努力を含めた，みんなの活躍を褒めることを忘れないようにします。1回のセッションが家族の

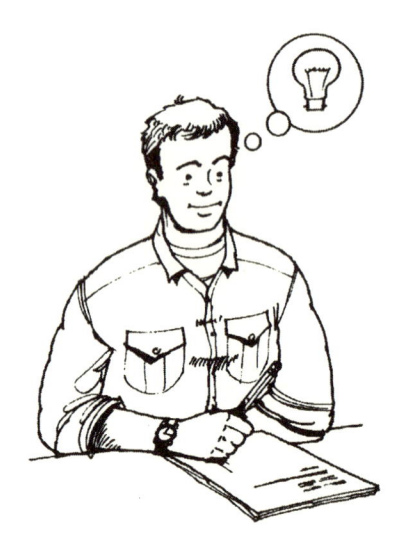

一度に１つの問題に集中してください

問題のすべてを解決するものではありませんが。しかし，ひとつの小さなステップが望ましい方向になされたのであれば，これを強化することが必須なのです。こうしたプラスのフィードバックが将来のセッションと家族全員が一緒に成長するための舞台を準備するのです。あなたの家族が一緒にうまく問題を解決できるなら，長い期間にわたって柔軟で満足のいく人間関係を維持しやすくなります。

まとめ

問題を定義する

- 問題解決ミーティングの日程を決めましょう。
- 一度にはひとつの問題を取り上げます。
- 協働して，一緒に問題を検討します。
- 問題を明瞭に述べます。

- 感情を表現しますが，批判したり非難はしません。
- 問題の中での役割を認めます。
- 未来志向型になります。
- 簡にして要を得ましょう。
- 望まれる行動を記載します。
- 「私……」を使った表現を用います。

目標を述べる
- 問題を要約します。
- 現実的な言葉で目標を述べます。

ブレーンストーミング
- オープンに。メンバーの提案を評価したり，批判したりしません。
- 創造性豊かな提案を促します。それもなるべく多く！
- 未来志向型になります。
- 細部は後回しに！

計画を立てる
- あなたの一覧表を見直します。
- 解決方法の候補をひとつずつ現実的に評価します。
- あなたの解決方法を最後まで遂行する際の障壁とそれを克服する方法を見つけます。
- 計画を書き出します。
- 次のミーティングの日程を決め，進捗状況を評価し，もし必要なら改良を加えます。
- あなた自身の努力を褒めます。

第15章

学校の先生と協働して問題を予防する

　ある母親が直接校長先生のところへ出向き，自分の息子を違うクラスに入れるよう求めます。彼女は，先生が自分の7歳の息子を嫌っており，息子に行動上の問題があると指摘すると言います。彼女は，息子は多動で，幾分衝動的だと言い，また担任の先生はそういった種類の問題のある子どもを扱うスキルがないのだと信じています。

　この数週間，4歳のジェニーは，幼稚園が嫌いで行きたくないと訴えます。自分がのけ者にされているように感じ，友達がいないのだと言います。そして先生も自分のことが好きでないと言います。

なぜあなたのお子さんの先生とパートナーシップを築くべきなのでしょうか？

　すでに疑う余地のない根拠があります。ご自身のお子さんが学校で良い子でいてもらいたいなら，最も重要なことはお子さんの幼稚園，保育園，小学校の先生（または託児所の職員）と協働し，そして定期的で効果的なコミュニケーションを維持するように努めることです。

　しかし，言うは易く，行うは難いのです。先生は教室での多大な要望にストレスを感じていることが多いため，親と関わる十分な時間があり

ません。一方で親は，長い時間働いているかもしれませんし，または日常生活のストレスに圧倒され，学校に関与する多くのエネルギーも持っていません。親は先生から脅されていると感じたり，あるいは子どもの教育にどう関わるかという不安や子どもの先生とどうコミュニケーションを取るかについての不安を感じることもあります。さらに，学校で問題を抱えたり，多動や破壊的な問題行動のある子どもの親はしばしば個人的挫折感を有して，そのため先生に問題提起するのに気まずさを感じるのです。しかしながら，あなたのお子さんが学業で成功するためのこの投資は，時間と努力を費やすだけの価値があります。あなたの子どもの先生との良好なパートナーシップは，先生があなたのお子さんの個別の感情面や学業上のニーズへの理解を基にした，あなたのお子さんに適した教育プログラムを可能にします。家庭と学校の協働はまた，あなたとお子さんの先生が互いに支えあう機会を提供し，両者のストレスを軽減します。この章では，お子さんの学業的，社会的，感情的な能力を支援するために，お子さんの先生との関係を作ることができるようになる方法についてご説明します。

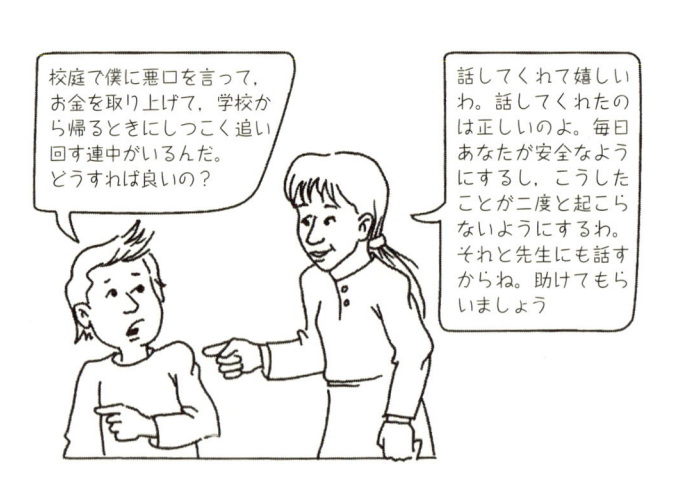

> 校庭で僕に悪口を言って，お金を取り上げて，学校から帰るときにしつこく追い回す連中がいるんだ。どうすれば良いの？

> 話してくれて嬉しいわ。話してくれたのは正しいのよ。毎日あなたが安全なようにするし，こうしたことが二度と起こらないようにするわ。それと先生にも話すからね。助けてもらいましょう

あなたが先生のパートナーであることをあなたのお子さんにわからせましょう

今すぐに，先生との関係を始めましょう

　先生との関係を持つ努力は学校が始まる前からでも開始する必要があります。あなたのお子さんの学校と，先生を調べましょう。先生の教育理念，学校の一日の予定，宿題の要求，保護者会のスケジュールを理解するため，学校の説明会へ行きましょう。あなたがどのくらいご自身のお子さんの学習に努力を注いでいるかを先生に知ってもらうために，ご自身について説明し，また先生と知り合うためのちょっとした時間をとりましょう。ひとたび，良好な関係を築き，先生があなたのお子さんへの献身や支援を理解すれば，今後起こるかもしれない問題を相談するのは容易になります。もしお子さんが過去に幼稚園で苦労していたのであれば，今が先生にこのことを知らせ，他の教室や学童保育で行う作戦を共有する良いときです。時折，先生が問題が起きることを予期してしまうのではないかと恐れて，こういった情報を共有することを渋る親もいます。しかし，このアプローチがあなたと先生の良好な関係の土台を作り，先生があなたのお子さんと効果的に接していく方法を準備することの役に立つのです。

定期的なコミュニケーションを維持するための取り組み

　必ず，お子さんの学校での行動に影響するような家庭の事情をお子さんの先生に知らせましょう（ノートや電話を通じて，または直接）。例えば，もし新生児がいたり，家族の誰かが亡くなったり，離婚したり，またはその他にあなたの家庭にトラウマがあったとしたら，先生が別途支援をしたりお子さんの感情面を理解したりするために，そのことを知らせることは重要です。

　先生に，お子さんが特に楽しんだ教室での創作活動，お子さんが好きな本について，親しみを込めた手紙を送ることで，学校についてお子さんがどのような反応をしているか知らせましょう。たとえあなたが長時

間働いていても，お子さんの先生にノートや電話，電子メール，コーヒーの商品券，あなたのお子さんの教室へ寄付する本，またはお礼のカードといった他の小さなサプライズで，先生に好意的な反応を伝えることができます。不満を述べてはいけません。なぜならそれは，誤解や先生との関係に損害をもたらす可能性があるからです。そうしたことは直接話し合いましょう。

親が関与するプランを持ちましょう

　年度初めの保護者会やお子さんの成長を検討するための定期的な面談に加え，お子さんの成長に関して非公式に先生と話すことが重要です。お子さんを迎えに行くとき，ほんの少し早く行って先生に会っても良いでしょう。先生と直接，または電話や電子メールでコンタクトをとるのに最もよい時間帯はいつかを尋ねましょう。年間を通して，お子さんの成長に関してコンタクトをとるよう頼み，また連絡がつく場所，電話の側にいられる時間を知らせましょう。休日や一日の間に余裕があるようなら，先生に教室でお手伝いできる可能性があるか尋ねましょう。おそらく，芸術活動，子どもたちへの読み聞かせ，校外学習の援助ができるでしょう。

家庭での学習の日課を設けましょう

　毎日の宿題の計画を立てることで，お子さんの学校での学業をサポートすることもできます。お子さんが宿題をする年齢より小さければ，毎日，お子さんと一緒に読書をしたり，刺激的な遊びをする決まった時間を設定しましょう。注意をそらすものがない，宿題や一緒に読書をする場所を作りましょう。お子さんのカバンを毎日調べ，先生からのお知らせや宿題がないかチェックしましょう。テレビ，コンピューター，ビデオゲームの時間の制限を設定し，それらの使用を宿題や読書が先に終わった後にのみ許しましょう。**お子さんが成功するのは宿題そのもので**

はなく，**あなたが家族として学校や読書，宿題が重要と考えていることであることを覚えていてください**。あなたが読書や宿題を終わらせることを期待し，毎晩励ましを与えることを始めるのが早いほど，日課として定着しやすいのです。

　威嚇的な言い方をする代わりに，お子さんの前向きな結果を想像しましょう。例えば，「夕ご飯の前に算数のこのページを終わらせられるよね。そうしたらそれを一緒に見て，ご飯を作るのを手伝ってもらうことができるね」や，「よく読書をしているね！　あなたが1ページを読んで，そしたらお母さん（お父さんが）が1ページを読んだら楽しいかもね」などの肯定的な言葉は，「宿題をしないと落第するよ」といった否定的なコメントよりやる気を起こします。あなたのお子さんが持つ能力への信頼を示し，またあなたと先生双方がお子さんのできる力を信じている，ということを示すメッセージを送りましょう。学習の過程における粘り強さや我慢を褒めましょう。例えば，「もし毎晩私と読書を続けたら，すぐに全部のページを1人で読めるようになると思うよ」と言ってもよいでしょう。

両親学級に参加しましょう

　いくつかの学校では，先生がスクールカウンセラー，養護教諭，心理士と一緒に両親学級を開催しています。こうした学級はあなたのお子さんに関する先生との合同計画を作る機会になります。こうした学級では，あなたが家庭でどのようにお子さんに接すればお子さんの教育を支援できるかを知ることができます。両親学級はあなたが先生について知ったり，あなたの心配やどういった家庭環境がお子さんの情緒的，社会的，学業的学習に影響する可能性があるかということについて先生に知ってもらうまた別の機会です。両親学級に先生がコ・リーダーとして参加した場合，長期的に続くパートナーシップが形成され，お子さん方だけでなく親も先生も自信を持つことができます。さらに，両親学級で

は他のお母さん，お父さんと友達になることができ，ソーシャルサポートを作ることができます。お子さんのクラスメートのお父さん，お母さんを知ることは重要でしょう。こういったことがあれば，お子さんが友達と遊ぶ日を決めたり，お子さんの友達関係を後押しすることができます。

先生―親パートナーシップモデルの価値に気づきましょう

あなたと先生はどちらも深くあなたのお子さんの教育に力を注いでおり，そして共通のゴールを持っていることを認識しましょう。先生と親の理想的な関係は協力的なパートナーシップに基づきます。先生は指導方針，カリキュラムそしてお子さんの学習ニーズについてよく知っており，また同年代の子どもたちのグループの状況でお子さんの行動がどのようであるかを知る機会を有しています。一方あなたは，お子さんの気質についての洞察，好き嫌い，情緒的ニーズ，そして過去の学校環境で何が役に立ったかを知っています。相補的な見解を受け入れることで，互いに敬意を持ち，支持的な親と先生の関係が作られます。

良い学校面談にしましょう

先生とのよい面談のカギは，効果的なコミュニケーションと問題解決スキルを親が使うことです。以下の，年度初めの「知り合いになる」面談の例は，先生との良好なパートナーシップを築くためのいくつかのヒントを提示しています。あなたは先生との最初の面談の前に，この会話を練習しても良いでしょう。この親が先生に尋ねている質問に注目してください。

年度初めの先生と親の「知り合いになるための面談」の例

教師：こんにちは，ジョーンズさん。パークスです。こちらにお越し

いただき，親睦を深める時間を作っていただき，ありがとうございます。この2週間タキーシャと楽しく過ごしています。

母親：今年度の早いうちにお会いできてよかったです。タキーシャは，サークルタイムがとても好きと話しています。彼女はサークルタイムに胸を躍らせているので，一日の他の時間についての話は聞けないのです。私が彼女に，一日の他の時間について尋ねられるように，日課に何があるかを知りたいのです。[ポジティブなコメントをし，また日課について尋ねます]

教師：そうですね，サークルタイムは一日を始めるためのものです。子どもたちにとって自分たちのことを話すよい機会です。また日付を確認し，天気について話しています。

母親：タキーシャはサークルにおとなしく座っていますか？　あの子はとても活動的な女の子で，幼稚園では，一カ所に長い間じっとしていられなかったのです。

教師：そうなんですね。年度初め，私はどの子どもたちも長時間座っているとは思いません。しかし，私たちが立って歌っていたり動いていない限り，彼女がじっとしていないことに気づきました。私はグループで多くの動きをするのが好きですから，そのことは問題にはなっていません。

母親：お聞きしてよかったです。あの子は幼稚園のとき，お手伝い役になるのも本当に好きで，先生は時折，もし彼女がサークルの中に座っていられたらお手伝いを許可していました。[興味や熱中することについて示す]

教師：それはよいアイデアですね。もし彼女がそのようなことを求めているようであれば，私も試してみましょう。サークルタイムは，1年のこの時期では一日のほんの数分間です。サークルタイムの後は，子どもたちは最初の教材を選びます。すべての教材には，読解や計算の初歩のテーマがあり，子どもたちは学習の補助になる体験

活動もします。

母親：お尋ねしたいのですが，タキーシャはいつもどの科目を選んでいますか？　あの子は本当にどんな算数も知らないし，読むこともできません。参加していますか？［子どもの興味と参加について尋ねる］

教師：はい，彼女はこの間とてもよく参加していますし，この年齢の多くの子どもたちはまだ読んだり計算をしたりはしません。タキーシャは算数遊びに参加していましたよ。これはコインやブロックが入っている教材で，子どもたちは好きな形を作ったり，ピースを数えたり種類に分けたりできるのです。遊んでいるように見えますが，子どもたちがしていることは実は数の概念に親しむことで，算数の初歩なのです。最初の教材の後は交代をして，子どもたちには他の教科をする機会が与えられます。そして，おやつ，それから20分校庭で休み時間をとります。

母親：あのですね，タキーシャは同じ年齢の子どもたちとうまく遊べないことがあります。自分より下の年齢の子どもたちとうまくいっています。自由時間とか休み時間にここで友達を作っていますか？［友人関係を尋ねる］

教師：問題があるとは思えませんが，教えていただいてありがとうございます。どんなふうか注意してみますね。もし何かあればお伝えしますし，どうやって援助するか相談しましょう。今のところ，他の生徒にうまく混ざっていると思います。

母親：素晴らしいです。夕方ならこの電話番号にかけてくださればいつでもいます。今年，娘がうまくやっていくには何をすれば良いでしょうか？［連絡がつくことと自宅での子どもの教育に熱心なことを伝える］

教師：親御さんがお子さんと一緒に読む本のリストを来週お送りします。お母さんがタキーシャと毎晩10分一緒に読んでいただいたら

第 15 章　学校の先生と協働して問題を予防する　　　305

とても素晴らしいです。教室に本を置いておきますので借りていただいてもよいですし，ほとんどのものは図書館でも借りられます。一緒に読むというのは，お母さんがお子さんに読んであげたり一緒に挿絵を見たりして，絵の中で何が起きているのか話すということです。お子さんに声を出して言葉を出させる必要はありません。面白ければよいので，お2人で楽しい時間をお過ごしください。

母親：簡単ですよ，娘は絵本を見るのがとても好きです。今日はお時間を頂戴してありがとうございました。何か私にできることやタキーシャのはかどり具合について私が知っておいたほうが良いことがあれば電話してください。もし私からご連絡したいときは，お電話をするのに一番良い時間帯がありますか？　メールを送っても良いのでしょうか。［自分が関わることを示し，将来先生に連絡する際の方法を明確にする］

教師：子どもたちが帰った後の3時半にお電話いただくのがベストです。メールも良いですが，2日に1回しかメールチェックしませんから急ぐ場合は電話が一番です。本当にお目にかかれてよかったです。あなたは毎日働いておられますが，教室に来て様子を見られたりお手伝いいただけるのであれば歓迎ですよ。タキーシャは素敵な幼稚園生活を送ると思います。

　こうした最初の面談で母親と先生はパートナーシップを良好に始めました。彼らはお互いに開かれたコミュニケーションの方法を明確にし，パートナーとして働く意思を示しました。親は面談のために準備をし，自身のゴールについて考えました。彼女は子どもの学習計画について知り，先生に起こりうる行動上あるいは社会的な心配事について知らせることに成功しました。この協力は，家庭と学校の間に一貫性を持つ基礎となり，子どもたちを支援する環境を作るのです。このすべてがお子さんのためになるのです。

お子さんの先生に尋ねることのできる他の質問

- 私の子どもは他の子どもたちとうまくやれていますか？ 彼が最も一緒に遊んでいるのは誰ですか？
- 私の子どもはサークルタイムの話し合いに参加していますか？
- 教室で，私の子どもが特に好きな活動は何ですか？
- 私の子どもの行動や気分で，何か変化に気づきましたか？
- 私の子どもは読解や，言葉や，書く能力が遅れていますか？ テストをしたほうが良いでしょうか？
- 私の子どもは教室で友達を作ったり，他の子どもと交流していたりしますか？
- 宿題をどのくらい家でするべきでしょうか？
- 学校関係の活動について，家ではどのように子どもを援助したり，教えたりすべきでしょうか？
- 心配事について，連絡を取るには何がベストな方法ですか？
- 教室を訪問することのできる機会はありますか？
- 私は働いていますが，夕方や週末にできることで，先生をお手伝いできるようなことはありますか？

教室での問題に関する話し合いでのコミュニケーションガイドライン

　学校での学業上のまたは社会的な問題を持つことはどんな子どもにも時々あるものです。重要なのは，あなたがそれに気づいたら可能な限り早く，先生とその問題について話すための相談をすることです。あなたはもしかしたら罪悪感を持ったり，部分的に問題に責任を感じたり，どのようにそれを解決するかということについて確信が持てなかったり，問題を解決する先生の能力に疑いを抱いたりすることすらあるかもしれませんが，重要なのは——責任の所在を突き止めるのではなく——問題

の所在を突き止めるために，協力して働くという考えでこの話し合いに参加することです。次のような効果的コミュニケーション技術を使えば，口調がポジティブになり，よい結果を確かなものにできます。

早期に問題に取り組みましょう：解決しやすくなります

　あなたのお子さんが学業，学習，行動の問題を持っていることに気づいたら，可能な限り早く先生に連絡をとる必要があります。それが例え，学校が始まったばかりの1週目であってでもです！　これは良好な協力の核となります。あなたはもしかしたら，お子さんにレッテルを貼られるのを望まなかったり，または自己成就的予言をしたくないと思って，あなたのお子さんの問題を先生に知らせるのを避けたほうがよいと思うかもしれません。やがてお子さんが改善するか，問題の苦しみから逃れるだろうと期待しているかもしれません。しかし，問題について話すことを避けることは，お子さんが学校でうまくやるための助けとなる特別なサービスや支援をお子さんが受けるのを遅らせてしまうかもしれないのです。

　先生は時として，教師としての能力がないと批判されることを恐れ，問題について親に率直に話さないことがあります。子どもの問題を扱うにあたって親の助けを得る必要があることを親に認めることは能力のなさの証だと考えるのかもしれません。よい先生とは親の援助なしですべての子どもたちの問題に対処できるという「よい先生」神話を信じているのかもしれません。むしろ，その逆が真実なのです。生徒の持つ困難に関する協働計画に手始めに，親を参加させる先生こそ最も優秀な先生です。

　しかし，子どもの問題についての話し合いは大急ぎで決められるべきではなく，双方が都合がつく話し合いの時間を約束すべきです。これにより，熟考できる話し合いができ，実施可能な解決策を見つける可能性が高まるのです。

あなたの心配事について話しましょう

　前もって，あなたの心配事を明確にしておくこと，そして先生と達成したいことについて考えておくことで話し合いの準備をしましょう。お子さんの先生がどの程度問題を知っているかを考慮し，共有のゴールについて考えましょう。

　感謝の言葉から始めましょう。あなたに会ってくれることについて先生に感謝し，先生がお子さんやその他の子どもたちを教えるために行っていることについて，あなたが感謝していることを先生に知らせることから話し合いを始めましょう。感謝を表明する導入の言葉が，話し合い全体のトーンを決めます。

　手短かにあなたの心配事を表現し，ゴールを表明しましょう。次は手短かにあなたの心配事とゴール，話し合いで達成したいことについて述べましょう。マイナスの面やあなたが望まないことだけに焦点を合わせるのは避けましょう。あなたの指摘を証明するために，お子さんの問題や学校での失敗についてのエピソードをいくつも事細かに述べるのは避けましょう。

　親：この状況は受け入れられません。先生は私の電話に答えませんでした。先生は私の子どもについて理解していたり，彼の学習について関心があったりするようには見えません。うちの子はあなたのことが好きではないと言っています。これまでに注意欠如障害の子どもに接したことはありますか？

　この例では，子どもの問題について，先生を非難することから始めています。このアプローチは問題に対する解決よりむしろ先生が防衛的に

なるという結果を招いてしまいます。あなたの心配事を肯定的かつ手短かに話しましょう。

親：私はティミーが学校でみじめなのではないかと心配しています。あの子は学校が好きではないと言っています。あの子は気が散りやすいので，教えにくいでしょうね。あの子がちゃんと勉強して，自分のすべきことができるような，先生と私が協力する方法はないでしょうか？

ここでは親は心配事を明確かつ手短かに述べ，望まれる前向きな結果に焦点を当てています。「彼女はおとなしくしていない」とか「彼女の態度はよくない」といったような曖昧な言葉であなたのお子さんの問題を表現するのは避け，そして批判的なコメントも避けましょう。

「あなた……」メッセージの代わりに，「私……」メッセージを使いましょう。コミュニケーションの章で述べたように，「私……」メッセージはあなたの要望や気持ちを伝えます。これらは害になるような作用を伴わず，問題をはっきりさせる方法です。「私……」メッセージはあなたの感情や変化したいという希望に焦点を当てています。

親：私はビリーと読書をしていてイライラするときがあります。私が間違いを訂正すると腹を立て，私と一緒に本を読みたがりません。

親：私はビリーのことが心配です。彼は1人も友達がいないようです。他の子どもたちの家に招かれたことがありません。自分がひとりぼっちだと言っています。

フィードバックを求めましょう。先生があなたの視点を理解している

かはっきりしないこともあります。そういった場合,「私の話した意味は通じていますか？」と尋ねましょう。延々と話すよりも効果的で, この状況についての先生が理解していることが重要だとあなたが思っているということを先生に確認できます。

お子さんの先生の時間的制約を尊重しましょう。 はっきりと物を言うことは, どこで, いつ, どのようにということについて無差別にあなたが自身の気持ちを伝えるべきということではありません。最初に,「当然の心配事があるのか, ひょっとしたら気分を悪くしているだけなのか？」「過剰に反応しているのか？」「本当に解決したいことは何か？」を自問することが大切です。前もって, 話し合いの時間の長さを決め, 先生に時間の制約があることを尊重し, 延々と話したり, 話しすぎたりするのを避けましょう。

問題解決のためにあなたがとった行動を説明しましょう。 あなたがすでに問題について考え, その状況に対処するために適切な行動をとってきたこと, あなたが先生だけに問題を解決するように求めているのではないことを, 先生に伝えることは大切です。例えば,「家ではスコットの反抗や罵りといった問題に対処しています。あの子に特別な注意を払い, 丁寧な話し方を褒め, 言うことを聞いたら褒めています。しかし, 先生の意見も頂きたいですし, 可能であれば先生と計画について協力したいのですが？」と言ってもよいでしょう。

先生の意見を聞きましょう

先生たちは, 親に話を聞いてもらえず, 尊重されていないように感じるという不満を口にします（親はしばしば先生に対して同じように感じています！）。不幸なことに, 話を聞いたり, 先生に子どもたちの問題についてどう考えているかを話してもらうのではなく, 親は先生の心配

事に対して意見や怒り，拒否によって防御的に反応することがあります。クラスの子どもたちをコントロールできないことを親から責められていると感じると報告する先生もいます。話を聞いてもらえていないと感じると，全体的にその人は関わり合いから身を引き，問題解決を避けます。先生の見方や，不満でさえも十分に聞くことは，先生の意見をあなたが尊重していることを示すでしょうし，協力関係を始める強力なツールになります。共感のさらなるコツについては，第13章「効果的なコミュニケーション技術」を復習しましょう。

　他者の立場に自分を置くことは大切です。その問題について先生がどのように感じるか考え，その気持ちを認めましょう。あなたは，「そのことがどのようにクラス全体の邪魔になったかは理解できます」「それには私もイライラしたでしょう」「ええ，息子が同じことを家でしたとき，イライラしました」と言っても良いでしょう。これらの例で，親が先生の視点から問題を理解しようとしたことで，先生の気持ちは認められます。このアプローチは，親と先生の間にあるかもしれないズレを少なくするのに役立ちます。

礼儀正しく，前向きに，そして不満は調整しましょう

　話を聞いていると，もしかしたら先生の見立てに幾分イライラや防衛を感じたり，先生の解釈に同意できなかったりすることがあるかもしれません。そうであっても，肯定的で，先生の批判を避けることは原則です。こき下ろしは怒りや敵意，防衛，罪悪感，落ち込みを引き起こすでしょうし，効果的なコミュニケーションや問題解決を台無しにするでしょう。

問題の解決に集中しましょう

　効果的なコミュニケーションが非難によって妨害されることがあります。これは，問題の責任を他の誰かに押しつけるときに生じます。人々

は，問題を作ったと言って他人を直接的にあるいは遠まわしに非難します。話し合いの後で，親と先生はそれぞれ，子どもたちの行動の問題について自分が責められたと感じたと報告することがよくあります。自分が非難されたと親と先生が報告する良くある例を次に挙げましょう。

教師：お嬢さんはやりたい放題で，あなたは決してお子さんに規則を守らせていませんね。だから彼女はこのような問題行動があるのです。甘いのですよ。

教師：あなたのお子さんは私が今まで見てきた子どもの中で最も攻撃的です。本当に手に負えません。前にも乱暴な子どもたちに対処してきましたが，あなたのお子さんほどではありません。

親：あの子は昨年の先生のときは何の問題もありませんでした。あなたはあの子が好きでないに違いないし，あの子はそれを感じているのです。

親：あなたがあの子に教室でひどく怒鳴ったので，学校にこれ以上行きたがらないのです。

非難することは，問題解決のために団結するより，お互いを対立させ，戦争状態にさせてしまいます。しかし，お子さんの問題を解決する共通のゴールを共有していることを覚えていれば，良好な協力関係を築けます。例えば先生に「問題はジリアンが攻撃的すぎることですね。私と先生が今後これらの問題をどのように処理したいかを決めれば，お互いに一貫性ができますね。先生と私が協力すればあの子がもっと協調的になれるようになるのですよね」と言っても良いでしょう。このアプローチは協働に重点を置いていて，一貫性があるのでお子さんにとって良い結果につながりやすいのです。

お子さんの擁護を続けましょう

　あなたが問題を持ち出しても，先生からは重要な問題でないとして却下されるかもしれません。例えば，あなたにとってはお子さんが家で攻撃的なことや，学校の成績がひどく不安だったとしましょう。しかし，先生は教室でそうした問題は見られないので，話し合う価値はないと考えるかもしれません。その問題が学校で起こっていないことを知ることで安心するかもしれませんが，あなたの心配を表明できることや，先生の協力を得ることもあなたにとっては重要です。家で問題にどう対処すべきかについて先生のアドバイスを求めることはよい方法です。「クリスが遊び場で他の子どもたちと仲良くやっていることを聞いて安心しました。近所で遊ぶとき，あの子が友達に対してどれほど攻撃的かということを心配していたんです。家でこの問題に対処する方法について何か教えていただけませんか？」などと。

希望を表明しましょう

　大きな問題は1回の話し合いだけでは解決できませんが，役に立つ解決法はあります。これは相手に伝えるべき重要な態度です。例えば，あなたは「ええ，先生と協力すること，そして先生のお考えを伺うのはとても役に立ちます。根気が必要で，変化には時間がかかりますね。あの子には色々なことがありましたが，先生と私が協力することであの子を助けられるという自信はあります。最初に注目すべき最も重要な行動が何かについてお話しできますか？」といった表現で希望のある態度を伝えてもよいでしょう。

共通のゴールを決めて解決に意見を出し合いましょう

　論点や問題が話し合われて，あなたの見方が表明できて聞いてもらえたとあなたも先生も感じたならば，次のステップは共通のゴールを決

め，可能な解決法について意見を出し合うことです。先生に問題を解決する方法について何かしらの提案があるか尋ねることもよいでしょう。あなたがすでに試したことや，先生から新しい情報をもらってご自分のお子さんに役立つと思うことを先生と共有しましょう。一緒にブレーンストーミングをした後で，先生が学校ですることとあなたが家庭ですることについてきっちりした計画を作ります。先生は「私が学校ですることです。教室ではだしぬけに喋らず，良く聞くことを覚えていられるようにステッカープログラムを行います。それでその日，どのくらいのステッカーを取ることができたかをお母さんにお知らせするメモを毎日送ります」と言っても良いでしょう。親は「素敵です。では私は，学校で獲得したステッカーの記録を付けておいて，25枚になったら家でビックリごほうびを準備します」と言うでしょうね。行動計画は文章にしておき，電話でうまくいっていることを確認します。

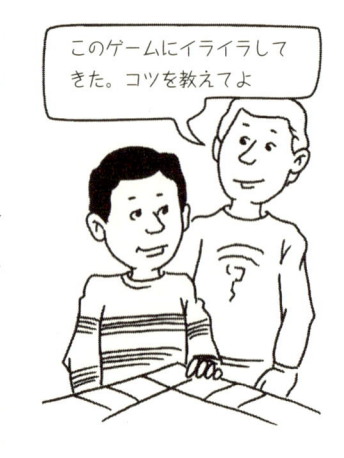

先生への信頼を表明しましょう

お子さんの問題があればいつも不安になります。でも，先生が状況をうまく処理でき，あなたがお子さんに新しい行動を学習させるように協力して作業してくれることに信頼していることを先生に知らせましょう。

フォローアップ計画を立てましょう

その後の面談や電話で計画された介入がうまくいっていることを見直すことは重要です。フォローアップ計画は，親と先生の双方が計画に関わっていることを再確認する場として大変重要です。

第 15 章　学校の先生と協働して問題を予防する　　　　　　　　　　315

問題検討のための先生と親の面談の例

教師：パークスさん，こんにちは。なにか問題がおありなのですね。

母親：はい，ジョナサンが衝動的で攻撃的で，私の言うことを全く聞かないのが気がかりなのです。しつけているのですが，教室でも同じように問題を起こしているか知りたくて，それでもしそうなら，あの子にもっと協調性が出るのに先生とご一緒にできることはないかと思って……。［明確な叙述］

教師：はい，彼は大変活動的で時々衝動的です。勉強に集中するのも難しいです。このことについてお話しいただきありがとうございました。是非お母さまと共同でやっていきたいと思います。

母親：ええ，他に 25 人の生徒を持っているのですから先生にとってもフラストレーションが溜まりますね。できることなら何でもお手伝いします。［教師の感情を認める］

教師：彼は素晴らしい点をたくさん持っていて，彼を教えることは楽しいことです。彼の気質を変えることは期待できませんが，もっと指示を守り，つきあい方のスキルを学習して友達を作れるようにお母さまと私で一緒に彼を援助できると思います。衝動的行動のため他の子どもから孤立することがありますが，そういうことは避けたいですね。友人ができればもっと学校が楽しくなりますよ。

母親：先生がそんなふうに子どもたちを理解してくださってとても嬉しいですし，息子の友達の作り方と協調性にについて働きかけるという考えには賛成です。家ではステッカー表を使っていて，反応しているようです。私が頼んだことをしてくれたときはいつもステッカー 1 枚を表に書き込みます。ステッカーが 10 枚になったら野球カードをもらえるので，カードを集めるのにとても熱中しています。似たようなことが教室でも有効かもしれませんね。［先生の発言

を聞き，先生の考えを認め，さらにアイデアを提案する]

教師：それは良い考えですね。彼の机に小さな表を貼って，彼の協調的行動の記録を取りましょうか。私が頼んだことを彼がしたり，彼が他の子どもとシェアしているのを見たときはいつもスタンプ1枚を上げるようにしましょう。毎日お母さまにメモをお送りしますから，それで彼がその日いくつのスタンプを獲得したかお伝えし，お母さまは野球カードの表のステッカーにそれを加えてください。学校でスタンプを獲得する何かほかのインセンティブもあるかもしれませんね。学校で彼が何が好きだと思われますか？

母親：素晴らしいです。ジョナサンに役に立つでしょうね。彼は読書家だし，恐竜の本が大好きです。スタンプをある数まで獲得したらクラスで恐竜の本を読み上げるというのはどうですか。教室になければ図書館から本を借りてきます。いかがでしょう？［提案をして教師のフィードバックを求める］

教師：とても良いですね。そうすると他の生徒はジョナサンが本当に良くできる何かを持っていることを理解できますし，彼の印象が悪いということに私たちがどう対応するかについても役立つかもしれません。サークルのときに，誰でも異なる能力と努力できる領域があることを理解させるようにします。それと「のけ者を作らない」という教室の決まりを作りましょう。これは誰も他の子をゲームから排除してはならないというものです。ところでジョナサンはマイケルとよく遊んでいますが，マイケルはとってものんびりしていて友人を受けつける子です。この友人関係をもっと奨励できるように親御さんがついているお遊びの日程を作れませんか？

母親：そのアイデアは良いですね，誰が友達かは知らなかったので助かります。マイケルが来てうちの子がシェアできたらそれを褒めて，ステッカーをあげましょう。［教師の提案に賛同する］

教師：ええ，とても良いスタートだと思いますよ。2週間後にまたお

第15章　学校の先生と協働して問題を予防する　　317

　　話をしましょうか？
母親：はい，お願いします。その前に必要なら職場にいつでも電話してください。先生にお電話するのは何時が良いですか？　お目にかかる時間を取っていただいて本当にありがとうございました。私たちの目指すところがわかったので気持ちが落ち着きました。[継続的打ち合わせの計画]
教師：学校がある間は難しいので，夕刻にお電話しても良いですか？
母親：はい，6時30分以降でしたら何時でも結構です。先生にすごく助けられている感じですし，これがジョナサンにとっても意味があることだと思います。[信頼と支援の表明]

スクールカウンセラーや校長に参加してもらうには

　最初の一歩は常に直接，担任教師と一緒に問題解決を努力しましょう。それがお子さんにとって最も有益な結果を招くでしょう。しかし，何らかの理由で行き止まりに入ったと感じたら，スクールカウンセラーか校長に参加してもらうのも良いでしょう。

子どもの前で一体となった生産的取り組みを見せましょう

　先生の考えに賛成できなかったり，教室や先生の雰囲気がお子さんに合わないと感じるときが必ずあります。しかし，先生について否定的な考えをお子さんの前で声にしてはいけません。あなたが先生を尊敬していないとお子さんが感じると，先生の権威やあなたのお子さんに教育する力を間接的に弱めることになります。先生と親の一体になったパートナーシップが子どもたちの成功のカギなのです。葛藤を解決するためにあなたが先生と一緒になって努力するところをお子さんが見ることで，学校は重要で，親と先生の両方が子どもの成功に関心を持っているというメッセージを与えることになるのです。

長期的展望を持ちましょう

あなたのお子さんが家族の危機（死別，離婚，虐待）から問題行動を経験しているなら，1年あるいは今後何年か，親と先生が緊密に協力し支援していかなければならないでしょう。同様に，過活動や衝動的であったり，あるいは発達の遅れがある子どもたちについても，問題行動に標的を当てた援助計画を立て，インセンティブを与える育児プログラムと学業上のニーズのバランスを取るため，継続的に話し合うことが必要です。前向きな態度を維持し，ひと時には一歩ずつとしながら，そうしたプログラムについてお子さん，先生，そしてあなた自身を励まし続けましょう。

まとめ

先生と一緒に努力してお子さんの教育に関与することは，きつくて時間のかかる作業ですが，しばしば得るものの大きい作業です。忙しい両親や過重労働の先生にとってこうした協働作業に時間を確保することは困難に見えるでしょう。しかし，お子さんの社交上そして学業上の成長のためのこのアプローチの価値は過小評価できません。先生と一緒に努力していこうとするあなたの関与の仕方は，あなたと先生への支援を増やすことにつながるので，長期的に見ると実際には時間を短縮できるのです。そして子どもたちにとっては大きな違いとなります。

☆覚えておきましょう☆

・学校が始まる前から親が関わる計画を立てましょう。

第 15 章　学校の先生と協働して問題を予防する

- 先生に前向きのメモかメールを送りましょう。
- お子さんの担任の先生との非公式および公式の連絡方法を作りましょう。
- 不満を溜めこまず，あなたのお子さんに問題があれば先生との面談を求めましょう。
- あなたのお子さんの問題を述べる際は，短く，明瞭で，要点をまとめましょう。
- 良く聞いて，先生からのフィードバックと問題解決の提案を求めましょう。
- 礼儀正しく前向きに。
- 問題の解決に焦点を当て，非難はよしましょう。
- 先生の見方を認めましょう。
- 前向きの提案をしましょう。
- 先生との継続計画を立てましょう。
- 継続する対話を促しましょう。

第Ⅲ部
よくある問題行動への対処法

問題 1

子どもの「スクリーン・タイム」の　コントロール

　サリーは疲れ果てています。昨夜は生まれたばかりの赤ちゃんに3回起こされ，今度は4歳の息子ヘンリーがそこいら中を駆けまわり，親の注目を引こうとし，サリーが片付ける端から部屋という部屋を散らかしています。とうとう彼女は「もう一休みしたい！」と考えます。そこで彼女は息子に向かって「ヘンリー，ちょっとの間テレビを見るかコンピュータゲームをしてくれない？」と言います。ヘンリーは喜んでテレビをつけ，魅了されたようにその前に座り，1時間マンガを見続け，彼のエネルギーは突如どこかに消えてしまいました。家中に静寂が広がり，サリーは夕食の支度にとりかかりますが，ヘンリーが何を見ているかには気がつきません。

　これはおなじみの出来事ですか。テレビを見ることとコンピュータゲームをすることは子どもばかりでなく大人にも中毒になることですが，それは一日の中で両親が平和と静穏を得る，または雑用を済ませることができる唯一の時間であるからかもしれません。テレビは手ごろでいつも使えるベビーシッターになるのです。事実，1歳半の子どもで1週間に平均14時間，就学前の児童で週に約23時間，学童では週に25〜30時間テレビを見ているという研究結果があります。18歳までに平

均的な子どもはおそらく1万5千時間もテレビを見たことになります。さらに，家庭のコンピュータへのアクセスが容易になったことで子どもたちの総「スクリーン・タイム」（コンピュータを使う時間，ビデオゲームをする時間，テレビを見る時間の合算）が急激に増えました。8～18歳までの子どもたちの20％以上が子ども部屋にコンピュータを持っていると答えていて，コンピュータが社会的に孤立した状態で使用されていると推定できます。全国調査でも，コンピュータにアクセスできる子どもたちは一日平均5時間をスクリーン・タイム（宿題のためのコンピュータの使用は除く）に費やしていると親が報告しています。さらに，毎日の子どものコンピュータの使用時間は毎年増加しています。子どもたちがこうした様々なメディアに費やす時間が増加するほど，ちゃんとしたスポーツ，友人との交際，家の外での遊びに費やすことのできる時間は減少します。これは子どもたちの友情の成立を損ない，身体的健康にも影響します。小さな子どもの発達のために編集されたプログラムを見るのはこうしたスクリーン・タイムの25％未満であるという，驚くべき事実もあります。子どもたちは1万8千回を超える人殺しの場面を見て，さらに35万回を超えるコマーシャルを見るのです。コマーシャルの3分の2は甘いものの広告です。テンプル大学は，7～11歳の2,279名の子どもたちを対象とした調査を行いました。それによると，50％以上の子どもたちは**望むときはいつでも**テレビを見たりコンピュータゲームをすることが許され，30％の子どもたちは**自分が望むものはどんな番組もあるいはどんなゲームも**許可されていると報告していました。

なぜお子さんが曝されるテレビのプログラムやコンピュータゲームの内容に配慮しなければならないのでしょう

　この25年間に，テレビが子どもたちに与える影響を評価する多くの研究がなされてきました。子どもたちの認知や感情の発達水準に焦点を当てた『ロジャーズさんのお隣さん（Mr. Rogers' Neighborhood）』のような教育プログラムがプラスの行動を促し，協調性があって創造的な遊びを増加させることが示されています。読み，計算，科学的概念に焦点を当てた教育コンピュータソフトが子どもたちの読んだり，計算をしたり，学業全般が良くなる力を強めることが認められています。しかし，これらの教育的テレビ番組やコンピュータプログラムは例外なのです。新しいゲームになるほど攻撃や暴力の量が増加しています。最近人気の任天堂やセガジェネシスのコンピュータゲームのおよそ80％は攻撃的あるいは暴力的であるとの内容分析が示されています。教育ソフト評価委員会（Educational Software Ratings Board：ESRB）[注1]による評価点システムについて知っているにもかかわらず，両親は最も人気のある暴力的タイトル（例えば『Duke Nukem』[注2]）について知らないことが多いのです。多くのテレビ番組やコンピュータプログラムは小さな子どもたちの発達にとって適切ではなく，望ましくない結果を起こし得ます。次に，報告されている害について述べましょう。

注1) コンピュータゲームとビデオゲームの内容を審査・評点する第三者機関。1994年に設立された。
注2) Duke Nukem（デューク ニューケム）は，3D Realms社が開発したシューティングゲーム。

暴力的な内容のテレビ番組やコンピュータプログラムは 子どもたちの遊びを攻撃的にし，周りとの喧嘩を増やします

　暴力的なコンピュータゲームやテレビ番組を過剰に見ることで子どもたちの攻撃行動と敵対行動が増加することが多くの研究で指摘されています。テレビやコンピュータゲームの攻撃的キャラクターを見ることで，子どもたちは攻撃の新しい形を模倣し学習することが多いのです。さらにそうした刺激を視聴する習慣から，子どもたちの攻撃的行動への態度も変わってきます。そうしたプログラムを見る者は，現実の生活の中で他の人々の苦しみや攻撃行動に感情的に鈍感になりやすいのです。テレビやコンピュータ上の攻撃性が被害者に対する子どもたちの同情を麻痺させるようです。実際に，子どもたちは攻撃性を問題解決の適切な方法として把握するように教えられるわけです。テレビやコンピュータゲームの「正義の味方」が「悪人」を打ち殺して勝利を収めれば，多くの幼い視聴者は「正義の味方」であると考えるなら暴力は許されると信じるようになります（少なくとも 1980 年以降アメリカおよび英国の軍隊では，兵士たちが敵の苦痛に鈍感になる目的でビデオゲームが利用されていると報告されています）。特に幼い子どもたちはコンピュータシミュレーションゲームをするときに，現実の生活と人工の生活の区別がつきにくいのです。このため，「生きている」とはどういうことかについて混乱してしまいます。

過剰に暴力的なテレビ番組やコンピュータゲームに時間を取ると 悪い認知の癖を育てます

　典型的なテレビ番組やコンピュータゲームは，ペースが速く，出来事が短く，絶え間のないカット・中断・特殊効果のあるアクションがたくさんあります。画面の変化は 2 分ごとに起こります。こうした材料の急速な連続は視聴者の注意を維持するようにデザインされています。しか

し，こうしたやり方の対価として，子どもたちは横を向いたり，自分たちが何を見ているかについて振り返る時間が与えられないのです。事実，多くのプログラムはとても早く先に進むので，新しい素材を振り返り記憶保持することを妨げるのでしょう。提示された情報を何とかコントロールする唯一の方法は，それを完全に切断してしまうことです。本であればひとつの文章を学習し理解するまで，いったりきたりを繰り返す機会があります。1行読んで，子どもたちは立ち止まり，読んだことについて考え，自分の心の中でそれについて磨きをかけ，起こっていることについて何らかの視覚的イメージを作ることができます。学習のこうした過程はテレビを見ることでは不可能です。ペースの速い内容では考えながら交流する時間を与えられないので，子どもたちは椅子に座って，ただ提示されたものを受動的に受け入れるしかないのです。

　テレビ番組は悪い認知的習慣を促進するだけでなく，親，先生や他の大人が教える際に子どもたちが高度に面白いものを期待するように仕向けます。テレビばかり見たり，多くの時間をコンピュータゲームに費やす子どもたちは，長い説明に注意を維持することに困難を感じるのです。教育のやり方のエンターテイメント性が少ないと子どもたちは飽きてしまい，飽きた子どもたちは落ち着かなくなります。多動児は他の子どもに比較してテレビの視聴が多いことを示唆する研究もあります。一方，数週間にわたって『ロジャーズさんのお隣さん』というゆっくりしたペースの番組を視聴した子どもたちのほうが，同じ期間にわたってペースの速い番組を視聴した子どもたちに比較して，創造性が高いことを，イェールテレビ研究所のジェローム・シンガーの研究が示しています。ペースの速い番組は考えることを育んだり内省する時間を子どもたちに与えません。こうしたスキルは，数字や文字の棒暗記より，真の学習にとってずっと大切なのです。

テレビの視聴は受動性を育て，他の学習活動を妨げます

　テレビを見ることやコンピュータゲームで遊ぶことに過剰な時間を費やすと，友達遊び，本を読み，考え，あるいは創造的遊びをする機会が少なくなります。テレビの視聴が多いほど，学校での成績が悪く，読書力・注意力・創造性が劣悪で，学校での熱心さが低減し，多動になるという関係性が報告されています。研究者たちは，学校での成績と読解力が低下するのは，テレビとコンピュータゲームが，学習し，考え，書き，読書に費やす時間の妨げになったり，あるいは取って代わることが理由だと考えています。1人きりで子ども部屋のパソコンで遊んだりテレビを見ることに時間を費やすことは，他の子どもたちと一緒に遊ぶ時間や身体的活動に費やす時間が少なくなることを意味します。インターネットの使用も含めた過剰な「スクリーン・タイム」は，子どもたちの寂しさや落ち込みの増加に関連していると報告されています。

テレビやコンピュータゲームは会話や話し合いを妨げます

　テレビを視聴しコンピュータゲームをすると大人の間の家族の会話ばかりでなく，親と子どもの間の会話も少なくなります。子どもが起床するやいなやパソコンの電源を入れるというパターンができてしまいます。彼らは学校に行って家に帰ると，テレビを見るかコンピュータゲームをし続けます。テレビの前で食事をするのに親までが参加し，そのまま就寝時までテレビを見続けるのです。

テレビとコンピュータゲームは体を使った遊びを減らします

　子どもたちの正常な社会的，感情的，認知的，身体的発達にとって体を使った活動は不可欠です。子どもたちは何かをすること，物を扱うこと，そしてファンタジーや遊びに積極的に係わることで学習するのです。テレビは子どもたちを受動的にするので，彼らは活動的学習に興味

を持たなくなります。視聴が増えるにつれて，創造的で活動的遊びへの時間と興味は減退します。「スクリーン・タイム」が過剰であると子どもの肥満が増えるという証拠もあります。

テレビやコンピュータの広告が子どもたちに不健康な食習慣を教え，物質的所有欲を増加させます

　子ども向けプログラムのコマーシャルの多くは甘いシリアル，お菓子，おもちゃやその他の誘惑的商品を強調し，子どもが親にそうしたものを買うようせがむように仕向けています。場合によっては，マンガ全部が商品の広告であることもあります。広告の商品を買ってほしいという子どものおねだりが，こうした要求のすべてには応えられない，あるいは応えてはいけない両親との葛藤を生み出すことがよくあります。小さな子どもたちは特殊な効果に簡単に影響されるため，コマーシャルには極端に弱いものです。単純で信じやすい消費者は，広告は正確な情報を提供しているとしばしば思い込み，両親がそうしたすてきな商品を購入することに反対するのを理解することができません。

テレビとコンピュータゲームは小さな子どもたちの貧困な現実認識の基礎を育てます

　8歳になるまで子どもたちは現実とファンタジーを区別することが困難です。ファンタジーと想像は非常に楽しいもので，子どもたちの感情的発達と社会的発達重要な一部分であり，正しい文脈の中では素晴らしいことです。おとぎ話，ごっこ遊び，創造的遊びは子どもたちが彼らの直接の現実の外における体験を体験し，他者の視点を経験する方法です。ですが，彼らの発達段階に合っていないテレビやコンピュータゲームは混乱させ，不安を惹起させます。暴力的あるいは恐ろしいシーンは彼らにとって現実に見えるでしょう。例えば，幽霊や怪物の出る番組を見て，夜にベッドに行くことが怖くなることもあります。戦争の様子や

噴火する火山を見せる番組も大変，きついものです。子どもたちは世界を敵対的，好戦的，予測不可能な場所であると見始め，番組の内容に明らかに関連した恐怖を示しはじめるでしょう。こうした種類の恐ろしい成人向けのコンテンツは，親の監視のない状態で見たときに特に問題なのです。親がいれば，子どもたちの反応に注意し，何が現実で何が想像上のことなのかを説明し，子どもたちの安全を確保していることを保証することができます。親はまた，子どもたちの発達段階に対してどの番組内容が不適切かを判断することもできます。

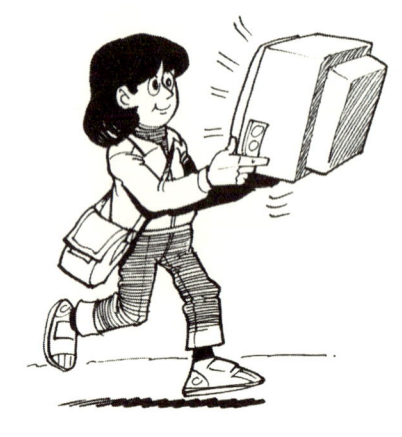

テレビ中毒

テレビは子どもたちが真似するような人間に対する偏見や固定観念を反映させます

　テレビは私たちが住んでいる世界を正確に反映してはいません。特に，女性，マイノリティ，高齢者，労働階級の人々はしばしば過小に表現され，あるいは否定的あるいは差別的な方法で表現されたり，固定観念に縛られた役割でのみ現れたりします。男女関係はすぐに性的関わりに発展します。多くの主要なキャラクターはタバコを吸ったり，大酒を飲み，大人たちを軽蔑し，罵るような言葉を使ったりします。子どもたちがテレビに現れる大人たちの固定観念的な行動を模倣するという研究もあります。これらのことが特に心配なのは，こうした成人たちがロール・モデルになりうる点です。

テレビとコンピュータから多くを得るには

テレビとコンピュータゲームの利点

　年齢に合ったコンピュータゲームとテレビは友人関係や家族関係に重大な影響を与えず，読む能力や視覚的イメージを認識する能力のような視覚的知的能力を増強し，コンピュータ使用能力の素材として活用できることを，多くの研究が示唆しています。テレビやコンピュータ技術は，あなたと家族が，そうでなければ体験しないような出来事やアイデアの世界への窓になります。コンサート，バレー，芸術的イベントにあなたを招待します。アフリカや深海，科学実験室にも旅することができます。他の人々が自分の問題を解決し，さらに犯罪，貧困，ドラッグ，高齢，死などの難しい事柄を扱っているかを見ることもできます。お子さんは教育プログラムで，読む，計算をする，ピアノを弾くことを学習し，あるいはもっと協調的になることもできます。あなたやお子さんをテレビやコンピュータに中毒させるのではなく，それらを積極的にコントロールするなら，それらは重要な教育的体験になるのです。お子さんの生活でメディアのプラスの側面を最大化し，マイナスの効果を最小化することができる方法をいくつかご紹介しましょう。

何をすべきでしょうか

　視聴の限界を設定しましょう：テレビやコンピュータの身体的，社会的，心理的発達への有害な影響の危険性に子どもたちを曝すのは，その「過剰使用」であることが研究によって知られています。テレビやコンピュータゲームを健康で適切に使用するため，こうした活動にあなたのお子さんが費やす時間の上限を決めましょう。特に就学前児童には毎日1時間は大変多いものです。お子さんが学校で問題があれば，テレビを見たりテレビゲームで遊ぶことを許可する前に宿題は終わらせなけれ

ばいけません。あるいは，家族に週末だけの視聴に限定すると決めても良いでしょう。家庭のルールには厳格な一貫性のあるものにしてください。あなたが真剣に取り組まなければお子さんもそうしないでしょう。しかし，あなたの決めた制限については分別を持ち，みんなが見たいと思う特別番組があれば，お子さんがこの機会を利用することを許可します。年長児については，家族メンバーがそれぞれ1週間に見た内容と時間数を表に記録させても良いでしょう。そうすれば，これを見ることで，あなたのご家族がテレビを見過ぎたり，コンピュータゲームに時間を使いすぎたりしていないか確認することができます。

視聴するプログラムのタイプを指導・監督しましょう：あなたのお子さんがスクリーンに費やす時間の上限を設定することに加えて，見る番組のタイプを注意深く選びましょう。どの番組やゲームが許されないかをお子さんに教えるのです。子どもたちに夜のニュース，暴力的番組，R指定[注3]の映画を見させないようにし，加えて教育ソフト評価の年齢的適切性をチェックして慎重にコンピュータゲームを選びましょう。暴力的プログラムを多く見る子どもたちは悪夢が多く，恐怖感が強いという研究結果があります。子ども向けに特別にデザインされたプログラムでなければいけません。読むことや科学的考え方を教え，協調的行動を強化する子ども向けコンピュータプログラムが相当な教育的かつ社会的価値を有していることが知られています。こうしたゲームで攻撃的コンピュータゲームを入れ替えましょう。あなた自身が見分けることで，何を視聴するかについて選別することをお子さんに教えましょう。単にテレビをつけて何を見るかを成り行きで選ぶのではなく，子どもたちが前もって見るものを選ぶようにさせましょう。ケーブルテレビの到来以

注3）映像作品の年齢制限等級のひとつで，映画観覧の際に年齢制限が設けられていること。

降，子どもたち用ではないプログラムへのアクセスが非常に容易になっているので，これまでよりさらに綿密にお子さんが習慣的に何を見ているかを監督しなければいけないのです。不適切なネットのサイトやテレビ番組に子どもたちを近づけないように，テレビやコンピュータのプロテクト機能を利用しましょう。

　　他の身体活動やおつき合い，そして読書を促しましょう：テレビとコンピュータを切ります。お子さんと一緒に遊び，散歩し，動物園や科学センターに行きましょう。カウチポテト[注4]ではなく，あなた自身がスポーツ，趣味，音楽に参加して，子どもたちにも薦めます。できるだけお子さんに読み聞かせをしましょう。お子さんの友人を家に招待し，一緒に料理を作る，お城を建てる，野球をする，芸術的活動をするといった交流的活動の計画を作ります。こうした体験がお子さんに友人を作るだけでなく，他の人と交わり，社交的スキルと問題解決方法を学習する機会を与えます。

　　テレビ番組やコンピュータゲームに邪魔されない就寝前の時間を作りましょう：小さい子どもたちの寝室にテレビやコンピュータを置いてはいけません。さもないと彼らは遅くまで番組を見て起きているでしょう。テレビやコンピュータを居間や食堂に置けば，彼らが何を見ているかを容易に監視できます。

　　良い視聴習慣を褒めましょう：お子さんが番組が終わってスイッチを切ったら褒め，教育番組を見たら褒め，コンピュータゲームを止めてテーブルセッティングの手伝いをしたら褒めましょう。

注4) ソファに寝そべってテレビばかり見ている人。

悪い効果を軽減するために，あなたのお子さんと一緒にテレビやコンピュータゲームを見ましょう：番組をお子さんと一緒に見て，優しくて思いやりのあるキャラクターについて話してみましょう。番組を利用して，信頼，シェアすること，協調といった話題について話し合いをしましょう。年長児には，飲酒やドラッグの影響，性に関すること，暴力，固定観念，偏見，死生観についての話し合いの触媒として，番組を利用することができます。例えば，暴力が人々や家族をどれほど傷つけるかを指摘し，そして暴力に代わる方法について語り合うことも良いでしょう。怒鳴りあうのではなく，違った解決法を思いつけるように，お子さんに物語の筋を書き直させましょう。コマーシャルについて話して，それが商品が売れるようにデザインされていることを教えましょう。例えば，砂糖がついているシリアルやお菓子は虫歯を作りやすいことなど，広告が無視している要素について議論しましょう。年長児とはニュースを一緒に見て，編集者やレポーターの役割について話し合いましょう。お子さんにテレビで放映されていることを新聞に書かれていることと比較させて，同じ話題でも違う視点から提示されることを示しましょう。ドラマを見るときは，様々な登場人物がどのように葛藤を扱い，お互いに対応し，自分の感情を伝え合っているかについて話し合います。就学前の子どもに対しては，ファンタジーの世界，作り話と実際の世界との違いを理解させましょう。ドラマの筋はニュース番組と違うことや，コマーシャルが他の番組と違うことを説明しましょう。お子さんが好きな番組を見ていたら，図書館に行って，そのトピックについて読んでみるよう促しましょう。受動的視聴が子どもの社交的あるいは学業上の学習を良くしない一方で，番組についての親や先生との議論が，視聴体験を新しいアイデアの学習に統合することが研究で示されています。

良い手本を示しましょう：好きなだけテレビを見ていることに気がついている人はほとんどいません。正直になってみましょう。あなたがテレ

ビを見過ぎていると認めたくはないかもしれません。しかし，お子さんはあなたの視聴習慣をモデルにして，そこから学習していることを思い出しましょう。あなたが一日に何時間もテレビを見ているのなら，お子さんも同じようにすることを学びます。あなたご自身の視聴習慣を厳正に振り返り，もしテレビの前の時間やコンピュータゲームの時間が過剰だと感じたら，もっと読書をし，お子さんと遊び，趣味，運動，その他の建設的活動の時間を，自分自身がするようにしましょう。

バランスを取るよう努力しましょう：コンピュータゲームやテレビ番組はリラックスできて面白いだけでなく，子どもにとって学習機会を与えます。重要なことは，お子さんが何をどのくらい見ているかをコントロールすることです。お子さんがスクリーン・タイムの活動と，社会的関わり，友人作り，スポーツ，読書などを含む他の活動との間のバランスを取れるよう援助しましょう。

問題2

公共の場での行動

「4歳の息子を祖父母と一緒に素敵なレストランに連れて行きました。ひどいものでした。息子は椅子から立ち上がって、テーブルの下を這いずり続けたのです。ミルクはこぼすし、食事はしない。バツの悪い思いをしました。もう二度とあんなことはしませんよ」

なぜ公共の場で問題行動が起こるのでしょうか

子どもをスーパー、診療所、映画館、レストランに連れて行くことが腹立たしいことはまさにどの親も体験することです。小さな子どもがスーパーで欲しい商品を拒否されて癇癪を起こしているのを見たことがない人がいますか。いくつもの理由で子どもは公共の場所で行動を問題化させます。親たちは大人同士のおしゃべりや買い物のリストを確認するのに忙しくて、おとなしく良い子でいる子どもたちを無視してしまうことが時々あります。子どもたちは問題行動を起こすまで注意を向けてもらえません。良い行動は無視しても問題行動に注意を払っている親は、ちゃんと行動するより問題行動を起こしたほうが利益が多いと子どもに教えているのです。

公共の場で子どもたちが問題行動を起こす2つ目の理由は、彼らにとってレストラン、診療所、映画館で過ごす時間が長すぎるということ

です。4〜5歳の子どもたちが1〜2時間も静かで，協力的で，大人しくしていられると期待するのは現実的ではありません。大抵の子どもたちは公共の場での体験を比較的わずかしか学習していないため，問題行動を起こします。期待されていることや適切な行動とはどういうことかが不確かなため，彼らは不安になり，問題行動を起こすのです。こうした行動上の問題は，親が醜態を避けたいと希望し，家でとは異なる反応をした場合にエスカレートしやすいのです。公共の場で癇癪を起こすという前兆だけで親が降参するというメッセージを子どもたちはいち早くキャッチします。そこで，癇癪が家だけでなく公共の場でも成功するものではないということを子どもたちに学習させる必要があります。もちろん，お店やレストランにおけるもうひとつの問題は親の側が限界設定をする必要がある多数の誘惑があることです。公共の場では家よりも高頻度で「ノー」と言う必要があることが普通です。最後に，他に多くの子どもがいる公園のような状況にいると，子どもたちは，特に他の子どもと接する経験を多く持っていない場合，大変興奮します。どんな反応を得られるか見るためとか，見せびらかすために子どもたちは問題行動を示すのです。そうした状況で適切な関わりを持つ技術を知らないために，こうしたことが起こることが多くあります。

何をすべきでしょうか

学習機会を組み立てましょう：公共の場所へのお出かけは問題行動への誘惑を提供するのですから，あなたがお子さんに新しい行動を教える機会を提供する場でもあります。秘訣は，こうした状況を教育の機会であると考え直すことです。例えば，あなたのお子さんが診療所やお店で悪い体験をしたら，将来，その場所を避けないのが大切です。むしろ，なるべく早い時期に戻ってきて，今度はお子さんがうまくいくような体験を組み立てます。これはいくつかの方法でできます。

あなたのお嬢さんがスーパーで問題があるとしましょう。買い物の目

的を持たずに彼女をスーパーに連れて行くという，トライアル・ランや訓練のお出かけをしましょう。スーパーでの適切な行動を教えるのが目標です。彼女がうまくできるかもしれない5～10分だけ店にいましょう。この短い訓練期間の間に，棚から物を取り上げずあなたのそばにいるとか，買い物カートの上に登らないなどの適切な行動を褒めます。しつけをするときにたくさんの見物人がいないように，必ず店に客が少ないときを選ぶましょう。

一方，レストランでの行動が問題なら，安い場所でお出かけの訓練をします。フルコースのメニューを注文するのでなく，レストランでの滞在が短くなるように飲み物や軽食を注文します。こうしたお出かけで，食事中やレストランでの行動が適切なら強化します。もうひとつの方法は家庭での練習です。まるでディナーに出かけるように家族をドレスアップさせ，ベストマナーの練習をします。こうした食事の最中，あなたのお子さんが適切に振る舞ったらいつも褒めなければいけません。

規則を述べます：必ず公共の場での行動についての規則を明確にします。例えば，銀行での規則をお子さんに客観的に伝える方法です。「覚えていてね，銀行では私のそばにいて，静かに話すのよ」。同じように図書館に行くときは「図書館では大人しく読んで，話すのも静かにして，走り回って音を立ててはだめよ」と言って，あなたのお子さんに規則を思い起こさせるのも良いでしょう。

タイムアウト：公共の場であなたのお子さんをしつける準備をしましょう。例えば，あなたのお子さんが銀行で癇癪を起こしたら，他の大人たちが注意を向けることでそれを強化しない限り，その問題行動を無視してもよいでしょう。癇癪を無視できないなら，銀行を出て銀行の外で短いタイムアウトを与えることもあります。癇癪が完了したら，今度はうまくやるチャンスを与えましょう。チャンスもなく，泣き叫ぶお子

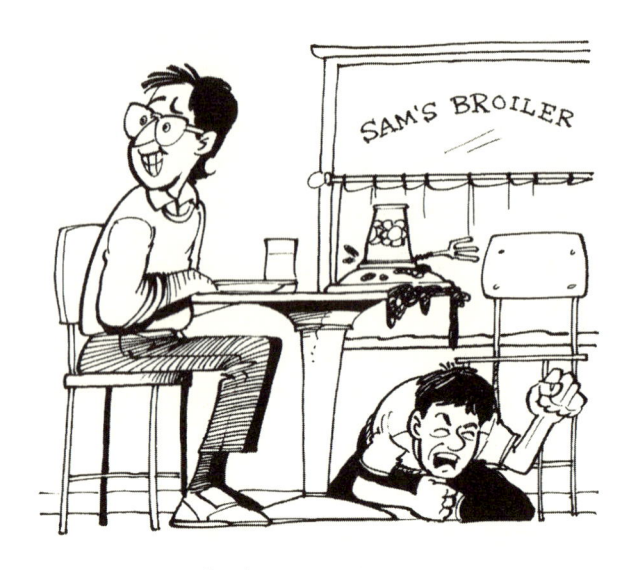

公共の場での問題行動を扱う

さんを車に連れて行きなだめるしかないこともあります。家庭で当てはまる規則が他の状況でも当てはまることをあなたのお子さんが学習することが重要なのです。それが今後のお出かけのときに繰り返されると考えられるので，癇癪に降参してはいけません。

　スーパーに行ったときにあなたのお子さんが駆け出したら，買い物カートの中で1分を過ごさなければいけないと説明します。「私のそばから駆け出したらいつでも，そばにいることがわかるようにカートの中に1分だけ座らせますよ」と言ってもよいでしょう。規則を決めたならば，確実に強化します。公共の場でお子さんをしつけるときは，他の人々が考えていることを心配しないようにします。お子さんが自身の行動をコントロールできることとあなた自身の冷静さを維持することに集中します。これをするのは，15歳のときより4歳のときのほうがずっと良いです。

強化プログラム：公共の場での問題行動に対して見える形の報酬プログラムを立ち上げます。例えば，ランディは4歳の娘タニアがスーパーで彼のそばを離れて走ることに困っていました。この行動をコントロールするべく，見える形の報酬プログラムを立ち上げました。彼はタニアに「通路の端に行くまでそばにいたらステッカー1枚だよ，買い物が終わったらステッカーを好きなものと交換できるからね。6つの通路の全部でお父さんのそばに居られたら，6枚のステッカーをあげるよ。そうしたら，ビスケットかポップコーン1袋をあげよう。どうだい」と言いました。店に入ったらすぐに，そばに居ることでランディが娘を褒めることも重要です。事実，最初は15～20分ごとに彼女を褒めることが必要です。

現実的になり徐々に教えましょう：レストラン，教会，店で長時間にわたって子どもたちが大人しくしていることを期待するのは非現実的です。時々はあなたのお子さんをベビーシッターに任せて家に置いて，あなたは他の大人と買い物や食事を楽しむほうが良いのです。一方，子どもたちが8歳や10歳になるまでレストランや教会の礼拝に連れてゆかないなら，そうした状況でどのように振る舞うかを子どもたちは知ることがありません。年齢にかかわらず，子どもたちは学習する体験を必要としています。ですから，いつ始めたとしても，学習のための短時間のお出かけを設定し，徐々に時間を延ばします。ポイントはあなたのお子さんに成功体験を持たせ，問題行動を起こす前に確実に場を離れるということです。

可能ならあなたのお子さんを参加させましょう：公共の場であなたのお子さんを会話に参加させましょう。歯科医院では「レギーがきれいな歯をお見せしますね。毎日，磨いていますよ」と歯科医に言っても良いでしょう。あるいはスーパーで「そこのトマト・ソースを取ってちょう

だい」とお嬢さんに言っても良いでしょう。こういう表現を使うことで，パイナップルが育つ場所，物の値段，冷凍庫の使い方など様々な種類の事柄を教えることができます。あなたのお手伝い，手助け，会話にお子さんが加われば加わるほど，問題行動は少なくなります。

問題3

★★

ダラダラした行動

　ある朝トムが5歳の娘の寝室に入ると、リサはまだパジャマで、床の上に座っておもちゃで遊んでいます。「リサ、まだ着替えていないの」と彼は声を上げます。「急いで！　お父さんが仕事に遅れるよ」。彼は部屋を出てお弁当を作ります。5分後に戻ると彼女は片方の靴下を穿いただけです。本当に不愉快になり、「急いで！　赤ちゃんみたいに着せてあげなきゃいけないのかい」と言います。彼は怒って部屋を出ます。10分後にリサは両方の靴下とTシャツだけを着ています。彼は「しょうがないな。自分で着替えるなんて絶対できないんだね！」と叫びます。

なぜダラダラ行動が起きるのでしょうか

　この情景はおなじみのものですか。親からの最も良くある訴えのひとつが、子どもたちがダラダラするというものです。朝の着替え、食事中、ベッドに行くとき、いやな仕事をするときに子どもたちはダラダラします。ダラダラは多くの原因で起こります。問題が子どもの行動より親の知覚にあることもあります。親はよく子どもたちに非現実的な期待を持つものです。4歳の子どもに親の指導や強化がなくとも着替えができることを期待し、プロセスを完成するのに十分な時間を許さないこと

があります。年少の子どもは時間の概念を理解していないことを覚えておくことが重要です。10歳になるまでほとんどの子どもたちは時間の経過を理解しないため，これからのことを計画できません。したがって，大人の援助なしに彼らが時間に正確であることを期待するのは非現実的です。個々の気質の差もまた活動水準や時間の概念に影響します。生まれつきゆっくりな者も，疲れやすい者も，簡単に気が散る者もいるのです。白日夢を見たり，要求についてすべて忘れることもあります。その他，学校に行く，親から離れる，いやな仕事をするなど，不愉快な体験を回避するためにダラダラします。

　いったんダラダラした行動が始まると，親と子の間の権力争いを作ることでそれが習慣的になります。先の例ではトムがリサを急がせようとすればするほどリサはゆっくりになります。子どもたちはダラダラすることで自分たちの独立と力を主張することができて，親をどうしようもない状態でフラストレーションが溜まる状態にさせるのです。リサは着替えをするよりもしないことのほうが多くの注意を引くことに気がつきました。こうやって，マイナスであったとしても親の注意が意図しないうちにダラダラと権力争いを強化するのです。

何をすべきでしょうか

　褒めることとごほうびのプログラム：良い子でいるためにあなたのお子さんがしたどんな努力にも前向きの注意を与えましょう。先の例のリサには片方の靴下を穿いたことを，そして着替えをするすべての小さなステップのすべてを褒めます。ダラダラを克服するには，父親は1〜2分に1回はリサの部屋に入って彼女の努力を褒める必要があります。ついにはもっと長い時間，子ども部屋を離れることができるようになるでしょう。もうひとつの方法は，「時間刻み」遊びのような見える形の報酬（ごほうび）プログラムを組み立てることです。例えばブザーが鳴る前に着替えるとか食事を終えるといった遊びにお子さんを呼び込んで，

ステッカーが貰えるようにします。こうしたステッカーは，寝る前にもう１冊絵本を読んで上げるとかあなたが一緒に遊んであげるといった強化メニューの特定の報酬と交換することができます。

時間稼ぎを無視しましょう：ダラダラをやめさせるには，状況をガラッと換えてダラダラに注意を払わないことです。お子さんができないことでお子さんを批判してはいけません。実際にはこうしたマイナスの注目を与えることが，着替えない，食べない，や他の時間稼ぎの行動を強化させるのです。彼らができることには惜しげなく注目し，できないことは無視します。

ゲーム感覚にしましょう：意外でしょうが，ゲームをすることであなたのお子さんをスピードアップさせることができます。例えば親が大声で数を数えて，どのくらい早く着替えができるかをみることを喜ぶ子どももいます。「20 数えるうちに着替えができるか見てみよう！」と言ってもよいでしょう。「発射まで 5 分……2 分……1 分……発射！」といったロケットの発射アナウンスに反応する子どももいます。着替え，床に就く，いやな仕事をテキパキするのに行進曲を流すことを喜ぶ子どももいます。音楽は愉快な気分を引き出しもします。床に就くまでのステップを行進曲にしたり，車に乗るのにフォロー・ザ・リーダーを流したり，こうした遊びは事の流れを早めるだけでなく，愉しみでもあります。

自然のなりゆきと論理的帰結：あなたのお子さんにダラダラすることの自然のなりゆきを体験させましょう。学校へ向かう自動車の中で着替えさせる，学校に行く前に朝食を摂らせない，タイマーが鳴り終わるまでにパジャマに着替えていない限りベッドでのスナックはない，夕食を時間通りに食べないとおやつはない，着替えて朝食を食べるまでテレビ

は見せないなどです。しかし，この方法を決めたら，十分に前から何が起きるかを詳細に説明してください。お子さんが着替えなかったり時間までに準備ができていなかったら何が起きるかを，事前にお子さんが聞いておくことが大切です。大抵は，こうしたなりゆきを1〜2回経験することでダラダラは消えます。

タイムアウト：非常に反抗的な子どもには強化プログラムやゲームではダラダラを迅速に解消できないこともあります。もしそうなら，タイムアウトの技法を加えることが必要なこともあります。タイマーが鳴るまでにいやな仕事をする準備ができないとか仕事を終えられないなら，3分のタイムアウトがあることを伝えます。タイムアウトは事を長くとることからダラダラを強化するように見えますが，事実は逆です。ダラダラは親の言うことを聞かないための方法ですから，タイムアウトは確実に子どもたちを従わせ，将来の親の言うことのインパクトを強めるのです。子どもがもっと早くしようとする努力について褒められ強化されるというプログラムを必ずタイムアウトと合わせます。問題行動に対して躾を用いると同時に良い行動を動機づけることが肝要なのです。

十分な警告とリード・タイムを持ちましょう：小さい子どもは変化に多くの時間を必要とします。朝の起き掛けが特に困難な子どももいます。そうした子どもはむずがり，イライラし，泣き虫です。悪い気分の時間帯が過ぎるには，家を出る1時間あるいは2時間も前に起きることが必要かもしれません。大抵の子どもは例えば「10分経ったら行くよ」「5分経ってアラームが鳴ったらおもちゃを片づけてベッドに行く時間よ」といった定期的催促が必要です。こうした警告は子どもの切り替えを助けるもので，特にひとつの作業から次の作業への移行が苦手な小さな子どもには特に重要です。

手順を決めましょう：床に就くにしろ起床するにしろ，予測のつく手順を決めることで子どもは安心を感じ，適切な行動をより早く学習できるようになります。朝や夕刻の手順をどうするかを計画します。あなたのお子さんは朝の7時に起床，トイレに行き，着替えて，朝食を摂り，歯を磨き，それからお遊びや学校に行くかもしれません。着替えるまではテレビも朝食もないという子ども部屋での着替えや，パジャマになるまでは夜のスナックはないなど，特定の規則を作りましょう。このように手続きを明確にすることが，子どもたちが作業をすることを助けるのです。

独り言：事を早く行ってもっと楽しくすることについて大きな声でご自分に話しかけることで，独り言をどのように使うかをあなたのお子さんに示しましょう。「素敵な朝だわ。今日は仕事が楽しそう。早く準備して始めよう」とか「朝に早く準備するのは気持ちが良いわ。後でゆっくり寛ぐ時間ができるわ」と言ってもよいでしょう。

期待は適切に：あなたのお子さんへの期待は年齢と発達段階にあったものにします。1人で着替えるスキルを身につけていると示されるまで，うまくできることを期待してはいけません。4歳か5歳までに完全に着替えができる子どもはわずかしかいません。前の晩に着る服を選び並べておくのも役に立つでしょう。さらに，就学前の児童は着替えを完了するのに少なくとも30分は必要です。着替えの学習は2〜3歳で始まり，できるのに2〜3年はかかることを記憶し，根気よく，またそれを楽しむようにしましょう。ちょうど練習し出した3歳児をお持ちなら，着るものが大きくて着るのが容易なことを確かめます。ズボンを引き上げてプロセスを完了するのを助けます。そして徐々に離れ，お子さんに少しずつやらせて見守るようにしましょう。でも，どのステップでも，激励，援助，称賛を与えなければいけません。

何を急ぐのでしょう

　最後に，ときどき「何を急ぐの？」とご自分に聞くことは重要です。私たちは急ぎ急がされる社会にいて，時間とスケジュールが頭から離れません。銀行や事務所に駆け込み，子どもたちを学校に追い立てるのは，私たちが自分を急かせているように私たちの子どもを急かせているのかもしれません。重要な疑問は，私たちは子どもに達成感を楽しむ時間を与えず，次から次へと物事をやらせて，不必要に子どもたちにイライラしていないかということです。あまりに急かせると子どもの生活にストレスを作り，正常な社会発達や情緒発達を損なうことがあります。ゆっくりになって，あなたのお子さんとあなた自身の両方に，学習と探索の時間を与えましょう。

問題 4

同胞葛藤と子ども同士の喧嘩

サリー：お兄ちゃんが先にしたんだよ。私のこと殴った。
ドナルド：ちび！　お前なんか嫌いだ。
ママ：ドナルド，妹にそんな言い方はいけません。
ドナルド：ママはいつもサリーの肩を持つんだ。

　きょうだい間の口論，言い争い，喧嘩は成長の正常な部分です。このことを両親が残念に感じるのは，それが不幸な関係を表していると考えるからです。しかし，お互いに意見が合わない経験を通じて，子どもたちは自身の権利のため立ち上がること，自分を防衛すること，感情を表現することを学習します。ちょっとしたからかいは，感情やふざけたおかしさを伝える方法ですらあるのです。すぐに議論の仲裁に入ったりいさかいの解決をしようとする親は，知らず知らず子どもたちのコミュニケーションと葛藤解決スキルを学習する機会を否定しているのです。もちろん，同胞葛藤やきょうだいの議論が過剰あるいは破壊的になるなら，親が介入しなければいけません。身体的な喧嘩はどのような状況でも許されるものではありません。児童虐待や配偶者虐待をコントロールする必要性についての認識は大きくなってきていますが，同胞虐待もまた深刻な問題であるのです。親は過剰な同胞葛藤を真剣に取り上げ，子

どもたちを身体的虐待のみならず年長児からの言語的虐待から守らなければいけません。

なぜ起こるのでしょうか

　過剰な同胞葛藤は様々な理由で起こり得ます。親が1人の子どもを「えこひいき」することもあり，これが恨みに火をつけることもあります。親が下の子どもに注意を払うことを上の子が恨むこともあります。他の同胞より多動で難しい，あるいは知的に劣る子どもに対する親の無意識のうちの嫌悪や拒否を，その子どもの同胞が行動に表す家庭もあるでしょう。年齢が近い同胞や同性の同胞に比較して1人が明らかに劣っていても，問題が起こることもあります（2人の子どもが同性である場合のほうが葛藤は大きくなります）。両親間の葛藤を模倣して子どもたちが喧嘩することもあります。両親を夫婦間の問題から逸らそうとして子どもたちが喧嘩することもあるでしょう。彼らは自分たちの問題行動が両親を一緒にひきつけ，両親の関心が彼らに向くことで，夫婦間の問題が減少することを希望しているのです。

何をすべきでしょうか

　ささいな喧嘩を無視しましょう：あなたのお子さんたちが年が近いなら，お互いに傷つけあったり，あるいは破壊的な行動がない限り，ささいな喧嘩は自分たちで解決させることも可能です。自分たちのいさかいを解決することは，大人に頼ることなく自分のために戦うことを子どもたちに教えます。あなたがいさかいを解決するために入り込むときも間違いなくありますが，「自分たちで処理しなさい」と言ってそこから抜けることもできます。

　告げ口に注意しましょう：告げ口行為を強化しないように気をつける必要があります。例えば，いさかいが始まると一方の子どもがあなたの

問題4　同胞葛藤と子ども同士の喧嘩

ところに駆けこんできてもう一方の子どものことをメソメソ訴え，そちらが喧嘩を始めたと言ったり，あるいはもう一方のきょうだいが学校で起こした問題についてあなたに告げ口をするかもしれません。同胞間の口論の場合，告げ口するほうに満足を与えないよう，いくらか冷淡に反応することがよいでしょう。子どもたちが自分たちで解決策を発見できると確信していると言うのが良い対応です。例えば「この問題を解決できたら教えてね」というように。一方，殴っているとかおもちゃを壊したなど，無視できないことを告げ口屋が伝えることもあります。この場合，告げ口をした子どもに，告げ口する以外の方法でその問題をどうしたら解決できるかを考えさせることが秘訣です。

問題解決スキルを教えましょう：喧嘩していないときに話し合うことで葛藤を解決する方法をお子さんに教えることができます。お話や人形を使って彼らの問題を描いても良いでしょう。例えば，キャシーは2人の子どもたちが常に喧嘩していることを心配しています。そこで彼女は人形でロールプレイをして2人にお話をします。人形の1人バートはもう1人の人形アーニーからひったくり続けています。キャシーは「バートがおもちゃを取り上げたときにアーニーは何をすれば良いかな？」と子どもたちに問いかけます。そして子どもたちに可能性のある解決策を思いつくように促します。彼らは，バートにおもちゃを返してと言う，バートを叩く，バートを無視する，他の遊べるおもちゃを探すなどと提案します。それからキャシーはお話を逆にして「バートは本当にアーニーのおもちゃが欲しいのに，アーニーはそれをとても長い間持っていたの。バートは何ができるかしら？」と言います。再び子どもたちにアイデアを考えさせます。最後に彼らには結構な一覧表ができて，そこにはアーニーを殴っておもちゃを諦めさせる，別のおもちゃをシェアするとかおもちゃを交換することを提案する，一緒におもちゃで遊ぶことを穏やかに頼む，どこかに行っていてアーニーがおもちゃに飽きるまで待

つなどが含まれます。キャシーは子どもたちにそれぞれの解決策の結果について考えさせます。彼女は「バートがアーニーを殴ったら何が起こるかな？」と聞いてもよいでしょう。殴ることで起こり得る結果を探索したら，一覧表の次のアイデアの結果はどうなるかを訊ねます。こうやって彼女は問題解決戦略，つまり叫んだり，叩いたり，文句を言ったりせずに欲しいものを手に入れる方法を教えているのです。「問題解決を子どもに教える」（第8章）で述べたように，多くの子どもたちが叩くのは，単に欲しいものを手に入れる他の方法を知らないことが理由なのです。

　お子さんに問題解決の方法をいったん教えれば，本当の葛藤が起きたときに彼らはそのスキルを使い始めます。例えば4歳のアンナと6歳のナイジェルはパソコンで遊びたがっています。2人は「最初に使いたい！」と叫びます。アンナが「この間お兄ちゃんが最初に使った」と言うと，兄は「違うよ，おまえだよ」と言い返します。こうした場合，彼らの父親は「わかった，問題だよね。コンピュータはひとつだけで，2

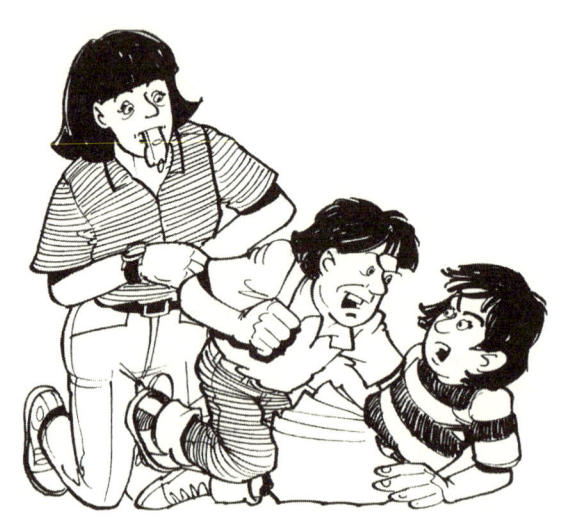

子どもたちにとっては審判としての親が必要なときもあります

人とも最初に使いたいと言っている。どうすれば良いかアイデアはあるかい？」と言ってもよいでしょう。彼らは，コイン・トスをするとか，シェアしたり順番でやるなどの解決策を思いつくかもしれません。いったん決定がなされても，順番を待たなければいけない子どもはなお気持ちが落ち着いていないかもしれませんが，両方とも葛藤をどのように扱うかを学習し始めているのです。この時点で，親は待つほうになった子どもが静かにして大人しく待っていることを褒めます。

ごほうびプログラムを設定しましょう：お子さんたちにごほうびプログラムを立てて，彼らが一定の時間，口論や喧嘩をしなかったら両方がそれぞれステッカーをもらえるようにします。彼らがシェアしたり一緒に協力しているところが見られたときもステッカーが貰えると伝えます。彼らの集めたステッカーは強化メニューから選んだごほうびと交換することができます。親は彼らが一緒に静かに遊んでいるのを注意して見つけ，ステッカーだけでなく褒めることも覚えておかなければいけません。

タイムアウトと自然のなりゆきと論理的帰結の技法を使いましょう：子どもたちは殴り合ったり，あるいは口論しながら物を壊したりしたら結果を伴うということを学習する必要があります。自分の行動に責任を持つという認識を持つことは大切です。殴り合いが起きたら，喧嘩を始めたことには双方とも平等に責任があることを学習する必要があるので，即刻，双方の子どもにタイムアウトを命令します。喧嘩について話したり，誰が喧嘩を始めたかを決めようとしてはいけません。同胞間の喧嘩のほとんどは長期にわたった根深い原因があります。攻撃を加える側が自己コントロールを学習するのが重要であるのとまったく同様に，被害者は攻撃者を回避することを学習することが重要なのです（家族によっては，被害者が攻撃するほうを微妙にしかし効率的に刺激する戦略を用

い，後者が非難されることになることもあります）。喧嘩に対するタイムアウトはきょうだいと同様に家に来た子どもたちの友達も含めるべきです。しかし，これが身体的喧嘩に対応するあなたの方法であることをお子さんの友人の親に前もって知らせておきましょう。彼らが反対したり，その友達が躊躇したりするなら，その友達は常に家に帰しましょう。時間が経てば，タイムアウトを課することで身体的葛藤が減少するだけでなく，お子さんに喧嘩を回避するために交渉する，問題解決を図る，自己コントロールをするなどのスキルを学習させることができるのです。

　自然のなりゆきと論理的帰結の技法も同胞間の口論に対する効果的なしつけ方法です。あなたのお子さんたちがおもちゃについて口論しているなら，誰が最初におもちゃで遊ぶかを彼らが決めるまでそれを取り上げるというのが論理的帰結でしょう。テレビ番組について喧嘩しているなら，どの番組を先に見るかを彼らが決めるまでテレビを消しておくというのが論理的帰結でしょう。あるいは例えば，台所からくすくす笑いが聞こえて，行ってみると床じゅうに食べ物とミルクがこぼれています。「誰がしたの？」と聞くと，大抵，「こいつだよ」「違うよ，お前だよ」「違うよ，こいつがしたんだ」というコーラスと，誰がいけないかについての喧嘩になってしまいます。被告を発見しようとするのではなく，すべての子どもたちが片付けをしなければいけません。これが一緒にしたいたずらの自然のなりゆきなのです。

　家族会議をしましょう：学童については，毎週の家族会議が役に立ちます。毎週決まったときに全家族が話し合い，分かち合い，愚痴の言い合い，計画を立てるために集まります。お子さんは感じたことやアイデアを表現するよう勧められ，さらに誰もが喋る機会があることが保証されます。この機会に子どもたちが他の家族メンバーを非難したり，いじめたりすることが間違いなくありますが，そのときはすぐにそれを止め

させ，問題をどのように解決するかに焦点を当てるよう促します。

　平等ではなく比較しない愛し方をしましょう：子どもたちを全く同じように扱い，また愛そうとする親が時々います。彼らは同じ服，同じおもちゃ，毎日同じ時間を子どもたちに与え，同じ活動プログラムに登録します。このように厳格に管理したやり方では，競争を減らすよりむしろよけいな競争を作ってしまいます。それぞれの子どもをその子ならではの能力を持ち，欠点もある，たった1人しかいない特別な人格として扱うようにしましょう。難しいかもしれませんが，1人の子どもを他の子どもと比較することは避けましょう。「さてさて，お兄ちゃんはお前の年のときにこのくらいは読めたよ。もう少し頑張るとお前もできるさ」とか「リンダはお前より持ち物をちゃんとできるし，部屋もとってもきちんとしているよ」といった発言を避けるのです。そうしたやり方であると，低く見られた子どもの怒りと敵意，そしてモデルとして支持されたほうの子どもと両親の双方に対する敵愾心を生んでしまいます。代わりに，それぞれの子どもの別々の長所に焦点を当てます。それぞれの子どもの独自の良さと異なる能力を評価すれば，彼らは皆，自分が特別だと感じることができ，彼らの中の嫉妬と競争を減らせるでしょう。

　それぞれの子どもに対して独自性を表現するもうひとつの方法は，それぞれの年齢に適したごほうびを与えることです。年長児にはボーイスカウトやガールスカウトの一泊研修や，隣町の公園まで自転車で行くことを許しても良いでしょう。友達を自宅に呼んで泊まらせるとかあなたとランチを一緒に取るなどの他のごほうびは年少児に与えられるかもしれません。子どもたちに物を買ってあげるときは，公平性より必要性を決定の根拠にしましょう。年長児が学校に行くのにズボンが必要だという事実は，それを必要としていない年少児にもズボンを与えなければいけないということを意味するものではないのです。それぞれの子どもに正確に同じものを与え，それぞれに同じ額を費やさなければならないと

感じてはいけません。

えこひいきはよしましょう：大抵の親が時々は子どもたちのうち1人をえこひいきしたくなり，多くの問題を起こしているような子どもには失望を感じます。これが起きるときにこれに気づき，その感情を表に出さないようにしましょう。口論や対抗意識を生じさせたり増強させるからです。その代わり，ご自身の感情に注目し，可愛がられていないほうの子どもの特別な才能を見出すようにしてその子を守るようにしましょう。これは難しい作業でしょうが，お子さんにとって一時的に困難な時期が永続的な生活様式にならないようにすることが大切なのです。

　親の持つ1人の子どもへの好意と別な子どもへの失望はいつも一時的であるものではありません。一方の子どもは知能でも，スポーツでも，社交的にも秀でていて，もう一方はそうでもないことがあります。あるいは何らかの理由から一方の子どもとのほうが関係を作りやすいこともあります。また，親と特定の子どもの間に衝突があったり，子どもと前の配偶者が似ているので嫌な記憶を思い出させることもあるでしょう。そのような場合，賢明な親は子どもを受容するように努力し，その子の長所に光を当て，好き嫌いを外に表しません。あなたのお子さんたち全員が愛され，可愛がられ，評価され，尊重され，あなたにとって大切だと感じられるよう，可能なすべてのことをすることが大切です。しかし可愛がられていないほうの子どもに罪の意識を感じることで，過剰に埋め合わせをしないよう気をつけましょう。

新しい家族の一員への準備をさせましょう：新しい赤ちゃんを妊娠しているときに，子どもたちに準備をさせ，赤ちゃんがあなただけでなく彼らきょうだいの一員にもなるという感覚を与えましょう。赤ちゃんだけでなく家族のすべての子どもたちに贈り物を与えなければいけません。子どもたちが新しい家族の一員におそらく最初は敵意を示すであろ

うことを覚えておきましょう。赤ちゃんが動けるようになり，周囲を喜ばせるようになるほど，子どもたちは攻撃的行動を強く示すこともあるでしょう。サポートと再保証をすることで，こうした問題行動は時間とともに消えます。

それぞれの子どもにあなたと2人だけの時間を与えましょう：可能であれば，それぞれの子どもとだけの他から遮られない時間を過ごすようにします。1人をランチや特別なイベントに連れて行きます。あなたと2人きりで遊び場に行くことでさえ，その子どもにとっては本当の「ごちそう」になるでしょう。それぞれの子どもに毎日正確に同じだけの時間を与える必要はありません。その代わり，彼らの必要に応じてあなたの時間を与えましょう。具合の悪い子ども，誕生日を迎える子ども，あるいは学校で問題を抱えている子どもには特別に時間と注意が必要です。生活上の良いことや困ったことによって，あなたのお子さんたちは特にあなたを必要とする時期があるのです。

それぞれが別の物を持てるように促しましょう：小さいほうの子どもは兄や姉の後につきまといたいことがよくあります。これが特に上の子の活動や計画の崩壊に到るのであれば，上の子にとって困難なものになります。子どもが友達と人生ゲームで遊んでいたところに，就学前の弟や妹が何度もボードをひっくり返したり，ゲームに入って何回も自分の番をすることを想像してみましょう。上の子どもがフラストレーションと怒りを感じ，下の子を押し出し，下の子が泣きだしたとしても理解できます。あなたはどう反応すべきでしょうか。公平性，優しさ，愛情の観点と，責任感を教えるために，上の子におちびちゃんを入れさせるようにすべきでしょうか。あるいは，友人が来るときは上の子と下の子を離すべきでしょうか。

一般的には，あなたのお子さんたちには別々の経験，別々の生活習

慣，別々の仲間を持たせるのが賢明です。上の子に常に下の子を混ぜるように強制すると，かえって裏目に出て，対抗心と敵愾心を増加させる結果になることもあります。あなたが親密さを押し付けると反対の結果となり，別々にするときょうだいが仲良くなるというのは皮肉です。一定の身体的距離を持つことは別々の同一性の成長を育み，摩擦を減らすのです。

一方，別々の空間や友人が準備できず，上の子が下の子の必要としていることや能力に対し共感し，我慢しなければいけないときもあります。父親は上の子に「デニスはお前やお前の友達のことをすごく考えているのだから，彼の前でドアをバタンと閉めると彼は不愉快になるよ。今していることにデニスを加えることができる方法はないかい」とか「デニスが小さくてゲームのルールを理解できないのはイライラするよね。でもゲームを台無しにしないでデニスが遊べる方法もあるかもしれないよ」と言っても良いでしょう。上の子がデニスを混ぜてあげたら，父親は「デニスのことでは辛抱強いね。こんな優しいお兄ちゃんを持ってデニスも幸運だね」と言っても良いでしょう。実現可能な場合は別々の扱いを促し，しかし同胞間の受容と理解を増進させる作戦を用いるという，バランスのとれたアプローチをすると，どちらか一方のアプローチより長い目で見ればきょうだい愛が増加する結果になりやすいのです。

所有権を教えましょう：小さな子どもは本来利己的です。彼らはゆっくりとそこから脱却しますが，まずは彼ら自身について安全だと感じる必要があります。彼らがすべての持ち物をシェアすると期待してはいけません。大人も子どもも，私たちは自分自身の特別な対象物が必要です。さらに，シェアすることをあまりに早期から強制しようとすると，さらに利己的になるきっかけを与えるかもしれません。お子さんたちにそれぞれの持ち物を尊重し，それを使うときには許可を求めるようにさ

せましょう。

下の子を過剰にかばうことを止めましょう：小さい子と大きい子の間に口論や喧嘩があるときに小さい子を過剰にかばわないようにしましょう。攻撃的行動を仕掛けるのは大きい子より小さい子であるほうが多いことが研究で知られています。しかし，叱られるのは大抵大きい子のほうです。そうした場合は，双方とも葛藤への自身の関与をコントロールすることを学習しなければなりません。

上の子へ過剰な責任を負わせないようにしましょう：親は知らず知らずのうちに上の子どもに過剰な責任を与えることがあります。これは特に，赤ちゃんの世話をし，お皿を洗い，テーブルの準備をすることが期待されている姉について当てはまります。この不均衡が年上の子どものうまくやっている年下の子どもに対する憤りを生じさせることがあります。同時に，小さい子は大きい子のほうが強く持っている責任に嫉妬を感じることもあります。そこで，それぞれの子どもへの責任の量に敏感であることが重要です。子どもたちの年齢と発達段階に適した作業を彼らに与えましょう。例えば，就学前の子どもにはテーブルの準備を教え，年長児には食後の食器の片づけをさせることもできます。男の子と女の子に対して違う期待を持つことにも注意すべきです。男の子は女の子と同様な量の家事を与えられていますか？　家事の内容は性別で違いますか？　女の子がいつも浴室の掃除をしなければならない一方で，男の子は父親と自動車でブラブラしているなら，不快感と同胞間の対抗意識を作るかもしれません。

ゲームの管理をしましょう：4歳のベンと7歳のピーターがチェッカーズで遊んでいます。母親の耳に突然，「ずるい！　だました！」「違うよ」「そうだよ。見たよ」という会話が飛び込んできます。時には親

が審判を演じ，ルールを適用する必要があり，またあるときは下の子をサポートする必要があります。ベンがルールを厳格に守ることを理解していないかもしれない一方で，ピーターはルールに固執しています。彼らの母親は，誰か他の人々を彼らと遊ぶようにさせることで対立と競争を薄めることもできるでしょう。こうすれば，嫉妬心を誘発するような勝ちか負けかといった状況の角が取れます。勝つためのスキルより運に焦点が当てられているゲームを買うのも役に立ちます。

同胞間の喧嘩は正常であることを覚えておきましょう：あなたの期待する家族の融和がどのくらいかについて現実的になりましょう。正常な家庭でもしばしば喧嘩は起こるものであり，このことを受け止めれば，子育てもずっと客観的に行えます。子どもたちがいつも喧嘩ばかりしていると，彼らのいるところで声に出して嘆くのはよしましょう。不安を心の中にしまいましょう。そうでないと，あなたの訴えと同じように子どもたちは成長するかもしれません。

問題 5

反　抗

　晩の8時30分は4歳のリーがベッドに行く時間です。両親は居間で友人たちと談笑していて，リーは床の上でブロックで遊んでいます。父親は「ベッドに行く時間だよ」と言います。彼女はまるでその声が聞こえなかったかのように遊び続けます。父親はもう少しきっぱりと「ベッドに行く時間は過ぎているよ。今ベッドに行こうね」と言って繰り返します。「ううん，疲れてないよ」とリーは言います。そして「ベッドには行きたくないの！」と言います。どうしようもないと感じた父親は，「無理強いすると癇癪を起こす。友人が帰るまでリーをこのまま起きていさせたほうがよいのかもしれない」と心で思います。しかし，彼は「今ベッドに行かないと明日疲れてしまうことはわかるね。いい加減に良い子になって準備をしよう」と説得します。リーは「疲れていないの。ベッドには行かないの」と言います。そこで母親が不機嫌そうに「今ベッドに行かないと困ったちゃんになるわよ」と言います。そして「いつもレイモンドがリーに降参しないなら良いのに。あの子に必要なのは誰が偉いのかをリーに教えてくれる人なのよ」と考えます。そうしているうちに，強情になり，眠くなったリーは「でも私は疲れていないの！　ベッドには行きたくないの！」と叫びます。

リーの毎日は両親との似たような権力争いで埋まっています。テレビを消す，幼稚園に行く準備をする，外に行くのに靴下を穿き靴を履く，公園から戻るなど，すべての種類の状況について権力争いが起こります。午後になると父親のレイモンドは大抵は疲れ果てて，そのときに残っているエネルギーによって，娘の要求に降参するか叱るかの間を行きつ戻りつするのです。リーの母親は毎日娘が寝つくまでの1～2時間しか家にいないので，夫がリーの反抗的行動についてとことんやりきらない理由がわかりません。彼女の批判は，夫を怒らせ，孤立させ，力不足だと思わせるのです。

なぜ反抗的行動が起きるのでしょうか

不服従や反抗は，基本的には他者による要求や命令へ反応することの拒否です。そうした行動は正常であり，子どもの正常発達の一部なのです。彼らは時々反抗し，親が決めた合理的取り決めに従うことを拒否します。不服従は「恐怖の2歳」でピークを迎え，大抵はそれからの数年で減少します。しかし，4～5歳児は親の要求の3分の2しか従わないという研究結果があります。ですから，時々の不服従は，親の力不足や子どもの意図的操作の反映ではなく，子どもが独立を求めている健康な表れであると見るべきです。しかし，時折の反抗が長期のバトルになると，子どもは大人の要求のほとんどに抵抗するようになることも多いのです。

反抗を続ける子どもの中には決まりがほとんどない家族の中に暮らしている者もいます。彼らの親は極度に放任的で，ノーと言うのを嫌い，彼らが行った要求を最後まで通すことができません。一方，決まりや命令が多すぎ，不必要にしつけが厳しい家族で反抗が増加することもあります。そうした家庭ではほとんど必要のない命令が毎分のように与えられ，最後までちゃんと継続されることもありません。子どもの不服従が問題となるその他の状況として，抵抗する子どもに屈服するか，頑とし

て譲らないかの間を行ったり来たりする親の場合があります。上記の例では，リーの父親は放任的な態度を取り，一方，母親は過剰な権力で迎え撃っていました。どちらの方法だけでも反抗を強める結果となります。両方が合わされば，子どもが協調性を学習することはさらに困難になります。

何をすべきでしょうか

　あなたの命令を最も重要なものに限定します：あなたの指示命令のうち，本当に必要なものはどれかを早めに決めます。あなたの作戦を選ぶわけです。命令を与えると決めたら，あなたのお子さんが言われたとおりにするまで確実に続ける準備をします。さらに，あなたのルールや命令，期待が現実的でかつあなたのお子さんの年齢に合っていることを確認します。ガミガミ言っても，それは子どもたちにすぐに命令に従うことは期待していないことを子どもたちに教えるだけなので，ガミガミ言うことは避けましょう。

　明瞭で，特定の，そして前向きの命令を与えましょう：命令は明瞭かつ相手を尊重しつつ述べ，どのような良い行動を見たいと思っているかを正確に詳しく述べます。良い例は「ゆっくり歩いて」「ベッドに行ってね」「小さな声で話そうね」「マジックペンは紙の上だけよ」などです。こうした「～をしなさい」という命令はあなたがお子さんから期待している行動を特定するものです。

　不明瞭で，後ろ向きで批判的な命令，例えば「良い子でいてね」「そんなに興奮しないで」「後生だから静かに座って」「豚のように食べるのは止めて」「黙れ」といった命令は避けます。あなたのお子さんが無能力に感じたり，防衛的になれば，あなたの言うことを聞かなくなります。また，「今ベッドに行きたくないのかな？」とか「どうして生ごみを持って行かないの？」といった質問型の命令も，するもしないも随意

だという印象を与え，大抵は子どもの不服従に繋がるのでよしましょう。代替手段や選択肢のある命令，例えば「テレビは見られないけど，パン作りを手伝っても良いわよ」とか「家の中で静かに遊ぶか，そうでなければ外で遊びなさい」という命令を試しましょう。そして，お子さんがあなたの命令に従うという自信があるかのような前向きの態度で命令を述べることを覚えておきましょう。あなたのメッセージが伝われば，子どもたちは協力したがるようになります。

可能ならリードタイムを：子どもたちが直ちに服従することを期待する親もいます。しかし，大人と同様，子どもたちにとっても興味ある活動を突然止めることは困難です。活動に幸せに浸っているあなたのお子さんに要求を突きつけても，おそらく抵抗し，不満に感じます。命令に先立って与えられる注意や警告があなたのお子さんの次への行動への転換の役に立ちます。例えば「あと5分でベッドに行く時間よ」とか「そのページを読み終わったらテーブルを片づけましょうね」と言ってもよいでしょう。

言うことを聞いたら褒めます：言うことを聞くことを当たり前だとして無視してはいけません。命令を与えたときはいつも5秒待って，反応を観察します。あなたのお子さんが言われたとおりに行動したら，喜びの気持ちと承認を表明します。子どもたちが言うことを聞かないときには注意を払い，言うことを聞くときには無視するのは親の典型です。これを逆転させ，子どもたちが言うことを聞かないよりも聞くことで多くの利益を得るようにするのがコツです。

強化プログラムを作りましょう：あなたのお子さんが親の要求に従ったときに必ずポイントやステッカーを与えられるという強化プログラムを作ることで，お子さんが従順になるようにもできます。こうしたポイ

ントやステッカーは貯めておいて，強化メニューの項目と交換することができます。一日の特定の時間帯，例えばあなたがお子さんの行動を観察できる午後5時から8時の間などを選ぶこともできますし，ベッドに行くとかおもちゃを片づけるといった特定の状況で言うことを聞かせるようなプログラムを立ち上げることもできます。

タイムアウトを使いましょう：タイムアウトは子どもたち，特に4〜8歳の年齢の反抗的な子どもたちに言うことを聞きやすくなるよう教育する有効な方法です。まず，どのような問題行動がタイムアウトになるかをあなたのお子さんに説明します。例えばリーの両親は次のようにプログラムを説明することができるでしょう。

　「リー，お家で良いことをいっぱいしているけれど，ひとつだけ問題と思うことがあるのよ。お父さんやお母さんが言ったことをしないことが良くあるわね。言うことを聞けるように，言うことを聞かないときにはかならずタイムアウトにするからね。タイムアウトになったら部屋の隅の椅子に4分間静かに座っているのよ。それで少なくとも2分は静かに座っていたら椅子から離れて良いのよ。それからあなたに頼んだことをしてくれたときはいつもステッカーをひとつあげるよ。そしたら貯まったステッカーを欲しいものと交換できるからね」

　こうしたプログラムでは子どもたちがいつ言うことを聞かないかを親が認識し，タイムアウトを行う準備をする必要があります。例えばあなたがリーの母親か父親だと思ってください。明確で前向きの命令を与えることから始め，それから5秒待ってリーが言うことを聞くか確認します。言うことを聞けば，褒めてステッカーを与えます。もし言うことを聞かなかったら，命令を反復し，言うことを聞かない場合はタイムアウトになることを警告します。もう5秒待って，リーがどう反応するかを

見ます。言うことを聞いたら，称賛とステッカーで彼女の素直さを強化します。服従しなければタイムアウトに持っていきます。タイムアウトが完了したら当初の命令を繰り返します。今度は言うことを聞くなら，彼女を褒めてステッカーをひとつ与えます。そうでなければ全コースを繰り返します。

子どもが限界をテストすることを予想しましょう：親の命令や規則を，特にそれがかつては強制されたりされなかったりしていた場合に，子どもたちはその限界を試そうとすることが普通であることを覚えておきましょう。それは独立と自己指向を求める正常な部分なのです。ですからある程度の反抗を予想し，わずかな抵抗は無視するようにしないと，反論の罠に嵌ってしまうこともあります。嬉しくない規則に従うときにお子さんがブツブツ言うことは許しましょう。彼らに頼んだことをさせることができても，それをいつも楽しんですると期待してはいけません。

他の大人や子どもたちに素直でいるモデルを示しましょう：子どもたちの協力的態度を育てるコツは，親が放任的になり過ぎたり権威主義的になり過ぎたりしないことです。必要な規則を作り，命令を与え，相手を尊重する中でそれを貫くことを恐れないことです。もちろん，規則と命令は温かさ，称賛，お子さんの特別のニーズへの敏感な反応とうまくバランスを保つべきです。本章の最初の事例で，父親のレイモンドは，いつ命令をするか，ガミガミ言うことをどうやって避けるか，リーが言うことを聞かないときにどう対応するかについて意識する必要があります。一方，彼の妻は，子どもが言うことを聞かないのは夫の能力のなさゆえではなく，子どもの正常な発達過程であることに気づく必要があります。こう考えれば，懲罰的で即刻の服従を要求することは少なくなるでしょう。両親ともお互いに援助しあい，子どもの要求に対応するのがいつ適切なのかを認識する必要があります。あなたがお子さんに望む行

動のモデルを示すことが最も効果的な教育手段であることを覚えておきましょう。例えば，母親が家族に夕食ができたと伝えても，父親が何かの修理を終えたいので来なければ，彼は不服従のモデルを示しているのです。あるいは，父親が裏庭で木の葉をかき集めるので助けを求め，母親がすぐに行くと言っていながら決して行かないなら，彼女は不服従なのです。片方の親がもう一方の希望を無視するなら，子どもたちもそれを学習するのです。それゆえ，あなたが配偶者とお子さんたちの希望に応じるモデルを示し，家庭の中で家庭のメンバーの希望に素直に応える雰囲気を作ることが重要なのです。

あなたのお子さんの気質を受け入れましょう：強情，頑固，感情的な子どももいます。他の子どもたちより不注意で，気が散りやすく，親の言ったことを忘れやすい子どももいます。こうした子どもたちは時に親を救いようもなく無力に感じさせるのです。しかし，彼らは特に創造的で，熱心かつ仕事に集中する成人になるでしょう。こうしたお子さんを持っているのであれば，しばしばお子さんから離れ，ご自身のタイムアウトを取り，ご自身に燃料補給をして，彼らの特別な要求に応えられるエネルギーを持つようにしましょう。

問題6

寝たがらない
～びっくり箱症候群～

　3歳になったアンドリューは寝る前にパジャマに着替えはじめ，お菓子を食べ，歯を磨きます。それから，彼の母親は3つの物語を読みます。そして最後に，彼女は彼にキスし，彼の寝室の照明を消します。母親がちょうどリラックスし始めると，声を聞きます。「ママ，喉が渇いた」。彼女は彼にグラスの水を持っていき，そして居間に戻り，椅子に座り，読書をします。数分後，泣き叫ぶ声がします。「ママ，眠れない！」。彼女はいら立ちを感じ，「静かにして，眠りなさい！」と言います。

　これは，おなじみのシナリオですか？　恐らく，ほとんどすべての子どもがどこかの時点で，夜に寝たがらないので安心してください。床に就くのは楽しい一日の終わりを示す合図なので，寝たがらないのは自然な反応です。研究では，正常児の30～40％が眠りに入るトラブルを持っており，ベッドに入ることを後回しにするための悪知恵をあれこれ考えると言われています。

なぜ寝たがらないのでしょうか？

　およそ1～2歳半までの子どもは親からの分離を怖がって，寝たがり

ません。1歳半〜3歳の幼児は，寝ている間に両親の身に何かが起こるのではないかと心配します。一方，4〜6歳の子どもは，闇の中でお化けを想像し，悪夢を見たりするので，眠るのを恐れることがよくあります。さらに，眠っている間に火事や強盗が親を傷つけるなどの大惨事が起きるのではないかと心配します。就学児童は，心配事，暗闇の中で聞こえる雑音，身体的疼痛のため寝つけないと言います。寝る直前にすごい刺激を受けたり，午後の昼寝のため就床時にパッチリ目が覚めているので眠れないことも時々あります。結果として，彼らは退屈して，何か面白いことを探してしまいます。

何をすべきでしょうか

就寝時刻を決めてください：最初に，お子さんの必要睡眠時間と年齢を考慮して就寝時刻を決めましょう。次にあなたのお子さんにそれを伝えましょう。まだ時間がわからないなら，就寝時刻を指している時計の絵をかいて，時計の近くに置きましょう。もう少し年齢が上の子どもなら就寝すべき時間を覚えておくために時計を与えてもよいでしょう。この就寝時刻をできる限りきっちりさせないと，お子さんは常に試そうとするものです。もちろん，テレビの特別な番組があったり，お客様が来たりといった，特別なこともあります。柔軟性のない運用は，あなたのお子さんの中に怒りや不公平感を生じさせるでしょう。しかし，就寝時刻を遅らせるのは特別なことだということをはっきりさせるべきです。注意点があります。お子さんが寝たがらないのは寝つかせる時刻が早すぎるからではないことを確認しましょう。他の子どもに比べて，睡眠時間が少ない子どももいますから，昼寝を省略したり，少し遅い時刻に寝かせようとする必要があるかもしれないことを良く考えるべきです。

ゆっくりできるような就床手順をつくりましょう：就寝時刻の約1時間前に，就床手順を開始しましょう。これは，あったかいお風呂，読み

聞かせ，音楽を聴く，静かな遊び，何かちょっと食べるといったリラックスできるようなイベントで，常に行う儀式的なものです。就寝時の儀式は，子どもを安心させ，落ち着かせます。そして，寝てしまうことへの抵抗を現象させ，分離不安を落ち着かせます。笑ったり叫んだりするテレビ番組，カフェインを含む食べ物・飲み物は刺激が強すぎて寝るのを困難にしますので，就寝時刻前は避けましょう。

予告を与えましょう：就寝時刻の 10 〜 15 分前に，あなたのお子さんに予告しましょう。「10 分経ってアラームが鳴ったらベッドの時間よ」とか「このお話が終わったらベッドに行きましょう」と言ってもよいでしょう。いきなり「寝なさい！」というのは抵抗を招くだけです。ビート・ザ・クロック遊びをして子どもたちを寝室に誘導したり，電車ごっこをして子ども部屋に行かせることもできます。時々，かくれんぼのような控えめなゲームで 30 分ほど就寝の前に遊ぶことは，彼らの分離不安を克服し，ベッドに行きやすくしてくれるでしょう。

有無を言わせないようにしましょう：おやつを食べ終わって，歯を磨き終わったら，お休みのキスをして，一日が終わるということを明確にしておきましょう。自信を持って，子どもたちは子ども部屋にじっとしていられるということをわかっているというメッセージを伝えましょう。もし叫んだり，めそめそしたり，呼んだりしても，病気でない限り，無視しましょう。はじめは，5 分から 1 時間ほど抵抗するでしょう。しかし，数日間無視を続けていれば，消えます。お子さんに，すぐに寝つくことを要求してはなりません。もし眠くないならば，低い音量でテープを聴いたり，お話を読んだり，静かに遊んでもよいということを伝えましょう。寝つくのに 30 分くらいかかるのが大半ですから，眠りに落ちるまでの間を楽しく過ごす方法を学ぶことは子どもにとって重要です。これらは，彼らが大きくなったときに，役立つ習慣なのです。

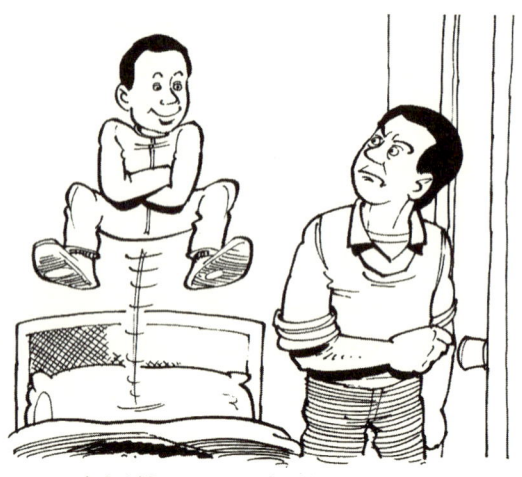

寝たがらない──びっくり箱症候群

様子を見に行きましょう：もしもあなたがベッドルームを離れるとしょっちゅうお子さんがあなたを呼ぶのであれば，約束を作ることもできます。お子さんがあなたを呼ばないのであれば，5〜10分後に子どもがどのようか，そしてうまくいっているかを見に行くのです。ほとんど子どもは2回目のチェックのときには起きてはいませんが，後でもう1回来ると話すことは，子どもたちのイライラや怒りを防ぎ，繰り返し叫んであなたを呼ぶこともなくなります。

夜の明かりと安心なもの：特別な毛布やぬいぐるみは子どもに眠るまで時間に安心感を与えます。やわらかい夜の明かりは，闇への恐怖を減らすのに役立ちます。子どもたちがこの先一生涯，夜の光や安心を与える物を手放すことができなくなるほど執着するのではないかと心配することはありません。子どもたちは困難な時期だけの助けを，短い期間だけ必要としているのです。

強化プログラムを設定しましょう：お子さんがすぐベッドに行って騒

がないでいられるようにステッカープログラムを作りましょう。うまくいった朝はかならず褒めて，ステッカーを与えます。「昨日はちゃんと子ども部屋にいられたね。素晴らしいよ。本当に成長した。だから，好きなお菓子が貰えるだけのステッカーだよ」と言っても良いでしょう。

部屋に子どもを戻しましょう：小さなお子さんが子ども部屋から出たり入ったりするなら，話し合ったり叱ることなしに即座に部屋に戻すのがベストです。4歳を超える子どもが子ども部屋から出てきた場合は2つの異なるアプローチがあります。就学前児童に有効な第1の方法は，部屋から出てきたら3分間のタイムアウトをすると伝えることです。これは叱ることも説教もなしに静かに行います。タイムアウトが完了したら，速やかにベッドに連れて行きましょう。就学児童により適切な第2のアプローチは，部屋から出た時間だけ次の日の夜は早く床に就くというものです。研究では，一定したタイムアウト，強化プログラム，明確なリミットセッティングでほとんどの子どもが3週間以内に子ども部屋にいられるようになると言われています。

覚えておくべき最後のポイントは，絶対に施錠して彼らを閉じ込めてはなりません。これは緊急の際に安全でないばかりでなく，彼らの恐怖や，助けに来てくれないという意識を増加させます。

子どもにとって良い就寝モデルを示しましょう。親がテレビの前のソファで寝てしまうのは悪い例を与えていることになり，子どもはよくない就寝の手順を行いがちです。あなたの就寝手順を作りましょう。お子さんが子ども部屋に行ったら，テレビやラジオの音を低くし，家の中の騒音を低くしてください。

問題 7 ★★

夜の目覚め
夜の時間：幽霊，ライオン，魔女

　7歳のエマは夜中に目を覚まし，両親のベッドに行って，部屋の中で幽霊を見たと訴えます。両親はもちろん彼女をなだめ，抱っこをして，3人で寝てしまいます。数週間後にエマは毎晩両親と寝る癖をつけてしまいます。両親はプライバシーを失い，邪魔のない夜を迎えることができません。彼女を子ども部屋に返そうとすれば，涙を流し，両親の部屋に戻り，さらに寝られないという結果になります。十分な睡眠をとる唯一の方法はエマを両親のベッドで寝かせるしかないようです。

なぜ起こるのでしょうか

　小さい子ども時代は，夜に目を覚まし，両親のベッドに来ることは良くあることです。事実，2～5歳までの子どもたちの30～40％が夜，定期的に目を覚まします。さらに，子どもたちは一晩のうちに4～5回も深い睡眠に入ったり出たりするという研究があります。深い睡眠のサイクルから出る時に夢が現れ，そして目が覚めることがあるのです。彼らが親の寝室に行くのは大抵は暗闇で1人でいる恐怖，親に何か起きたのではないかという不安，あるいは部屋の中の幽霊，泥棒，こわい動物によるものです。乳幼児が夜に親を必要とするのは普通，分離不安に関

連していますが，4〜6歳の子どもでは悪夢や幽霊と関連しています。ほとんどすべての子どもたちが軽度に不愉快な夢を見ますが，悪夢は4〜6歳にピークを迎えます。6〜12歳までの子どものうち28％の子どもたちがまだ悪夢を見ます。子どもたちが夜に目が覚める原因は多くあり，この問題への対応はその原因の評価をしなければなりません。

何をすべきでしょうか

夜用の明かりを準備しましょう：お子さんが暗闇を怖がったり部屋で幽霊を見たというなら，夜用の明かりを準備したり，懐中電灯を枕の下に入れましょう。夜の明かりが十分あるなら，調光器を使って少しずつ暗くしてもよいでしょう。

お子さんに再保証を与えましょう：お子さんが夜にあなたの部屋に来るのがあなたがそこにいるかどうか心配しているなら，あなたはいつもいることをお子さんに保証しましょう。この恐怖は，別居や離婚が進行中の家族では特に問題です。1人の親が家を去った後でもう1人の親が自分たちを見捨てないかと心配になります。子どもたちは，残った親は夜中そこにいるという保証を常に必要としています。

お子さんが寝たら外出する予定であれば，どこへ行くのか，誰がお子さんの世話をするのか，そしていつ戻るのかを前もってお子さんに伝えましょう。「今晩は映画を見に行くけど，あなたが寝るまでは出ないわ。私がいない間，ソニアがここであなたのお世話をするのよ。でもあなたが朝，目を覚ますときには戻っているよ」と言ってもよいでしょう。

思いやりを持ちましょう：お子さんが悪夢を見たら，お子さんの寝室に行って抱きしめますが，あなたの寝室に連れて行ってはいけません。明かりをつけて，部屋の中のすべてがいつも通りなことを見て，ゆっく

りと安心させるように話しかけます。誰でも時々怖い夢を見ること，そしてそれが本当のお化けや幽霊ではなく夢であることを説明しましょう。あなたが近くにいて，悪いことは何も起こさせないと保証します。夢は事実のように見えますし，丁寧に扱わなければいけませんから，それが愚かだとか馬鹿げていると言ってはいけません。子どもたちが望めば夢の内容について語らせ，悪いことは何も起きないと繰り返しましょう。

　お子さんをベッドに戻しましょう：お子さんがあなたの寝室まで来たら，すぐに子どもの寝室に戻し，そこでなだめましょう。子どもたちが自分自身のベッドの中で心配事に対応でき，必要ならあなたが近くにいられると考えていることを知らせるのです。必要なだけ何回でも子ども部屋のベッドに戻します。お子さんが怖がっているときに一緒に寝ると，恐怖感を自分では対応できないと感じさせてしまいますから，そうすることは良い考えではありません。しばしば，夜を過ごすのにはあなたの存在が不可欠であると信じ込ませてしまう結果になります。

　夢に直面し何か良いことについて考えさせます：お子さんが幽霊を怖がったら，彼らが見たと考えている幽霊に向かって，「行ってしまえ！」と言うように伝えましょう。悪夢を見たなら，すべてが良くなるように自分の夢をコントロールできるよう手伝えると伝えます。悪い夢に良いエンディングを，つまり怖いものを勇敢にも克服するというエンディングを考えるようにさせます。楽しい休暇や海辺での水遊びなど，気持ちよくなるような何かを考えるように伝えることで，対処方法を学習するようにさせることもできます。大人になるということは，ある意味で恐怖と悪夢を処理しコントロールすることを学習し，親なしでも夜を過ごすことができることであると理解させましょう。

泣き叫んだら無視しましょう：お子さんを慰め保証を与えたら，子ども部屋を離れましょう。子どもたちは抵抗して泣き叫ぶかもしれませんが，彼らの気分が悪いとかオムツを濡らしていないのが確かであれば，彼らを1人にするのが最も良いことです。夜に目を覚ましあなたのベッドに入ることが習慣になったら，子どもたちは自分たちのベッドにいるようあなたが強く伝えた最初の夜は1時間かあるいは2時間でも泣き叫ぶかもしれません。しかし，いつも無視していれば，毎晩，その時間は短くなっていきます。子ども部屋をまた出てきたら，有無を言わさず子ども部屋に戻します。

強化プログラムを設定しましょう：親の寝室に来ることなく夜を通して寝ることができた度にステッカーをごほうびとして与えることで，彼らを勇気づけることができます。これらのステッカーは強化メニューに載っている何か特別の物と交換することができます。「夜，ベッドにいられるようにしようね。忘れて起きたら，子ども部屋に連れて行くよ。一晩中ベッドにいたらステッカーを1枚あげよう。ステッカーが貯まったら好きなものを選んで良いよ」と言っても良いでしょう。お子さんが暗闇を怖がったら，部屋の明かりを段々と暗くしながら一晩寝ていられるようなプログラムを立ち上げましょう。調光器を設置すれば，毎晩明かりを少しずつ落としてゆくことができます。それだけの光で夜を過ごせたら，朝になってそれを褒め，ステッカーを与えましょう。

日中はお子さんが安全でかつ愛されていると感じられるようにしましょう：日中はお子さんに称賛と保証を与え，彼らが安全でかつ愛されていると感じられるようにしましょう。いたずらをしても捨てると脅したり，彼らが悪い子なら人さらいやお化けがさらってしまうと言ってはいけません。夢は現実ではないことを伝え，悪夢で目が覚めたらすべきことを何回も繰り返す必要があるでしょう。子どもたちが，自身の生活の

中での恐怖にいかに対応するか，そして夢は彼らの体験する恐怖の最初の表現であるということの保障とメッセージを常に必要としていることを覚えておきましょう。

問題 8

盗　み

　ある日テリーは息子のポケットに見たことのないおもちゃを発見しました。こうしたことはこれが3回目です。どこから持ってきたのか聞くと「友達から貸してもらった」と言いました。ある父親は財布からいくらかのお金がなくなっていて，6歳の子だけが持ち出せるものだと気がつきました。別の家族では，スーパーでの買い物から帰った際に，7歳の娘がポケットにキャンディーを持っていることに気がつきました。どの親も「私の子どもが盗んでいるの？」と考えてしまいました。

　すべての問題行動の中で盗むことはおそらく親を最も心配させるものです。自分の子どもの盗みを発見することはショッキングなもので，子どもが犯罪者になるイメージに繋がります。そんなはずはないと否定したくなるのは人情です。盗みは頻回に起きることではないため，窃盗が起きている場面を見たことがなく，したがって証明もできない親は，疑いの気持ちを無視することもあります。こうしたアプローチでは，盗んだものを所持することが子どもに許され，それで盗むことが強化されるため，問題をより大きくすることがあります。

なぜ盗むことが起こるのでしょうか

　すべての子どもは人生の中のどこかで何かを盗もうとします。他の子どもの持ち物を無断で持ち帰ることは2～3歳の頃から始まり，5～8歳でピークを迎えます。10歳までで，正常な子どもたちは盗むことをほとんど止めます。そうでなければ専門家の援助が必要です。就学前の児童が物を取るのは，個人の所有という概念を持っていないか，あるいは借りることと盗むことの区別が理解できないからです。友達のおもちゃを取ってくることが悪いことだと理解していないなら，これに盗みというレッテルを貼ったり，盗むという概念を理解させようするのは無意味です。とても年少の子どもには「人の持ち物を持ってこないのよ。おもちゃをジミーに返しましょう」と言うのが最良の反応です。

　年長児は様々な理由で盗むでしょう。自分がそれをやってのけられるか見るためにそれをする子もいるでしょう。困窮していて，仲間が持っている物を欲しいので盗みをする子もいます。事実，こうした物品で自分が人気者になれると感じていることもあります。親に仕返しをするために盗む子もいます。その場合，子どもが親に伝えるメッセージは「買ってあげられないものを盗ませる気分はどうだ？」といったものです。落ち込み，不幸，怒りなどのために物を盗む子もいます。彼らは親から注目してもらいたいか，あるいは愛情や優しさといった，何か欠けたものの代わりを盗みに求めているのです。

何をすべきでしょうか

　冷静でいましょう：冷静に対応しましょう。すべての子どもは時々盗みを働くこと，そしてあなたの仕事はお子さんに自制できるよう教えることであることを覚えておきましょう。これを最もうまく行うにはあなた自身が自制できることが大切です。過剰に反応せず，またこの出来事をあなたの子育て能力への個人攻撃であるとか，子どもたちが非行に走

るようになる兆候だと取らないようにしましょう。恥ずかしめず，批判せず，子どもたちに白状させることもよしましょう。問題の子どもが最も必要としているのは，問題解決を学ぶ際の優しさと励ましであることを記憶しておきましょう。

あなたのお子さんに直面しましょう：先ほどの例では，キャンディーを取った子の母親は次のように言うべきです。「お店からキャンディーを取ってきたのはわかっているよ。本当に欲しかったのね，それで他にどうすれば良いかわからなかったのね。でも盗むことは許されないのよ。次に何か欲しいときは，お母さんに聞いてね，そうしたらそれについて話し合うからね。あなたはそれができると思うわ，だって正直でいたいと思っていることは知っているから」。彼女は率直なやり方で娘に対峙し，問題の行為を盗みと呼んでも，娘に屈辱を与えることはしません。キャンディーを持ってきた動機に理解を示し，将来について前向きの期待で話を終えています。盗みをする人々への他の人が抱く感情を子どもが理解できるようにさせることは役に立ちます。「誰かがあなたの何かを持って行ったらどんなふうに感じるかな？」といった質問をすることは，子どもたちが自分の行為を別の視点から見ることを奨励するものです。

行為の自然の帰結の技法を用いましょう：盗みの最も合理的で自然な帰結は，子どもに取ったものを返させることです。先ほどの例では，母親は娘を店に連れて行き，娘にお詫びとともにキャンディーを返させるべきです。盗んだ物がなくなった，壊れた，食べてしまった場合，お小遣いからそれを払うかあるいは家事をするといった方法で返済を要求すべきです。盗んだことに子どもがウソをついたら，そのときは盗みだけでなくウソについても罰が与えられなければなりません。例えば盗んだ物の弁済に加えて，テレビを見る特典の喪失が適切でしょう。あなたの

お子さんがお詫びを言って，二度としないと言っても，当然の帰結を直ちに実行しましょう。盗みが行われたそのときに，盗んだという行為に対しての責任を持たせることが肝要です。うまくやり過ごしてしまうと，行動は強化され，子どもが盗みを再び行いやすくなります。

盗みのもうひとつの問題は，子どもが何かを盗んだことを確信したとしてもなかなか証明ができないことです。お子さんのうちの1人に盗む癖があるなら，盗むということを再定義する必要があります。お子さんに，新しく何かが見つかる，あるいは家や学校から何かがなくなったらその子に責任があるということを伝えましょう。新しいものが突然現れることはあってはいけません。新しい買い物には領収書(レシート)があり，それを買うお金がどこから来たのかが説明されなければいけません。こうすれば，お子さんが盗んでいることをあなたが証明する必要はなくなります。問題を避けるのはお子さん次第だからです。

監視をしましょう：盗みをする多くの子どもたちは長い時間監督されずに放っておかれていることが研究で示されています。彼らは放課後にブラブラとお店を回ったり，何時間も1人で家にいます。年長児は自分の環境を探検する自由をある程度必要としますが，親には正確にどこにいて，何をして，何時に家に帰るかを伝える責任を持たせるべきです。習慣的に盗みをする子どもは親の注意深い監視が必要で，習慣的に盗みを働く子どもたちは問題行動が起きたらすぐに見つけられるように，親がしっかり監督する必要があります。見つかるリスクが高いと人をだます，ウソをつく，盗むといった頻度は低下するので，盗みを働く子どもには，問題が矯正されるまで，定期的なポケット検査や室内監査が必要です。言葉を替えれば，彼らは自身のプライバシーの権利を犠牲にしているのです。

元気づけと褒める言葉を与えましょう：離婚，新しい赤ちゃん，注目

されていない，困窮を感じているなどの理由で盗みを働く子どももいます。そのような場合，親はこれまで述べた一連の行為に加え，さらなる愛情，称賛，勇気づけの言葉を与える必要があります。

問題 9

ウソをつく

　ジョンが台所に入ってみると床の上に割れた皿があります。彼が娘に「あれを壊したのかいジェーン？」と聞きます。彼女は首を振って「ううん，しないわ。トミーがしたの」と言います。次の日，学校で問題のあったジェーンは家に帰り，父親に「成績表はみんなニコニコマークだったけど，帰る最中に失くしちゃった」と言います。

　大抵の親は正直さに高い価値を置いているので，自分の子どもがウソをつくとうろたえるものです。さらにウソにどう対応すればよいかわからず，説教をして告白を迫るか，もう二度と起こらないと祈りつつ，すべて無視するかの間で揺れ動きます。このどちらの方法でも問題は解決しません。まず，なぜウソが起こるのかを考え，それに効果的に対応する方法を学ぶ必要があります。

なぜウソをつくのでしょうか

　すべての子どもは時々ウソをつきます。まず，自分がうまくやりおおせることの限界をテストし，さらに規則を破ると何が起こるか見るために，探索的なウソをつくことがあります。ある意味，これは独立に向かった彼らの初期のステップのひとつなのです。別のタイプのウソは懲

罰を回避するため彼らが行った何か悪いことを隠蔽する故意の試みです。第3のタイプは極端な自慢や，家族や自分の経験の誇張をする大ぼら吹きです。第4のタイプである空想型のウソは，子どもたちがイマジネーションを使うときに起こり，想像上の友人が何かを壊したり問題を起こしたと主張します。就学前の児童は特に空想と現実を区別することが困難で，誇張し，否認し，願望的思考を表すことが多いです。学童は問題を避けるとか，誰かの優位に立とうと意図的なウソをつくことが多いです。

何をすべきでしょうか

冷静でいましょう：最初の一歩はお子さんのウソに冷静に対応することです。他の一般的問題行動と同じで，ウソをつくことは彼らに学習させる機会のひとつなのです。大抵の人々は大人でさえ自分に罪になるような質問にはウソをつくのですから，自白するよう怯えさせたりあるいは強制しないようにしましょう。お子さんが皿を割ったと知っていても，「壊したの？」と聞いてはいけません。これだと子どものウソを誘導します。代わりに「君がお皿を割ったのはわかっているよ。どうしようか」と客観的に述べます。お説教する，道徳を説く，批判するのは避けます。こうしたマイナスの注目は権力争いを導き，自己防衛，反抗，そしてさらなるウソを助長しうるからです。10代の子どもの場合，ルールを知っているので，彼らのウソに冷静でいるのは難しいと感じることもあるかもしれません。しかし，冷静でいることはすべての年齢の子どものウソについて重要なのです。

前向きの方法であなたのお子さんに向き合いましょう：就学前のお子さんが何かについて真実でない話をするなら，あなたはそれが架空のものであることを知っていると言って，冷静に対応してください。例えば，息子さんが「パパが僕に犬を買ってくれるよ」と言ったら，「本

当に犬が欲しくて，1匹いたらいいなと思っているのよね，それで犬を飼っていることを想像しているのよね」と言っても良いでしょう。あるいは，彼が「お化けが来て，僕の部屋を散らかしていった」と言ったら，「それは面白いお話ね。じゃあ，本当のところを聞かせてくれる」と返してもよいでしょう。懲罰を避けたいとか何かを隠蔽したくてウソをついている年長児には，「それが真実ではないことは知っているよ。ウソをついても始まらないよ。この問題をどう解決するか一緒に考えよう」と言って直面化することもできます。子どもを防衛的にさせない方法で真実を指摘するという考え方です。あなたのお子さんをウソつきと呼んではいけないのは，そういうマイナスのレッテルは自尊感情を低めるからです。

ウソの理由を理解するようにしましょう：お子さんがなぜウソをつく必要があると思ったかを探索することは重要です。例えば，お嬢さんが，実際には学校で問題があったり野球では不器用であっても，「全科目でAを取った」とか「チームで4番バッターなのよ」といった連続した大ぼらをつくと考えてみましょう。彼女があなたか仲間から過剰なプレッシャーを感じ，ウソをつくことで不全感を修復させているかどうか理解することが重要です。そうした自己イメージの問題は，「宿題を本当に熱心にやっていて，大変なのはわかるわ。よかったら今夜時間をとって助けてあげようか」や「とっても野球がうまくなりたいと思っているのよね。夕食の後でバッティングの練習を一緒にしよう」と言って理解を述べることで和らげることができます。一方，罰を回避するためにウソをついているなら，あなたのしつけが怖かったり痛すぎるため，あなたと関わるよりむしろ真実を言わないようにしているのでないか，確認する必要があります。当然の帰結の技法はウソやそれに先行する問題行動に対して実施すべきですが，身体的あるいは感情的痛みを与えるのではなく，教育のためにあることを覚えておきましょう。

適当であればしつけを維持持続しましょう：学童が何かの問題を隠すために意図的にウソをついたなら，真実を語らなかったことおよび悪いことを行ったことの両方に責任を持たなければいけません。その結果は二重の懲罰あるいは2つの特典の喪失です。例えば，ジャミーラは8歳の息子に次のように伝えます。

「タイラー，正直でいてね。もしあなたが何か悪いことをしてなおかつそれについてウソをついたら，その罰は真実を話してくれたときの2倍なのよ。本当のことを話してくれたらあなたを誇りに思うわ。例えば，あなたが窓ガラスを割って，それを私に話してくれたとしようね。私に話してくれたことであなたを誇りに思って，窓ガラス代をどう払うかの調整をしましょう。でも，窓ガラスを割ってなおそのことでウソをついたら，罰を2つ与えます。窓ガラスを換えるのに支払いをすることと，さらにウソをついたことで，テレビを数日は見ないことにするのよ」

この技法を使えば，お子さんが次に何か悪いことをした際に，ウソをつく危険を冒すより，真実を話すことで罰は少なくなることを理解させることができます。懲罰は厳しいものであってはなりません。過度に厳しい場合，子どもたちは自己防衛の手段としてウソをつくことを学習するという事実を覚えておきましょう。

正直のモデルを見せましょう：大人は時々，「罪のないウソ」をついて不正直のモデルを示します。ある父親は子どもに，本当はその品物が40ドルしたのに，「ママに，これは10ドルだったと言おうね」と言います。あるいはある母親は電話に出る子どもに「もしメアリーだったら，ママは家にいないと言ってね」と言います。あなたのお子さんに設けると同じ水準の正直さをご自身に設定する必要があります。

誤った正直：もちろん誤った正直といったものもあります。つまり言わないでおくほうがよい真実を言うことです。例えば，ある子どもが「君はへたくそなサッカー選手だね」とか「あなたのお祖母ちゃんって太っていて不細工だね」と言えば，感情を傷つけるだけです。あなたのお子さんが成長して理解できるようになれば，そういったことを言うのは正直であるが，でも言わないほうが良いことを説明しなければなりません。

正直には称賛してごほうびを与えましょう：可能ならあなたのお子さんの間違いや困難について正直であることについて，彼らを褒めましょう。正直についてと，不正直が自分や他人にどれほど害を及ぼすかを教えます。「オオカミが来た」と何回も叫んだので，本当に問題が起きたときには誰も彼が真実を語っているとは信じなくなった少年の話を思い起こさせましょう。

　あなたのお子さんに頻回にウソをつくという問題があるなら，ウソをつかなかった日には毎日ステッカーかトークンを与えるという強化プログラムを設定するのも良いでしょう。こうしたステッカーやトークンは，ゲーム，ごちそう，あなたとの一緒な特別な時間などの様々な特権と交換することができます。

問題10

食事中の問題

　時間は午後6時15分で，メータ家ではみんなが座って夕食を摂っています。大人たちが台所の改装について話し始めたとき，4歳のジャスミンがスパゲッティを皿の周りに巻いているのに気がつきました。母親は「ご飯で遊んではだめよ。ちゃんと食べなさい」と言います。ジャスミンは食べ物で遊び続けます。母親は「食べなさい」と，もっときっぱりと言います。ジャスミンは「スパゲッティは嫌い！」と泣き叫びます。スパゲッティは彼女がいつも食べている食べ物のひとつなので，母親は理解できません。母親は「ジャスミン，スパゲッティが好きでしょ」と優しく言います。「さあ，4口食べたら，デザートだよ」。ジャスミンは母親を見て，「2口なら食べる」と言います。「ジャスミン！」と父親は厳しく言います「お皿にあるものを今全部食べられないならベッドに行くんだよ」。彼女は「だって，お腹空いていない！」と叫びます。

なぜ起こるのでしょうか

　ほとんどすべての子どもは時々，食べるものの好みがうるさくなるものです。年齢によって，これは単にある味や食感への好き嫌いであったり，食べるより探索したりお喋りすることへの興味が強くなることによ

るものなのです。しかし，他の家族メンバーが食べ物にうるさいことを観察することで，食べ物にやかましくなることを学習する子どももいます。もうひとつの理由は，ちょうど言語や運動が停止と再スタートを繰り返して先に進むように，体の成長，体重，食欲も進むものだというものです。ある年齢では子どもたちはさほどカロリーを必要としません。1〜5歳の間にほとんどの子どもたちは1年に2kg体重が増えますが，多くの子どもたちは3〜4カ月まったく体重増加をみないことがあり，これが食欲の低下を招きます。最後に，自分たちの独立性が増していることを宣言する，つまり自分で決定し始める方法のひとつとして食べることを拒否する子どももいます。

　子どもが食べることへの興味を失うことはしばしばその理由の如何によらず権力争いに変わってゆきます。両親はあまり食べないことが病気，栄養不良，体重減少，あるいは生涯の様々な問題につながるのではないかと心配することがあります。あるいは彼らが栄養のある食事を一生懸命調理したのに子どもたちが感謝していないようなので，感情を害し，怒ったりもするのでしょう。どの理由であっても，食べない子どもに懇願し，強制し，批判し，脅迫し，罰することになります。不幸なことに，子どもたちはこれが親をコントロールし，仕返しをする方法であることを学習してしまうかもしれないのです。そして，食べることが考え方の闘争になってしまうと，子どもに食べることを強制することでは勝てないのです。力の使用は問題を単に増大させるだけで，子どもたちは降参するよりむしろ食べないことで自身の健康を危険にさらすことさえ選ぶかもしれません。

何をすべきでしょうか

　リラックスしましょう：少し時間を取り，権力争いのもつれから自分を解放し，お子さんの食習慣にどうして気分を害しているのかについて考えてみましょう。栄養や健康を気にしているのでしょうか。また別の

ちょっとしたことが問題だと思って不愉快になっているのですか。子どもたちの反応が，あなたのしたことを子どもたちが全く評価していないことの表れだと感じているのですか。その行動が，摂食障害を持っているもう成長した他の家族メンバーの行動に似ているのですか。あなた自身の感情を理解すれば，あなたの反応をコントロールでき，問題に効果的に対処できます。

お子さんの空腹水準を考えましょう：大抵の大人は，食事は毎日3回摂るべきと信じるように社会化されていますが，これは小さい子どもたちにピッタリ合っているスケジュールでないことが多いのです。多くの子どもたちは，朝，午前中，昼，午後，晩と，一日に4〜5回の小さな食事が必要です。あなたのお子さんが3時半におやつを摂ったのなら，6時に食欲はあまりないでしょう。子どもたちはあなたと同じほどの食欲はないことを受け入れれば，食事時の闘争のいくつかはなくなるでしょう。彼らが栄養価の高いおやつを午前中や午後に摂ったなら，食事をちゃんと摂らないことを心配する必要はありません。しかし，彼らの健康が心配なら，小児科医に尋ねて，彼らの身長当たりの体重が正常範囲にあることを確認しましょう。個々人が必要とする食事量には大きな個人差があることから，どのくらい食べたかで十分な栄養を摂ったかを判断しないことを覚えておきましょう。

おやつやジャンクフードをいつも食べさせないようにしましょう：一方，お子さんに一日中は食べさせないようにします。そうでないと不良な食習慣を学習してしまいます。常に食べていると，自分の身体からの空腹の合図を理解する機会がありません。子どもには一日に5回を超えて食べさせないようにしましょう。こうして彼らに食べる機会は限定されていることを教育するのです。もし食事やおやつを1回飛ばせば，空腹を感じるというのが，こうしたことの自然のなりゆきです。結局は，

子どもたちが空腹なときに食べ，空腹でないときに食べないことを学習させたいのです。

　塩気の多いポテトチップス，ソフトドリンク，甘いお菓子などのジャンクフードを食べないようにさせましょう。こうした食品は食事時の食欲を低減させるのみならず，人工的な強い味付けはほとんど嗜癖的であり，フルーツや野菜のように栄養的ではあるが興奮しないような食品への興味を減らしてしまいます。

　食事は時間を限定しましょう：ゆっくり食べたり，一口ごとに文句を言い，食べ物で遊んで，食事時間を引き延ばす子どもがいます。食事の引き延ばしを許す代わりに，お子さんが食事を終えるであろう，おそらく20〜30分の合理的な所要時間を決めましょう。時計が鳴ったらお皿は片付けるということを前もって説明します。子どもたちが食べなかったとしても，口やかましくいったり懇願するようなことはせず，「もう10分間，もう8分間……」と言いたくなる衝動に抵抗しましょう。もちろん，時間の判断ができない小さな子どもたちには1〜2回の「督促」が必要なことがあります。タイマーが鳴ったら，静かにお皿を片づけます。子どもがたくさん食べなかったら，「今日はあまりお腹が空いていないのね」と言っても良いでしょう。子どもたちが自分の食べ方に責任を感じるようにさせることが目標です。ここには，食事を数回完了しなかったら空腹にさせることも含まれます。食事の時間が限られていることに気がつき，さらに食べないことの結末を経験すれば，彼らは食べないことであなたの注意を引くよりもむしろ食事時間中に食べることに興味を持つようになります。

　時間を限定する手法は，お子さんが食事中テーブルの前の椅子に座っているのが難しい場合にも役立ちます。人々が長時間椅子に座り，ゆっくりと食べながらおしゃべりをするという大人の食事概念に子どもたちは十分な耐性がないのです。子どもたちはやがてこのプロセスに我慢で

きるようになり，楽しむことさえできるようになりますが，これには時間がかかります。まずは，食べ終わったら子どもたちはテーブルについていたくないことを受容しなければいけません。彼らが食事に注意を払い，椅子に座っていられるであろう合理的な長さを決めます。2歳児であればこれは10分くらいでしょう。どのくらいの長さであれ，その時間間隔にタイマーを設定します。タイマーが鳴ったら，子どもたちのお皿を片付け，テーブルを離れても良いと告げます。こうすると，食事中のそわそわや不平を大幅に減らすことができます。

限定した選択肢を提供しましょう：お子さんが好き嫌いが激しく，普通の家族のメニューを拒むなら，彼らに選択肢を与えましょう。家族が食べているものか，あるいはピーナッツバターサンドイッチのような彼らが好きな栄養のある1種類の食事を許すのです。それぞれの食事のかなり前に選択肢を決めることで，調理をする者がギリギリで準備することがないようにします。こうした選択肢を与えることで，特定の食事を彼らに強制しようとするときに起こる権力争いを減らせるのです。代替案を提供することで，あなたは葛藤から体面を保つ方法を与えることができます。お子さんは食事を全部拒絶することで勝利する必要はなくなります。またこうすることで，子どもたちはあらゆる種類の葛藤解決に立つ妥協という概念を知るのです。選択肢を提供することは，交渉の余地を与えることに前向きであることを意味します。最後に，彼らが好きそうな代替案を提案することで，飢えてしまうかもしれないと心配する必要がありません。ピーナッツバターサンドイッチはあなたの考えでは完璧な食事ではないかもしれませんが，栄養価があり，また永遠に続くものでもありません。時間が経って，お子さんが食事のときが覇権争いの線上ではないと気がつけば，新しい食事にもっと興味を持つのです。

少量にしましょう：食事量を決めるのに，子どもたちが実際に必要と

している程度や食欲ではなく，子どもたちが食べなければいけないと考えている量を基礎にすることがよくあります。子どもたちは空腹でなく，食事を強制されることに憤慨するかもしれません。可能であれば自分の量を摂らせましょう。彼らのお皿に乗る量をコンロロールできれば，彼らの口に入る量についての争いを減らせる

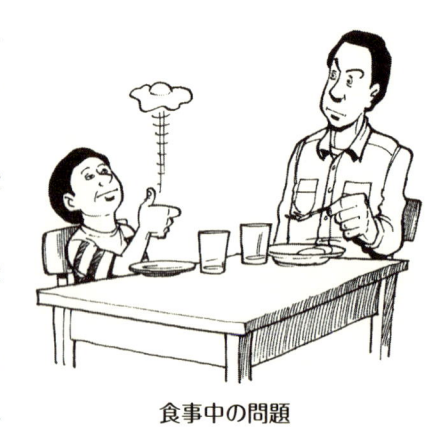

食事中の問題

でしょう。小さい子どもには，あなたが考えている以上に少ない量を与えれば，達成感に繋がります。サンドイッチは4つに切り，コップに注ぐ量は半分くらいにします。子どもたちに「もっと！」と言わせるほうが，多すぎると訴えられるよりずっとずっと気持ちの良いものです。

食べ物の好き嫌いと悪いテーブルマナーは無視しましょう：奇妙に見えるかもしれませんが，叱る，愚痴をこぼす，批判するなどは実際には食行動の問題を増加させ，権力争いを悪化させます。子どもたちは食べ物で遊ぶ，指で食べてはいけないものを指で食べる，新しい食べ物を拒否するなどが注意を引く強力な方法であることを学習するのです。この章の最初の例でジャスミンがうるさくすることは，親の注意を引く効果的な方法だったのです。イライラする食行動は無視するようにしなければいけません。これは，おだてたり脅したりしないというばかりでなく，あなたの表情や周囲の人への否定的発言をコントロールするということも意味しています。

良い食べ方やテーブルマナーにはごほうびを与えましょう：お子さんの1人が食卓で行儀が悪かったら，行儀が良い他の子どもを褒める機会を

見つけましょう。例えば，ちゃんと座っていられる，ナイフやフォークを注意深く使う，新しい食べ物を試す，静かに話すなどを褒めましょう。1人の子どもがマッシュポテトを指で食べていたら，お行儀の良い子に向かって，「フォークを使ってきれいに食べているね」とか「あなたが本当に大人のやり方で食べているのは素敵だわ」と言います。悪いマナーより良いマナーに注意を向ければ，お子さんは行儀を悪くしてもほとんど利益がないことを学習します。タイマーが鳴るまで座っている，静かに話す，タイマーが鳴るまでに食事を終えるなどの食事中の行動に対して目に見えるごほうびのシステムを作っても良いでしょう。最初に，食事以外の行動にごほうびを与えることが効果的であると気が付くかもしれません。食べることから焦点を外すことで，食べ物があなたとお子さんの間の葛藤の源ではないことを強調します。したがって，子どもたちの口に入っていくものは彼ら自身の選んだものであるわけです。

自然のなりゆきと論理的帰結の技法を使いましょう：あなたのお子さんに食事中に食べるよう強制することはできなくとも，食事と食事の間に何を食べるのかをコントロールすることはできます。食べないことの自然のなりゆきは空腹なのですから，これを利用しましょう。お子さんに「タイマーが鳴るまでにランチを食べなければお皿を片づけて，あとは夕食までおやつはなしよ」と説明します。必ずデザートを出すなら，主食を食べないことの論理的帰結はデザートが食べられないことです。しかし，他の家族のメンバーがテーブルを離れても食卓に座らせておくと，食事の時間に否定的な関連を引き起こしてしまうので，しないようにしましょう。

破壊的行動にはタイムアウトを使いましょう：あなたのお子さんが，唾を吐くとか食べ物を投げるなどの極端に不適切な食卓での行動を示すなら，論理的帰結としてタイムアウトを宣言しましょう。

良い食事のモデルになりましょう：親が一日中ポテトチップス，キャンディー，クッキーやソフトドリンクを摂って，カロリーを控えるために食事時だけ少量をかじるようなことをすれば，その子どもたちは同じことを学習します。親が好き嫌いが激しいなら，その子どもたちもそうなるでしょう。お子さんが何をどのように食べるかを学ぶ最も強力な方法のひとつが，あなたを観察することなのです。したがって，栄養価があってバランスのとれた食べ物を食べ，特定の食べ物に批判的意見を言うのを避け，食べ物と家族との食事が楽しいということを表現しましょう。

食事を楽しく，寛いだイベントにしましょう：大変重要なことですが，食事の時間と食べることはプラスの，そして葛藤の比較的少ない体験であり，またそうあるべきだということを覚えておきましょう。リラックスした優しい態度がきわめて重大です。新しい食べ物は，お子さんに食べることを強制せず，打ち解けた態度で薦めましょう。子どもたちが自分で食べられるなら，つまり14カ月以降ならそうですが，決して口に入れてやってはいけません。食事をいろいろ調べる乳幼児については特に大切なことですが，食事を急かしてはいけません。きれいなお皿，きれいな床，完璧なマナーが食事の成功の証であると見なしてはいけません。

就学前児童や他の子どもたちを買い物，食品選び，調理に参加させましょう。チーズのスライスでピエロの顔や動物を作る，様々な形のおにぎりを作る，フローズンヨーグルトでアイスキャンディを作る，フルーツミルクセーキ，生野菜とディップなど，食品を楽しく見せる方法があります。新しい食べ物や嫌いな食べ物は前からの好物と一緒に出すことができます。食事は魅力的で色彩豊かに盛り付けることができます。食事の時間はあなたの家族にとってリラックスした楽しいものであるべきです。テレビやラジオが鳴り響き，気の散るような活動が進行する，う

るさくて混乱するような雰囲気の中で行うものではないことを覚えておきましょう。子どもたちには，食べている最中に食べ物とは関係のない事柄について話すよう促します。自分の食べ方について子どもたちに任せるようにすれば，問題は3〜4週間でおそらく消えてゆき，思春期になるまでに彼らの食欲はたぶんとても旺盛なものになると安心していられます。

問題 11

おねしょ

　乳幼児の夜尿（おねしょ）は正常ですが，しかるべきときにトイレにいけない子どもは夜尿と言われます。子どものトイレットトレーニング開始時期と夜尿がなくなる時期について親は様々な期待を持っています。子どもが3〜4歳でも夜尿を心配する親もいますが，これは早すぎます。

　5歳以上の子どもにでも夜尿はまれな問題ではありません。データによると，4〜16歳では4人に1人の子どもに夜尿があります。夜尿は3歳で40％，4歳で30％，5歳で20％，6〜8歳で約12％，10〜12歳で5％，前期青年期でも2％あります。女の子に比べると男の子に2倍夜尿があります。

なぜ起こるのでしょうか

　おねしょの原因について多くの理論があります。しかし，どれも決定的な証拠はありません。継続するおねしょの最も多い理由は成長発達の遅れ（つまり，膀胱調節機構の生理学上の未成熟）です。夜尿が止まるのは，身体的成熟と動機的準備のコンビネーションによって決定される，歩行や言語のような自然な発展過程なのです。遺伝の寄与もあります。夜尿の子の親は，自身が子どもの頃夜尿だった可能性が夜尿でない

子の親より3倍あります。1人の夜尿の子がいる家族の70%は少なくとも他にもう1人の夜尿の子がいます。

　一定期間——6カ月以上——おねしょがない後に再びおねしょをする子どもの原因は何らかの外的ストレスでしょう。赤ちゃんの誕生，身体疾患，離婚，家の引っ越しや転校は，おねしょのような一時的な退行を引き起こす原因になります。発達的に，子どもが最も最近に習得学習したスキルは最も傷つきやすく，ストレスにさらされたときに再発しやすいのです。これは通常，一時的なものであり，安心できるようになれば消失します。おねしょは深刻な原因のある感情的障害や知的発達の遅れとみるべきではありません。

　尿路感染症のような身体的な原因はまれで，1～2%以下です。しかし，お子さんが5歳を超えても昼夜にわたっておねしょをするか，排尿時に痛みがあるならば医師にみせたほうが良いでしょう。

4～6歳の子に行うべきこと

　辛抱強く元気づけるようにしましょう：子どもの年齢にかかわらず，この問題の最も大事なアプローチは，ポジティブに支えながら，寄り添い，子どもが最終的には排尿コントロールを学ぶことができるという能力を信頼する態度を持つことにあります。プレッシャーをかける，罰する，叱る，恥をかかせるなどの行為は子どもに無能だと感じさせ，心配したり，がっかりさせるので，かえって夜尿の問題が悪くなります。そのようなアプローチはよしましょう。

　終わりのない洗濯でひどくガッカリするかもしれませんが，あなたのお子さんがわざと意図的にあなたの人生をやっかいにしているのではないことを覚えておきましょう。目的は，おねしょに対して罪や恥の意識をお子さんから取り除き，やがてはおねしょをコントロールできる能力を楽天的に感じられるよう促すことです。きょうだいがおねしょをからかうことは許さないようにしてください。

ステッカーの成績表を準備しましょう：あなたのお子さんがおねしょをしなかったステッカー表を作りましょう。おねしょのない日は一日にひとつのステッカーを（もちろん，たくさんの褒め言葉と激励と一緒に）与えても良いでしょう。そして，お子さんがいっぱいステッカーを貯めることができれば，それを何かごほうびの一覧表にある何かと取り換えることもできます。おねしょのない夜にステッカーかスマイリーフェイス（ニコちゃんマーク）を貼りつけるカレンダーを使うこともできます。こうした目に見える形の報酬（ごほうび）はお子さんを動機づけ，努力する目標を与えます。しかし親の激励，称賛，サポートに代わるものはないことを覚えておきましょう。

よいトイレ習慣を促しましょう：規則的なトイレの習慣をつけることも役に立ちます。起床直後，朝食・昼食・夕食の後にトイレに行ってみるようにしても良いです。多くの場合，子どもは遊びに夢中になって，トイレに行くことを忘れます。後になって，彼らは急にもよおして，パンツを濡らしてしまいます。トイレに行くことを穏やかに促して，こうしたアクシデントを防ぐことができます。お子さんが，昼や夜にトイレに行くことを自分から思い出したら，褒めましょう。

ストレスを減らしましょう：ずっとおねしょをしていなかったのに，急に再びおねしょを始めた子どもの場合は，退行の引き金になるようなストレスの強い出来事がなかったかどうかをチェックしてください。もし，外的な出来事，例えば赤ちゃんの誕生，転校などの外的な要因があれば，ストレスの感情を軽くするようにしてください。これには，特別に注意を向けてあげるとか，支えてあげるとか，一対一で遊んであげるなども含まれます。いったん状況を調整して，お子さんが元気を感じれば，おねしょの症状は通常はなくなります。

6～8歳の子に行うべきこと

夜の飲み物を制限しましょう：夕食後に飲む，飲み物の量を減らすことが役に立つときがあります。これがお子さんとの権力争いとは無関係に容易にできるのであれば，試す価値はあります。一方，あなた自身が夜の飲み物を減らすことで権力争いをしなければならないなら，争いを避け，子どもに何か飲ませるのがベストです。なぜなら，寝る前の飲み物の量と夜尿の関係は証明されていないからです。また，親が飲み物に注目することで，子どもがおねしょに対してかえって神経質になることもあります。

論理的帰結と子どもの責任感を促しましょう：就学年齢の子どもには，一番下のシーツの上にタオル（あるいは畳んだシーツ）を敷くのが役に立ちます。アクシデントがあったら濡れたシーツを取り出し，新しいタオルと置きかえて，親を起こさずベッドに戻るやり方を教えてください。子どもが新しいタオルを補充でき，濡れたタオルとパジャマをどこに置けばよいのか知っているか確認しましょう。このアプローチは，子どもに自身の行動の責任を負わせるのみならず，おねしょに対して子どもが受ける親からの注意を最小限にするものです。

膀胱ストレッチ体操：おねしょをする子はおねしょをしない子に比べ膀胱が小さいという研究があります。したがって尿の量をできる限りいっぱいに保持する訓練は膀胱の容量を増やします。子どもにいっぱい飲み物を飲ませて尿をできる限り我慢させます。それから，計測カップに排尿させ，どれだけの量を我慢したかを記録します。毎日，子どもは彼の前日までの記録を破ろうとします。もし，それが成功したら励ましましょう（6歳の子どもの場合，尿量は140～200ccが普通です）。

もうひとつの膀胱エクササイズは，排尿時に「尿を出しそして止め

る」ものです。お子さんには夜尿を止めるため筋肉を鍛えて，膀胱の弁の力を増加させていると話してください。どちらの方法でも，子どものやる気が求められ，親が何カ月も手をかける必要があることを覚えておきましょう。

夜に起こしましょう：お子さんがおねしょをするのが何時頃かがわかれば，この方法が有効です。もし，お子さんが就寝2時間後におねしょをするなら，その時間に起こしてトイレに連れて行きます。お子さんが希望するなら，目覚まし時計を夜尿をする前の時間にセットしても良いでしょう。やがて膀胱がいっぱいになった兆候を認識することを学び，自分自身で起きるのです。

8～12歳の子に行うべきこと

ブザー：新しいアラーム（ウエットストップ[注1]，ナイトーン[注2]，ナイト・トレーナー[注3]）は年長児がおねしょをしないことを学ぶために非常に役立つものです。しかし，この方法をうまくやるには，お子さんがこの方法に興味を持って取り組む必要があります。子どもは小さく軽量で持ち運びのできるバッテリーで作動するブザーをパジャマの中に装着します。尿の最初の数滴が出たときにそのアラームが鳴るのです。そこから起きあがり，おねしょを止めてトイレに行って排尿します。2～3カ月以内に膀胱がいっぱいになったと感じて起きることを学習します。当初70％の成功率ですが，アラームの使用を止めた後にかなり高い率で再発を見ます。しかしだんだんとブザーアラームシステムを減らしていくことによって再発を防ぐことができます。子どもが夜尿をして

注1) 日本総代理店は株式会社 MDK。
注2) http://www.nytone.com/
注3) http://www.onestepahead.com/product/Kids-Bedwetting-Night-Trainer/_/R-411

いないようなら，最初に3日ごとに，それから2日ごと，毎日と使用しない日を増やしていきます。また，布団に入る前に子どもにたくさん飲むように言って，膀胱がいっぱいの状態でどれだけ耐えられるかを学ぶという方法もあります。

薬物療法：夜尿の子どもに対して，医師が処方する最も標準的な薬はイミプラミンという抗うつ薬で，メカニズムは不明ですが夜尿を止める作用を持っています。だいたい25～40％の子どもが投薬後2週間で改善します。しかし，断薬後に高い再発を認めます。この投薬は8歳を超える子どものみに，そして他のすべての方法を試した後に使われるべきです。キャンプに行くときなど，役に立つ限られた状況もあるでしょう。

あなたのお子さんの社会生活に深刻に悪影響を与え始めるのでない限り，おねしょに対して深刻に心配すべきではありません。例えば，おねしょの恐れから，キャンプや友達の家のお泊りを恐れるのであれば，お子さんはおそらくあなたと一緒におねしょを解決しようという強い動機を持っています。しかしおねしょは病気ではなく，すべての子どもは最後は何もしなくても自然に治ることを覚えておきましょう。気を長く持って，安心して，ポジティブに考えていれば，あなたのお子さんの自信はそのままで，良い結果が得られます。

問題12

ADHD

　コリーは6歳で，彼の母親はよく「この子はお兄ちゃんとは違う。もしこの子を最初に産んでいたら，絶対にもう1人の子は産まなかったわ！」と言っています。コリーはじっと座ってテレビを見ることはできますが，その他のことでは落ち着きがなく，注意が散りやすく，絶えずひとつのことから別のことへ動いています。彼は大声で話し，集団の中では容易に興奮し，夜は寝かしつけるのが大変です。ひとつの活動から別の活動への単純な移り変わりも戦いになります。両親は彼の行動を常に監視しなければならないので疲れ果てており，兄には有効だったしつけがコリーには役に立たないと報告しています。幼稚園の先生は彼をトラブルメーカーだと考えています。しばしば「多動」で他の子どもたちを困らせるので，彼をどのように処遇するか考えあぐねています。彼は説明を聞こうとせず，ある活動作業を続けたりしようとしません。最近，彼が「僕は悪い子だ」と言い，いつも明るかった性格が反抗的な態度に置き換わってきたので，両親はもっと心配するようになりました。小児科医と心理士は注意欠如多動性障害（ADHD）の可能性を想定して，育児クラスや薬物治療が可能か考えています。

なぜ起こるのでしょうか

　子どもの活動性，衝動性，注意持続時間のレベルは気質の一部です。気質の違いは乳児期から観察されます。赤ちゃんの中には，比較的受動的で，簡単に落ち着く子もいれば，活発で簡単に泣く子もいます。幼児期には，中には簡単に気が散り，エネルギーに満ちた子もいれば，一方では集中できて，活発ではない子がいます。しかし，一般的に，ほとんどの2〜3歳の子どもはとても活動的で衝動的です。誰かが話したり説明したりしている間聴いているのが難しく，どんな活動にも大人の指導がなければ5〜10分以上はおそらくとどまっていられません。そのため「魔の2歳児」という言葉が作られたのです。両親には困難な時期です。しかし，5歳か6歳までには，ほとんどの子どもは成熟し，衝動的な行動や活動レベルをコントロールする能力を発達させ，テレビを除いた活動に少なくとも20〜25分は集中できます。

　もし下記のような特徴のいくつかを示す5〜6歳のお子さんがいたら，多動の評価を考えてもよいでしょう。医学用語は注意欠如多動性障害（Attention Deficit/Hyperactivity Disorder：ADHD）です。ADHDのある子どもは下に示された行動の多くを2つ以上の状況（例：家と学校）で示します（注：教師は，発達的に他の子どもよりも活動的な子どもを発見するのが上手です）。

- 学業や他の活動で細部に注意を払わず，ケアレスミスをする
- 誰かが話しているときに聞いていない
- 指示に従わず，学業・雑用・活動を終えない
- 課題や活動を計画するのに苦労する
- 持続した集中を要する課題（宿題や学業）を避ける，または拒否することがある
- しばしば物をなくす

- 運動活動の増加，そわそわ，じっとしていられなさを示す
- 期待されている状況（学校）で長く座っていられない
- それが不適切な状況で，過剰に走ったり登ったりする
- 静かに遊ぶことが困難
- あちこち「動き回っ」たり，「エンジンがかかった」ように振る舞う
- 過剰に話し，他の人の妨害をしたり，邪魔をしたりする
- 答えを口走る
- 順番を待つことが困難

　実は，ADHDは最も一般的な発達障害のひとつで，特に男の子で多く見られます（男の子は女の子の4倍ADHDと診断されやすいです）。ADHDは男の子の8〜10%，女の子の3%で診断されます。研究者たちは脳または神経システムの成熟の遅れが自己コントロールの貧弱さと多動を引き起こしていると考えています。これらの欠点のために，そのような子どもは仲間が必要とするよりも長い期間，両親や教師による外的なコントロールを必要とするのです。気質と注意の持続時間の短さは家族性あるいは遺伝性のものです。多くのケースでは，養育スタイルや環境がこれらの問題を引き起こしているのではありません。混乱した家庭環境や虐待的しつけに反応して発生するADHDはほんの数%です。

　しかし，親や教師が家庭や学校の環境を変えることでADHDのある子どもがADHDのない仲間と同様に機能するようにできるというのは良いニュースです。もし両親と教師がしつけにおいて配慮があり，支持的で，効果的であれば，よい結果が期待できます。このような子どもたちは監督を増やすこと，特別な養育，学校での介入を必要とします。当初，このような子どもたちを教えたり管理する作業は非常に困難なことですが，長期的な結果はもっとも実りあるものになるでしょう。果てしないエネルギーを持ったこうした若者の多くは，成長すると非常に成功

し，生産的な社会の一員となるのです。一方で，絶えず小言を言われ，批判され，そして厳しく罰せられているADHDの子どもは，低い自尊心，低い対人スキル，低い学習上のスキル，といったさらなる問題を引き起こし，仕事を完了して成功することにも意気阻喪してしまいます。

何をすべきでしょうか

あなたのお子さんが5歳か6歳になるまでADHDの診断はつきづらいですが，生後18カ月くらいでも，注意持続時間の短さ，衝動性，高い活動レベルという問題を持ったお子さんを援助することはできます。役に立ついくつかのテクニックをご紹介しましょう。

適切な行動を強化しましょう：研究によって，気質的に「難しい」そして「多動な」子どもは他の多動ではない子どもたちより厳しいフィードバック，ネガティブな指示を受け，褒められることが少ないことが明らかにされています。つまり，多動な子どもに対応することは疲れ果ててしまうため，褒めたり，強化したりしないように，いわば親を訓練しているのです。しかし，彼らは定型的に発達している子どもたちよりもむしろポジティブなフィードバックを必要としています。褒められたときでさえ，ADHDの子はそれに気づきにくかったり，処理しにくかったりします。これはあなたが，あなたのお子さんの示すすべてのポジティブな行動を褒める努力をする必要があるということを意味します。あなたがお子さんに必要と考える修正ひとつにつき少なくとも5回は褒めたり，強化したりしましょう。特に，注意の持続時間を増やすことや，じっと座って本を読む，色を塗る，パズルをする，静かに遊ぶなどの仕事への粘り強さを含む行動を褒めようとすることは大切です。生産的で，落ち着いた，目的のある活動をすべて強化しましょう。例えば，「その絵を完成できたのね，うれしいわ」とか「わあ！　今日はちゃんと夕食で座っている！」「素晴らしい。自分で落ち着けるね」「素晴らし

い。お城を作るのが大変なのに，壊れても壊れても，よく作り続けたね」などと言ってみても良いでしょう。あなたはお子さんたちに，自分で自分を強化するよう教えることもできます。彼らに，「自分は良い仕事をした」または「私は良くじっと座っている」などの自賛する言葉をはっきりと言うよう教えましょう。これは彼らが自己評価するやり方を学ぶことを援助する始まりなのです。

目に見える形のごほうびとインセンティブのプログラム：目に見える形のごほうびプログラムで，活動レベルが減少し注意持続時間が伸びたことを反映する行動を促進することができます。第1に，あなたのお子さんがどのくらいの長さ，静かに遊んだり，プロジェクトに取り組んでいるのかを確認しましょう。次に，毎日，遊び時間の予定を決め，そして例えば3分間といったように，お子さんが達成できると確信する時間にタイマーをセットしましょう。この時間の間，折に触れて気をそらさないように注意しながら，お子さんが注意できることを褒めましょう。お子さんが決めた時間の間継続して遊べたら，ステッカーやトークンといったごほうびをあげましょう。このアプローチは5分間夕食の席に座っている，要求に応える，パズルを終える，5分間読書をする，他の子と協力して5分間遊ぶ，自分の順番を待つ，仕事をやりとげるといった他の状況にも用いることができます。これらのステッカーやトークンは強化メニューの中からおもちゃ，特典，特別の旅行などと交換することができます。3，4日経つと，徐々にお子さんが活動に従事し続けられるだろう時間を延ばすことができます。お子さんと協力する既定の時間を毎日確保することで粘り強さと注意力を増加させることが良いでしょう。お子さんが短い時間でも継続的にうまくできるまでは，時間を延ばさないよう注意しましょう。

明確なリミットセッティング，構造，そしてよい組織：活動的で気の

散りやすいお子さんには，家庭内のルールを明確に宣言する必要があり，またどのような行動が適切なのかをはっきり言う必要があります。例えば，「5分間私たちとテーブルのところに座っている必要があるのよ。タイマーが切れたら，席を外してよいか聞いてもいいからね」と言っても良いでしょう。一貫した限界設定は子どもたちをずっと穏やかにさせ，安心させます。いつもできるだけ，指示は短く，的を射たものにしましょう。要求を出すときは注意が散るものの数を減らし，アイコンタクトを維持するようにしましょう。お子さんに触れたり，あなたの目線が同じ位置になるように，しゃがむことも必要かもしれません。

　これらの子どもたちは行動の移行が難しいので，前もってそれに準備することは問題を避けるのに役立ちます。たとえば，食料雑貨店に行く前に「覚えておいてね，お店にいる間，品物に触れることはできないのよ。でもこのおもちゃを持っていていいから」と言っても良いでしょう。あなたのお子さんが遊んでいたら，「5分したら幼稚園に出かけるわよ」と言っても良いでしょう。診療所や飛行機の中のように長時間じっと座っている必要がある状況では，新しいおもちゃや特別な本に集中させておくのも，とても活動的な子どもには効果的です。家では，おもちゃを整理整頓し，ラベルをつけて子ども部屋においておくことが大切です。おもちゃが多すぎると，注意が散りやすい子どもは圧倒されてしまい，ひとつのものから別のものへと気を移すことになります。おもちゃを箱に入れ，定期的に「新しい」ものを取り出しお子さんに遊ばせましょう。

無視と方向転換：そわそわ，小刻みな揺れ，シートでずり下がる，何かを口走る，といった多くの小さなうんざりさせる問題行動は，特に他の人や自分に迷惑をかけたり，傷つけたりしないならば，無視することによって最もよく対処できます。しばしばADHDの子どもは考えを言語化し，独り言を内在化させることを学習するのに時間がかかります。

これは自己調節の方法ですから，無視しましょう。無視と方向転換を組み合わせることもできます。たとえば，お子さんが夕食の席で小刻みにゆれたり，そわそわしていたら，あなたはその子のゆれを無視しながらも，その子に調味料入れを渡してくれるよう頼んだり，立ち上がってきれいなスプーンをくれるように頼むこともできます。これは小刻みに揺れるサイクルを中断することができ，またあなたにお子さんが指示に従ったことを褒める機会になります。適切に動く機会を与えることで，小刻みにゆれているお子さんに再度集中させることができます。

一貫していましょう：タイムアウトを静かに，一貫して用いることは，指示に従わず破壊的で攻撃的な行動に対してとても効果的です。タイムアウトは子どもたちに落ち着くことを教え，彼らが問題行動に注意をとられることのないことを確実にするのです。

セルフコントロールを教えましょう：子どもの文句やイライラに親が即座に反応するために，とても小さな子どもたちは，通常欲しいものを頻繁かつすぐに手に入れます。しかし，大きくなるにつれ子どもたちの待つ能力は徐々に伸びていくのが普通です。お子さんが何かを欲しがったときはいつでも与えることのないようにすることで，待つことを学ぶことを援助できます。より長い時間待つことができる能力を褒めることも効果的です。お子さんに，「これを今全部は食べられない。いくつかは後にとっておこう」「このパズルをうまく終わらせるよ」「ちゃんと番を待つことができるよ」「これは終わりにして，ちょっと集中して，また後で遊ぼう」といった長時間待つ独り言を教えることもできます。

問題解決を教えましょう：子どもたちの衝動的な反応は，しばしば，自分が欲しがっているものを得るための効果的な作戦を持たないために起こるのです。子どもたちに問題解決作戦と，それがどのような結果を

生み出すかについて，前もって計画することを教える必要があります。基本的なアイデアは，お子さんに問題に対して可能な解決法をいくつか思いつくよう教えることです。例えば，お子さんが現在，他の子どもたちが使っているおもちゃをひったくるという問題を持っていたら，あなたは「友達が自転車に乗っているとして，自分の順番をもらうために，何をすることができる？」と言うことで，一種のゲームを作り上げることができるでしょう。お子さんがアイデアを言ったら，もっと励まして，もうひとつ尋ねましょう。「それはよいアイデアね。他に何かできることはある？」。お子さんが，考えられる限りの多くの解決法を考え付いたと確かに思ったら，他の可能な解決法を提案してみましょう。自転車を使う代わりに，特別なおもちゃで遊ぶことを提案するという解決法を言ってみても良いでしょう。それから，それらの解決法を指人形や着せ替え人形，ぬいぐるみで演じたり，あなた自身の体をつかって演じることができます。次に，それぞれの解決法の結果について一緒に考えます。例えば，あなたは，もしお子さんが自転車を得るために友達を攻撃したら，大変なことになり，友達は怒るであろうことを理解させるのです。

　問題解決方法のもうひとつの教え方は，すでに起きた問題状況の振り返りと，どのようにすればあなたのお子さんが違う方法で状況を制御できたかを検討することです。叱ったり，批判しないかぎり，これはとても価値のある話し合いになるでしょう。むしろ，もう一度問題が起こったら，効果的解決方法をお子さんが考える際の役に立つ点に焦点を当てましょう。

あなたのお子さんの限界を受容しましょう：お子さんの行動は意図的なものではなく，養育を難しくさせるような計画的な試みでもないことを覚えておきましょう。あなたのお子さんは本質的に活動的で，エネルギーにあふれ，注意の持続時間が短いという事実を受け入れましょう。

おそらく，お子さんはずっとそのようにいるでしょう。気質的に難しかったり，ADHDのあるお子さんが自分たちの行動をうまく扱ったり，エネルギーをポジティブな方向に導かれたとしても，それを取り除くことはできません。誰も過活動な子どもを静かで，おとなしい子にすることはできません。そのような試みはイライラさせるばかりか，子どもにとって有害にもなります。あなたの忍耐，我慢，受容は活動的なお子さんの適応にきわめて重要な要素なのです。

あなたのお子さんについて，他の人を教育しましょう：時折，過活動な子どもは，教師や友人，隣人からのネガティブな反応やレッテル貼りのターゲットになります。ADHDの問題についてよく知らない大人たちは，不注意にその両親を，そのような問題のある子どもを作ったことで責めるかもしれません。あるいはその子の問題行動を意図的な活動だと解釈するかもしれません。あなたにとって，隣人，教師，家族を教育し，あなたのお子さんについて彼らの手助けを求めることは重要です。彼らに，あなたのお子さんが一生懸命やっているけれども，時々エネルギーをコントロールするのが困難であることを理解してもらえるなら，あなたはおそらくより多くのサポートを受けられるでしょう。お子さんも，よりポジティブなメッセージを得られるでしょう。時折，あなたはこのような心身を疲れさせるお子さんを諦めたくなるかもしれませんが，彼らが愛されていて受け入れられているというメッセージを定期的に送ることが重要です。自尊心が高く自信があれば，お子さんは学業上や社会的に直面する多くの障害を乗り越えていけます。

あなた自身に燃料補給をしましょう：どんな大人も，ADHDのある子どもと24時間一緒にいれば疲れ果ててしまいます。ですから，お子さんから離れる時間を持ち，個人的なタイムアウトを取り，必ず自分自身に燃料補給をして，あなたがお子さんのさらなるニーズによりよく応え

られるようにしましょう。最低1週間に一晩は定期的なシッターを設定することも役に立ちます。自宅にいる親たちは，家から離れ，自身のニーズに応えるために数回午後にシッターを頼む必要もあります。家から離れる時間はあなたがリフレッシュするのに役立つだけでなく，それはお子さんにあなたがどのように自分自身のケアをするかを知っていることを示し，あなたのお子さんが学ぶことが重要であろうストレス対応技術のモデルを示すことにもなります。

薬物療法：ADHDと正確に診断された子どもたちの約3分の2はメチルフェニデートのような薬物療法によって改善することが研究で示されています。薬物は集中力や衝動的反応をコントロールする能力を増すことで効果を発揮しているようです。一般的に，薬物療法は子どもたちが学齢に達するまでは開始されません。そして薬物療法の施行には常に完全な医学的・教育的評価が先行します。個別の教育計画もまた学校で用意されるべきです。特別な教育および行動のマネジメントプログラムを伴わない処方薬は長期間の利益がないことが，研究でわかっています。薬物療法自体が有用であっても，両親がそれについて子どもたちに伝えるメッセージは慎重に扱われなくてはいけません。子どもたちは時々，彼らがよく振る舞っているときに直接的または間接的に，それが薬物療法のおかげだと言われます。この潜在的なテーマは，悪い行動は彼らの責任だけれども，よい行動はそうではないということです。想像できるように，これはとてもやる気をそぐメッセージです。あなたのお子さんが薬物療法を受けているかいないかにかかわらず，行動上の責任はその子自身に負わせ，さらにその子が変わることを学べることを期待しましょう。また，うまくいったときの称賛を薬物療法ではなくお子さんに与えましょう。

特別な教育プログラム：週2～3回，一日2～3時間の幼稚園に通園

させることは，小さな子どもたちにとって集団の中でどのように振る舞うかを学習するチャンスになります。同様に，あなたのお子さんに失望感を抱かせるよりむしろ支持してくれる教室を見つけ出すことも重要です。ADHDのある子どもたちは，小さな規模のクラス，静かな勉強空間，個別指導，黒板を消したり紙を配るといった教室での役割に関与することで，過剰なエネルギーに対処できるというメリットが得られます。動くこと，順応すること，追加のサポートが必要なことに先生が気づくことが重要です。もし自分のお子さんにADHDがあると感じ，まだ検査を受けていないなら，十分な評価をするように学校の特別教育プログラムに依頼しましょう。

ソーシャルスキルと問題解決トレーニング：ADHDのある子どもたちは学業的には大変優秀であるかもしれないのに，社会的・感情的スキルで遅れることがよくあります。衝動性により，彼らは問題解決や同級生との葛藤の対処について熟練しておらず，友達を作るのに困難を抱えています。他の子どもたちと遊ぶスキルは，定型的に発達した子どもたちに比べて有意に遅れていることが示されています。このため，親は第1章で説明した子ども志向の遊びの考え方や，情緒的コーチングやピア・コーチングを用いて一対一で子どもたちと遊ぶことが勧められます。両親がモデルを示し，子どもたちがシェアしたり，待ったり，交代したり，何かを尋ねたり，指示に従ったり，イライラする状況でおとなしくしているのを発見するときはいつも，そうした行動を強化することがとても重要です。

セルフコントロール，問題解決，静かな活動のモデルを示しましょう：落ち着いた静かな独り言のモデルを示すことでもまた，お子さんの役に立ちます。例えば，あなたがパズルをしているときに問題を抱えていたら，あなたははっきり大声で「ちょっと止まって，続ける前に考えたほ

うがいい」と言っても良いでしょう。または，もし車で道に迷ったら，「道に迷ったようだ。止まって，何をするか考えよう」と言っても良いでしょう。同様に，もしあなたがお子さんにもっと本を読んだり，静かにプロジェクトに取り組んでほしいと思うなら，お子さんがあなたが同じようにしているのを見ることが重要なのです。いつもそうですが，あなたのお子さんに期待する行動を，あなたがモデルとして示すことが重要です（ポジティブな独り言を使うことについては第11章を参照してください）。

　ADHDのある子どもを育てるのは心身ともに疲れ果てるものですが，非常に報いのあるものにもなります。あなたと先生がお子さんの成功に最大の貢献をすること，そして継続的な努力をすることで，お子さんは家庭と学校で成功するのだということを覚えておくことは重要です。この大変な子育て作業の最中にも，お子さんのエネルギーと溌剌としたパーソナリティを楽しむ時間を持つことを忘れないようにしましょう。

問題 13

親が離婚した子どもへの援助

　「離婚」は家族全員に影響を及ぼす危機的な出来事です。子どもの52％が離婚による家族の崩壊を経験するといわれていますが、離婚によって生じるトラウマやストレスに十分対処できる家庭はほとんどないでしょう。離婚の実質的な問題は、転居、居住スペースの縮小、財政的な損失などのため深刻なストレスを生むことがあるということです。母親が子どもを養育する場合、収入の減少によりフルタイムの仕事に戻らなければならなかったり、（就職のため）学校に通わなければならなかったり、子どもを常時預けることが必要となってくるかもしれません。父親が子どもを養育する場合は、洗濯や買い物、食事の準備や掃除などの不慣れな仕事をしなければいけないかもしれません。最初の年は、母親も父親も不安や落ち込み、怒り、拒否などの感情や無力感が強まり、危機的状況に陥りやすくなります。また、孤独を感じやすく、他の結婚している友人や以前の社会から疎外感を抱くこともあります。

　子どもたちも離婚に対し強く反応します。3〜5歳児は出来事を明確に理解できず、片親を失うことから、日常生活での通常の分離に際し見捨てられる恐怖を感じることもあります。子どもは、託児所や保育士に預けられている時間に不安を抱くこともあります。日常的な親との分離にも、抱きついたり、ぐずったり、泣き叫んだり、癇癪を起こすような

反応をします。悪夢の恐怖や就寝時の不安から，親と一緒に寝たいと懇願することもあります。せっかく進んでいたトイレトレーニングがうまくいかなくなったり，安心のためにお気に入りの毛布に過剰に執着したりすることは離婚後の子どもによく見られる反応です。大抵の場合，そのような子どもたちは，人生において重要な大人から愛情を持って養育されることに渇望しているようにも見えます。

就学前の子どもの場合，攻撃性や問題行動が増加します。この時期の子どもは空想と現実の区別が難しく，特に離婚が十分説明されない場合，片方の親と離れてしまったことを自分に納得させる物語を作ってしまうことがよくあります。子どもによっては離婚を否定し，両親が家族に戻ってくるような空想を作り出す場合もあります。多くの子どもは，離別した親は子どもの家族を拒否し，どこかで別の新しい家族を築いているのだと思い込みます。もうひとつの良くある反応は責任を感じてしまう傾向です。子どもというものは生来自己中心的なので，離婚が子どもの行動のせいではなく，両親の関係性の問題であるということを理解できずにいます。偶然，離婚前に，両親が子どもについて喧嘩しているのを聞いてしまった場合，子どもを罪悪感で苦しめる空想はしばしば強固なものになります。

6〜8歳の子どもの場合，知性や情緒が発達するため，離婚の意味や影響をより理解できます。彼らは就学前の子どもほどには責任感を感じません。しかし，幼い子どもと同様に，拒否されるとか家族から見放される恐怖を感じるのです。しばしば孤独感や抑うつ感，強い悲しみを抱きます。食べ物，おもちゃ，日常生活で重要なものが奪われる幻想が生活に浸透することもあります。母親と同居している子どもは，あたかも父親が自分たちを拒否することにつながるのを恐れ，滅多に父親に対する怒りを表すことはないことが研究によって示されています。一方で，子どもは母親が離婚の原因となったとか父親を遠ざけたとして，母親に対してかなりの怒りを示します。多くの子どもは，両親が和解すること

を望み，両親が再婚するという繰り返される幻想を抱きます。

　8～12歳の子どもたちの場合，精神的に落ち着いていて勇気もあるため，幼い子どもたちに比べ自分の感情をコントロールしようとします。しかし，幼い子どもたちと異なり，自分たちの身に起こったことに対して，周囲に対して羞恥心や気まずい感情を抱きやすく，学校の先生や友人たちに出来事を隠そうとします。この時期の子どもに最もよく見られる特徴は，大抵母親に対して向けられる強い怒りです。友人関係で多くの問題が見られたり，学業成績が目に見えて低下することもあります。頭痛，腹痛やその他の身体愁訴もあるでしょう。

　離婚は思春期の子どもに対しても違った脅威となります。思春期の発達課題は，両親から離れることと自立したアイデンティティを獲得することです。離婚はこのプロセスを妨げ，家族は安全で予測できる存在であるという観念に傷をつけるのです。実際に，親に別の交際相手がいるような場合は特に，発達の妨げとなります。親が自身のニーズや決定に没頭してしまって，思春期の子どものニーズに集中できないこともあります。思春期の子どもたちは離婚後，早く自立しようと焦りの感情を抱くこともよくあります。子どもたちが異性との関係や性的行為に夢中になる思春期にこのような婚姻関係の崩壊が起こるので，これらの事柄に不安が集まりやすくなります。自分たちも恋愛や結婚に失敗するのではないかと恐れるのです。喪失感や悲しみを抱き，両親の裏切りや身勝手さ，無神経に対して憤慨することもあります。したがって親はもはや尊敬される役割モデルではなくなります。片方もしくは両方の親が思春期の子どもの支持を得ようとすることがあります。そのような場合，怒りや罪悪感，抑うつ感の入り交じった感情が生じ，親に対する忠誠心との葛藤が起こります。自らを守ろうとして，自閉的になり，打ち解けにくくなるかもしれません。離婚後の適応過程として家族と距離を感じるだけでなく，友人たちとの関係にも困難が生じます。彼らは両親の離婚を失敗と捉え，強い羞恥心や後ろめたい感情を経験し，非常に仲の良い友

人であっても離婚について打ち明けることができないこともあります。さらに，両親は自分たちの教育費を賄えるかなど，金銭面に対しても心配します。

親子関係への影響

離婚のプロセスは親にとってもストレスを生みます。親は自分自身の問題で手いっぱいとなり，子どもにまで十分に注意を向けられなくなるでしょう。一方，子どもたちは依存的，反抗的，攻撃的になったり，要求が多く，あるいは冷たい態度を取るようになることもあります。親の罪悪感，自尊心の低下，子どもからの非難への恐れから，子どもとのコミュニケーションが乏しくなってしまい，しつけに一貫性を失うことがあります。しつけを強くすることで父親がとってきた役割を担おうとする母親もいます。このような場合，養育態度はより規制的になり，多くの罰則が増えることになるでしょう。一方，父親の場合，子どもの愛を失うことを恐れ，しつけを避け大目にみようとし，甘やかす傾向があります。このように，通常の養育プロセスは崩壊し，行動面での問題が悪化することがあります。

片親からの愛情を受けるため，一方の親と歩調を合わせもう一人の親を非難するよう強制された場合に，子どもの問題は強くなります。親が子どもを前のパートナーとの関係を結びつける存在として捉え，子どもをパートナーに対する敵対心のはけ口として扱った場合も破滅的な結果を生みます。一方子どもは，実際の，あるいは想像上の役割を担うことで，親を失ったことに対処しようとすることがあります。年齢の幼い男の子であっても，家族を支える男性の役割を担おうとします。子どもが父親の攻撃的な部分と同一化すると，母親に対して敵対心を示し，状況をさらに悪化させます。さらに潜在的に危険な状況として，親が子どもを同等として捉える場合があります。親が子どもに対し，度々支持や助言，友人のような関わりを求めるような場合です。以上に挙げたいずれ

の状況であっても，子どもは抑うつ的になったり，深刻に思い悩むリスクが生じます。

何をすべきでしょうか

離婚は親や子どもの人生を変えるものですが，必ずしも精神的に深い傷を負わせたり，発達を遅らせるというわけではありません。子どもが全般的な適応で重要なことは，親が離婚やその後のことをどう取り扱うかにあります。それが直後のそして長期的な子どもの社会的，情緒的発達への悪影響を減らし，最小にもする役割を持っています。子どもが離婚や，家族構成の変化に適応するための援助方法を見てみましょう。

お子さんに離婚について話しましょう：8割の幼い子どもたちは，両親が離婚したことや，どちらかの親が継続して養育することについて事前に全く説明されていないと言われています。朝目が覚めたら急に片親がいなくなっていたという子どもがほとんどです。離別より前には両親が不幸せであるということを認識できないのですから，離婚はほとんどの子どもたちにとってショックな状況です。こうしたことは，最初にあなたがする最も重要なことが，差し迫った離別や離婚について，子どもに十分な時間をとり，きちんと説明することであることを示しています。これは，実際の離別より1～2週間前に行われなければなりません。その説明がずっと以前にされていたものだったら，子どもたちは本当に起こることを信じられません。反対に，たった数日前に説明がされていたとしたら，子どもたちはあなたやあなたの配偶者に質問することで適応したり，安心を得る十分な時間が持てません。できるだけ，正直かつオープンであることが重要です。子どもたちの知的，心理的発達段階に合わせて説明することが大切です。説明は，事実に即していて現実的なもので，離婚の基本的理由はできるだけ感情的には客観的な表現になるよう配慮すべきです。離婚に至った主となる問題に関する情報を差

し控えることは，不安や不安定感，不信感を作り出すだけのことになります。しかし，あまりに詳細に説明したり，非難し，人格を傷つけるような発言は子どもにとっては好ましくありません。何よりしまして，離婚はあなたとパートナーとの問題であり，どちらの親も子どもたちを愛する気持ちに変わりはないことを強調する必要があります。

子どもは見捨てられておらず，離ればなれでないことを保証しましょう：別々に暮らしていても，子どもたちに両親という存在が居続けるということを保証することは重要です。それは婚姻関係にあった男女の愛と親子の愛は別であるということを理解することにつながるからです。「親というものは，子どもを愛することを止めることはしないものよ。あなたは私の子どもだから，私はいつでもあなたのことを愛しているよ」と言っても良いでしょう。しかし，片親が親子関係を続けようという意志がなく，関係が欠如してしまいそうなら，こういった保証は非現実的なものであり，子どもたちに失望させてしまうことになります。子どもたちはあなたとパートナーがそれぞれどこに暮らすこととなり，どのくらい頻繁に会えるのかなど確かな情報を必要としているのです。

子どもの世界をできるだけ確実で，予測が可能なものであるよう手助けしましょう：子どもたちがこれからどこに暮らすことになり，どのように育てられ，学校や養育施設などでどのように立場が変化するのかを伝えましょう。離婚は子どもたちにとって，突然世界が不確実で予測ができないものと変わってしまう原因にもなりますから，子どもたちがより安心できるようにより具体的な情報を与えることが大切です。

子どもに話し，質問し，感情を表出できる雰囲気を作りましょう：子どもは同じ質問を繰り返しするかもしれませんが，何回も離婚の原因を聞かされることで乗り越えていくことができるのですから，そうすること

に備えておきましょう。子どもたちには悲しみや，苦痛，怒りの感情を表出する機会が必要です。「しっかりしなさい」と話して，子どもたちが泣いたり，感情を表すことを止めないようにしましょう。しかしすべての子どもが同じように反応するわけではないことも念頭においておきましょう。はじめのうちは，子どもによっては離婚について話し合おうとせず否定することもあります。拒否されることを恐れ，怒りを表すことに躊躇するのかもしれません。もしくは，両親をさらに苦しめまいとさらに自分の感情を内に秘めてしまうこともあります。実際には子どもが悲しみや怒りを表し，最終的にそのような感情が誰も傷つけないと安心できるまでには数カ月かかることもありえます。

子どもをスパイとして使わないでください：別れたパートナーへのスパイや，メッセンジャー，もしくはパートナーを傷つける存在として決して子どもを使ってはいけません。もし子どもたちが両親の板挟みになってしまったなら，彼らは罪悪感を覚え，どちらの親にも頼ることができなくなります。子どもたちはそのような感情で頭がいっぱいになり，情緒的，知的，社会的発達に支障が生じることとなりえます。

親がいないことに対する怒りやネガティブな感情が生じないように努めましょう：子どもたちを板挟みにさせるべきではありません。純粋にどちらの親にも愛され，それぞれと良好な関係がつづくことは奨励されるべきです。子どもに親のどちらかを選ぶように期待することはするべきではありません。経済問題や保護に関する問題は子どものいる前で話し合われるべきではありません。そして，たとえ誰も他に聞いてくれない状況であったとしても，子どもとあなたの個人的な問題について話し合うべきではありません。元のパートナーに対する苦痛や怒りの感情を胸にしまっておくことは離婚の終息を妨げ，子どもが嫌な思いを持ち続ける結果になります。子どもの父親もしくは母親についての不満を子ども

に表出することも，子どもが成長するのを妨げます。さらに子どもは，両親それぞれから遺伝子を受け継いで生まれてきているのですから，あなたのパートナーを貶めることは，子どもを貶めることにつながります。子どもは特にストレスを感じているとき，自尊心が非常に揺らぎやすく，自分自身のことを良く思えるよう援助される必要があることを忘れないでください。

離婚のプロセスを乗り切るために自分自身と子どものための時間を設けましょう：離婚から生じたストレスから癒され，適応していくのには辛抱強く時間が過ぎるのを待つことが必要です。離婚を経験した親子のほとんどが離婚後，12～16カ月で気持ちが楽になったと研究で報告されています。

限界設定やルールに一貫性を持ちましょう：過度に子どもにお金を使ったり，我が儘を聞いたりすることはせず，より多くの時間を一緒に過ごし，子どもへの愛を表現するようにしましょう。もし，攻撃性などのネガティブな態度で返してくるようなら，してはいけないことを取り決めるか，タイムアウトや論理的帰結で対処しましょう。離婚に対するあなたの罪悪感があったとしても，家庭内でのルールづくりや，してはいけないことの取り決めは必ずすべきことです。一貫性のある限界設定は，混乱した子どもに予測が可能で秩序のある安全な世界をもたらします。

あなたとパートナーが支持・尊重できる面会ルールを取り決めましょう：離婚した家族の約3分の2が，怒りや葛藤を感じながらその後の面会を行っているという研究報告があります。さらに，養育者でない親（ほとんどの場合父親）が子どもとの面会に強い苦痛を感じているという研究もあります。養育していないほうの親にとっては，子どもを失ってしまったように感じ，また子どもたちに拒否されるだろうとも感じて

いるのでしょう。時には，毎週訪れることの心理的トラウマ体験に耐えるよりもいっそ，面会回数が少なくなることを望む親もいます。注意していないと，そうした親は子どもと離れることの辛さから自分たちを守るため，感情面で距離を取ろうとするでしょう。子どもたちに行ったインタビューによると，非養育者である親は十分に交流を持とうとしていないと感じていると報告しています。

　面会ルールを取り決める場合に心しておくことがいくつかあります。第1に，年長の子どもはより柔軟なスケジュールを好みます。子どもも面会を計画することに参加したがるものです。年少の子どもは自分が期待できる安定したスケジュールを好みます。面会に関するいざこざは，子どもたちに面会に対する責任感を負わせてしまうので，最小限にとどめるべきです。子どもたちが両方の親を愛することができて，どちらかの親と体験した楽しい出来事をもう1人の親に話すことをあなたとあなたの別れたパートナーが同意するのならば，とても役に立ちます。子どもがどちらかの親についての感情を表すのを怖がるのであれば，不信感が生じるでしょう。面会は家族全員のニーズを満たし，なおかつ変化して行く子どもの発達上のニーズと環境に親が適応する意欲を満たすものでなければいけません。非常事態でない限り面会の約束は守られるべきです。電話によるやりとりは家の外にいる親と連絡を取るもうひとつの方法であり，定期的で頻繁に続けられるべきです。何よりも，子どもを支えることと面会とは混同されるべきではなく，他の領域での優位性を操作する方法として使われるべきではありません。

問題 14

★★

恐　怖

　6歳のジュリーは頻繁にお腹や頭が痛いと訴えます。そのために時々学校やサッカーの練習を休みます。母親は頻繁に医療機関を受診させますが，毎回症状を説明する医学的所見は見当たりません。母親は娘のジュリーの祖母が末期の病気であるため，娘は心配しているのだと考えています。そしてジュリーをそのまま家で様子をみてよいかどうか迷っています。

　4歳のアレックスは最近幼稚園に通い始めました。先生はアレックスがよく1人で遊び，他の子と関わろうとしないことに気がついています。アレックスはとても恥ずかしがり屋で，引っ込み思案な子どもです。母親がアレックスを幼稚園に連れてくるといつも母親にしがみつき大泣きし，母親がいなくなると癇癪を起こします。母親は，アレックスが暗闇を怖がり悪夢を見るとも話しています。母親は，時々教室でもアレックスに付き添い，またよく幼稚園もお休みさせます。母親は，彼に幼稚園は少し早すぎたかと迷っています。

なぜ，恐怖心が起こるのでしょうか

　恐怖や心配は，成長過程において正常なことであり幼い子どもすべて

が体験するものです。事実，就学前に悪夢（特にお化けや悪人に追いかけられるなど）のピークがあります。幼い子どもはしばしば不安を言葉で表現できないため，腹痛や頭痛といった身体症状を通じて表すのです。癇癪，引きこもり，恐怖の状況の回避で恐怖に反応することもあります。恐怖の原因は多くの説があります。時に親は恐怖の引き金となった出来事に気がついていることがあります。例えば，犬に襲われた子どもは犬に恐怖感を抱くようになり，プールで溺れかけた子どもは水が怖くなります。しかし，多くの場合，恐怖の原因はそのように明瞭なものではありません。例えば，それまでは1人で寝ていた子どもが，ある夜，1人で眠るのは怖いと言い出しますが，なぜ1人で寝るのが怖いのかを両親に伝えることができません。いったん何かに怖がるようになると，例えば，プールに行くことや，1人で眠ることなどの恐怖の状況に遭遇したとき，動悸，筋肉のこわばり，お腹の張りなどの身体的反応を経験することがあります。恐れている状況（泳ぐとか1人で寝る）を回避することは，子どもたちが想像する恐ろしい結果を避けることでネガティブな身体反応を減らし，安心することができます。回避行動が身体

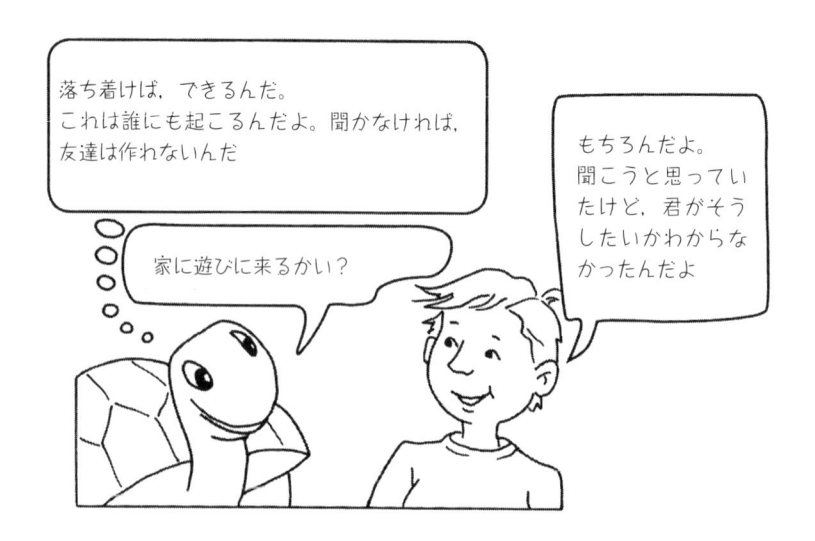

落ち着けば，できるんだ。
これは誰にも起こるんだよ。聞かなければ，友達は作れないんだ

もちろんだよ。
聞こうと思っていたけど，君がそうしたいかわからなかったんだよ

家に遊びに来るかい？

症状を減らし，怖い結果を予防できたという知覚という二重のメリットを持っているため，子どもは将来も恐怖状況を回避し続けるのを助長することとなります。

　子どもたちははっきりと意識しなくても，身体症状や行動上の反応は結果として特定の不安を回避するので，それによって症状を強化してしまいます。例えば，ジュリーは大好きな祖母と離ればなれになるのを恐れています。お腹が痛いときは祖母と家にいることになるので，さらに頻回にお腹の痛みを感じるようになるのでしょう。ジュリーはお腹が痛くなることによって，祖母を1人で家に置いていくという恐れを回避することができることを経験するため，こうしたことが起きるのです。アレックスは一人っ子で，他の子どもたちと関わることがほとんどなく，学校に行くために母親と離ればなれになることを心配しています。時に，彼の癇癪はものすごかったので，母親は学校には行かせず，家で様子をみることを許し，クラスでは一緒に過ごしています。このケースでは，アレックスの癇癪や，しがみついたりする態度が母親から離ればなれにされない，つまり非常に強化的な結果に結びつくのです。また，1人で眠るのを怖がる子どもは両親の寝室で眠るようになり，これもまた，回避行動を強める結果となります。

何をすべきでしょうか

　どのような場合でも，あなたのお子さんが恐怖に対応することの支援戦略は，状況を避けるのではなく直面することです。犬，プール，1人で眠ることを避けたり，お子さんを家に置いておくのは，ただ状況を悪くするだけです。

　忍耐強く，保証しましょう：あなたのお子さんのあらゆる種類の恐怖（社交恐怖，学校恐怖，親と離ればなれになることへの恐れ，腹痛や頭痛などの身体症状であっても）に対する最も重要なアプローチとは，お

子さんがそのような状況に自ら対処できる力があると信じる態度を取ることです。子どもにプレッシャーをかけたり，罰したり，叱ったり，蔑んだりすることは子どもが無力感やよりいっそうの不安を感じるようになるので，してはいけません。

　まずあなた自身が，そしてあなたのお子さんに，状況は決して危険な状態ではないと保証することが必要でしょう。身体的症状に対しては，お子さんを小児科に受診させ，確かめることがよいでしょう。学校に関連した恐怖に対しては，学校の先生が子どもたちを支持し，十分に世話をしてくれているか，子どもがいじめにあったり，他の子どもたちから傷つけられていないかなど先生と一緒に確認することがよいでしょう。これらのことを確認したうえで，子どもたちの状況を克服する力に対し，あなたが前向きにとらえているという気持ちを表に出すことが必要です。

　例えば，「今は学校が恐ろしいところだということはよくわかるわよ。でも，あなたは勇敢だから，きっと今よりもっと楽な気持ちで毎日通うことができるようになれると思っているよ。きっとすぐにお友達ができるわよ」とか「おばあちゃんはあなたが出かけても平気。おばあちゃんはあなたが楽しく学校に通ってほしいと思っているのよ。学校からおうちに帰ってきたら，おばあちゃんに今日何を勉強してきたか話してあげたら，きっとおばあちゃんは喜ぶと思うよ」と言ってもよいでしょう。

子どもが勇敢に立ち向かえたらしっかり褒めてあげましょう：あなたのお子さんが，学校で簡単にあなたと離れることができたり，不愉快な状況に立ち向かうことができたら，そのときはいつでも勇気や勇敢なところを褒めてあげましょう。例えば，「えらかったね！　病院ではとっても強くいられたね。誇りに思うよ」と言ってあげましょう。あなたはお子さんの"コーチ"であり，親としての役割は子どもが成長しようとし

ている姿を励ましてあげることです。つまり，困難な状況に立ち向かうこと，もしくは何か新しいことにトライすること，新しく友達を作ったり，自立して何かをすることを後押しすることです。

ステッカー表を作成しましょう：ステッカー表を作成し，お子さんが学校に行けた，騒がずにあなたとお別れできた場合など，特に勇敢な行動がとれたときのごほうびのステッカー表を作成してもよいでしょう。あなたのお子さんがクラスで引きこもるなら，先生と相談し，他の子どもと関わったときに褒められて，強化されるシステムを作りましょう。そのことで社会的関わりが進み，友人ができます。同様に，自分のベッドで一晩眠ることができた，水泳教室に行けた，お友達の家に泊まることができたときなどステッカー表を活用するとよいでしょう。

癇癪を起こしたら無視して，恐怖の心身医学的表現を最小限に：癇癪や身体的症状の表現は大人に多くの注意を向かせ，そのような大人の注意は，子どもの癇癪や身体症状をさらに悪化させてしまうことがあります。したがって支持的であることと恐怖の表現に対して多くの注意を向けないことのバランスをとることが大切です。例えば，子どもを学校に置いていくとき，自信を込めてこう言っても良いでしょう。「今日はお友達と一緒に遊べばきっと楽しい日になるわよ（子どもが癇癪を起こし始めます）。ほらあそこのビリーをご覧なさい。あなたが好きなトラックのおもちゃを持っているよ（と気をそらします）。12時にはお迎えに戻ってくるから，今日何をしたか教えてね」。子どもに必ず戻ってくることを強調して伝え，癇癪に対しては反応を示さず子どもと離れます。なかなかそのように実行することは難しいですが，子どもの癇癪に耳を傾け子どもに付き添おうとしてしまうと，子どもは癇癪を起こせば親と離ればなれにならずに済むということを学習してしまいます。毎朝登校前に腹痛を訴える子どもも同様です。この場合，「お腹が痛いのはわか

るよ。でも学校で食べられるおやつを持っていこうね。お腹が痛いのが落ち着くと思うよ」と言うこともできます。そして，お腹が痛いという訴えは無視し，お子さんに学校に行く準備をさせます。夜に1人でベッドに向かう恐怖も同様です。就寝準備ができたらお子さんをベッドに入れて，「小さい明かりはつけておくね。下のお部屋に行くけど，あなたはとっても勇敢だからきっと1人で眠れると思うよ」と言いましょう。もし，お子さんがむずかったり，泣き出しても，取り合わず部屋を出るようにしましょう。

分離不安の子どもには予測可能な分離と再会を準備しましょう：学校でお別れするとき，ベビーシッターに預けるとき，子どもを1人で寝かしつけるときなど，あなたにしがみついたり，泣き出して反抗するのは小さい子どもにとっては至って普通のことです。子どもと分離するには次のような予測可能な手順を踏むとよいでしょう。

- 教室の活動やお子さんがこれから体験しようとすることについて，いかに自信があり嬉しいかを伝えましょう。
- 離れることを落ち着いてかつ明確に子どもに知らせましょう。例えば，「もうすぐお母さんは仕事に行くね」もしくは「ご飯を食べてくるね」と伝えます（何も言わずに離れることはいけません）。
- もし可能ならば，離れる前に少しの間，学校で子どもと遊びましょう。
- いつ戻ってくるかお子さんに伝えましょう。例えば「お昼には必ずお迎えに来るね」とか「ちゃんと寝てるか見に来るね。朝には起こしにくるからね」などと伝えましょう。

再会のときも予測できる手順を決めましょう。以下のステップを踏むとよいでしょう。

- 戻ると言った時刻に戻ります。あなたがいない時間間隔についてウソをついてはいけません。
- あなたのお子さんに会えたのが嬉しいように振る舞いましょう。離れている間，仕事や他のストレスの多い出来事で気持ちがそれてしまうことがありますが，あなたが喜んで迎えにきてくれるだろうとお子さんは楽しみにしているものです。あなたが悲しみや不安な表情をしていても理解することはできず，何かするようにせがんでこの感情を妨害します。
- もし可能であれば，あなたがこの場所とお子さんが関わってきた人々をとても気に入っているのだとお子さんが理解できるように，先生，他の子ども，親たちとその日の最後に数分お話をしましょう。

恐れのない行動のお手本を作りましょう：あなたの行動がお子さんの恐怖のモデルになっていないか考え，子どもは他人を観察して学習することを思い出しましょう。あなたが社交上の出来事や，動物，虫，特別な状況，あるいはお子さんが学校に行くことに対し恐れを表現していたら，お子さんはそのような恐れを吸収するでしょう。こうした状況に不安を感じていても，お子さんの前では毅然とした態度を取りましょう。

両親の喧嘩，不安や落ち込みに注意しましょう：夫婦間や家族での葛藤や批判は子どもを不安定な気持ちにさせます。小さい子どもの前での喧嘩に注意し，複雑な内容の話し合いは子どものいないところで行いましょう。子どもの前では前向きな家族のやり取りや調和のモデルを示します。

同様にあなたの不安や落ち込みなどの感情の表出も，子どもがそのような行動や思考スタイルを模倣して取り入れてしまうので注意が必要です。不安や葛藤が育児に支障をきたすなら，それらの行動を修正するような治療を受けることを考慮しましょう。

徐々に慣らしましょう：お子さんが特別な状況や活動（犬や水泳など）に対し恐れを抱いていたら，少しずつそのような状況や活動に触れさせ，お子さんがそうできるように強化しましょう。例えば，はじめに犬の本を読んであげるなどから始めるとよいでしょう。犬についての知識を与え，お子さんの脅威にならない方法で恐怖の対象である犬に近づけさせるのです。それから，ちょっと立ち止まって，犬を撫でている他の子どもを見て，犬と一緒にいることは楽しいことだと前向きに伝えます。直接お子さんに犬を撫でさせるのではなく，犬と楽しく遊んでいる他の子どもを見せるなど前向きなモデルを見せることから始めます。あなたのお子さんは他の子どもすべてが自分と同様に犬に対して恐れを抱くわけではないのだと認識し始めます。他の子どもたちが実際には楽しく犬と遊んでいるのを見るうちに，予期恐怖を前向きなものに変え始めます。とてもおとなしい犬のいる友人に手伝ってもらい，自分で撫でることができるようになるまで，徐々に犬に近づけます。怖いのにもかかわらず，そばに近寄ろうとした子どもに対してもちゃんと褒めてあげましょう。

前向きな独り言を教えましょう：あなたのお子さんが恐れに打ち克つことができるよう，子どもが自分自身に言い聞かせられる言葉を教えましょう。はじめに，お子さんが理解できはっきり記憶できるような言葉のモデルを示します。例えば，「僕（私）は強いから絶対にできる！」とお子さんが言えるように教えてもよいでしょう。暗闇が怖いお子さんは，「私はとっても強い女の子！　真っ暗の中でも大丈夫。この部屋はとっても安全」と自分で言い聞かせられるように指導してもよいでしょう。また，学校にいるのが嫌いな子どもには「僕は強い。積み木で遊んでいれば，ママがお昼には迎えに来てくれるんだ」と自分に言い聞かせるように伝えることもできます。子どもたちが持っている自分の気分をより良くさせる力に重点を置きます。

問題14 恐怖

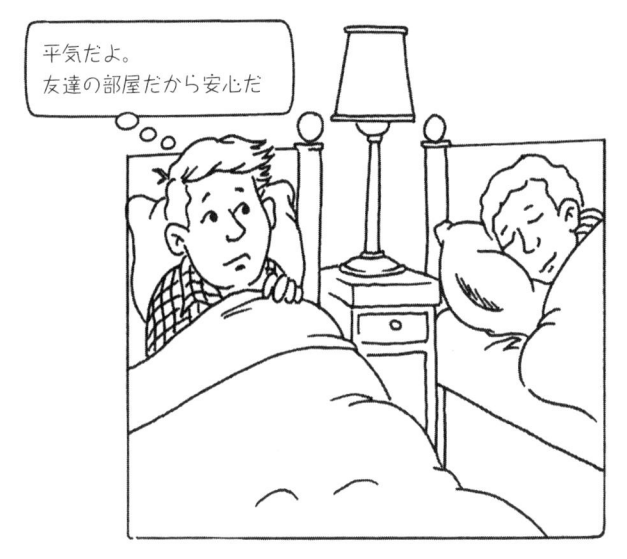

僕は強いから，嬉しい場所を思い出して，ちゃんと寝られる

イメージ法やリラクゼーション法を取り入れましょう：子どもたちが恐れに対処するもうひとつの方法は，リラクゼーションやプラス・イメージを教えることです。まず，あなたのお子さんにゆっくり息を吐いてもらい，つま先から最後は顔へと身体の各筋肉を緊張させて緩める方法を教えましょう。次に，例えば浜辺に行くなど，リラックスでき嬉しい場所にいるプラス・イメージを持つように教えます。お子さんと毎日この練習を行います。眠るまえにこれを行うのは穏やかに一日を終える方法のひとつで，暗闇や1人で眠るのを怖がっている子どもにも効果的です。

問題解決を考えましょう：問題解決の章でもお話しした通り，問題解決の最初のステップは，不快な感情に気づくことです。子どもたちが恐れ，悲しみ，心配といった感情を自分で認識できれば，解決方法を学ぶことができます。子どもたちに，3回ゆっくり深呼吸をすること，筋肉

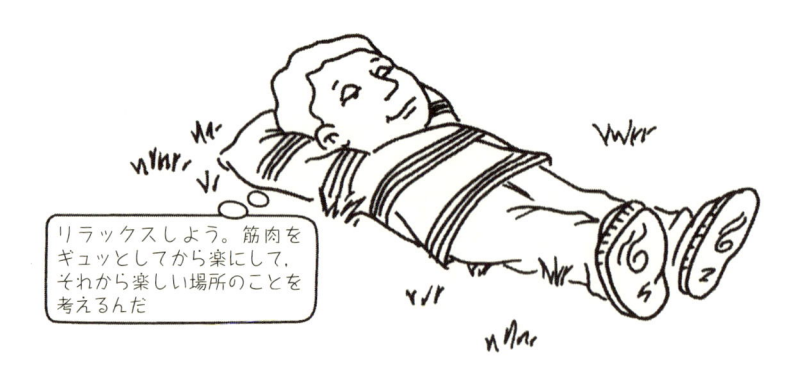

> リラックスしよう。筋肉をギュッとしてから楽にして、それから楽しい場所のことを考えるんだ

を緊張させたり緩めたりのエクササイズ，幸せな空間にいるイメージを持つ，自分自身は強いと言い聞かせる，努力したら自分にごほうびを与えるなどいろいろな対処法があることを教えましょう（詳しくは問題解決の章をご参照ください）。

子どもに社会的スキルをつけさせましょう：友達をお遊びに呼んで，お子さんの社会的スキルと子ども同士の関わり方を教えましょう。社会的能力や親密な友達ができることは恐れや悲しみを予防し，また打ち克つ手助けをしてくれます。

ご自身の行動マネージメントについて思い出しましょう：第Ⅰ部でお伝えした子育ての基本事項は，恐れや悲しみを抱くお子さんへの援助にも役立ちます。子ども中心の遊びというアイデアはお子さんに自信をつけさせ，あなたとの関係に多くの価値を見出すことになります。かなりはっきりとした先の予測ができる環境，継続的見守り，一貫性のある結果を作ると，子どもたちが安全だと感じ，あなたへの愛着も安定したものになります。

お子さんから出る恐怖感の表現は成長の過程で自然に起こるものですから，あなた自身がこれを恐れていてはいけません。新しい状況に直面

すること，親と離ればなれになること，ストレスの多い出来事に対処することへの恐れの感情は全く自然なものです。大切なことは，子どもが恐れを避けようとすることを促すのではなく，恐れに対処しようとするお子さんの能力を信じて，落ち着いて見守ることが大切なのです。恐れの対象を避けることを繰り返し許された子どもは，生活と機能に重大な障害を及ぼすほどに恐怖を増大させてしまいます。しかし，親の手助けにより，ほとんどの子どもたちは恐怖から抜け出すことができることを忘れないでください。忍耐強く，確実に，前向きに，お子さんの恐怖に注目し，心配することは最小限にとどめることが大切です。このような態度がよりよい結果を導き，お子さんの自信を増すのです。

☆覚えておきましょう☆

・子どもの送り迎えは，子どもにも予測可能な日常の取り決めとしましょう。
・はじめに約束した時間に子どもを迎えにいきましょう。
・怖い状況に対処できるお子さんの能力を信じる姿勢を表しましょう。
・離ればなれになるときの癇癪や，医師が医学的問題を否定した腹痛などの身体症状を訴えるときは最小限の注意に留めましょう。
・お子さんに怖い状況に向き合うために自分自身に言い聞かせる勇気づけの言葉を教えましょう。
・怖い状況で使えるリラクゼーション法やイメージ法をお子さんに教えましょう。
・徐々にそして継続的に恐怖の対象に慣れさせ，克服させましょう。
・その状況や対象を怖がらない他の子どもをプラスの手本として提供しましょう。
・お子さんを褒め，励まして，勇敢な行動を強化しましょう。

・恐怖に向き合うのに必要なステップをお子さんが開始できるようなインセンティブを作りましょう。

問題 15

あなたのお子さんの読む力を高める「注意深い読み方」

　コリーは6歳で，彼の母親は彼が読めないことを心配しています。「コリーはどんな言葉も読めないのに，彼のクラスの他の子どもたちは大抵，文章も読めるのよ。彼は読めないから，自分が間抜けだと思っているわ」。母親はコリーが読めるよう家庭で努力していると説明しますが，大抵は彼がフラストレーションを感じ，最後は涙目になってしまうのです。

読字発達は様々です

　ちょうど乳幼児の歩行や発語の発達速度が様々なように，どんな子どもの読字も同じペースで学んでいくものではありません。4歳で単語や文章までも読める子がいる一方で，7歳になるまでこうしたことができない子もいます。読んだり書いたりすることを学習する能力には大きな差があり，この技術獲得に発達が大きな役割を演じています。しかし，子どもたちの読字準備性を促進し，読字段階を先に進めることで親ができることは結構あります。

　ほとんどの親は，小さな子どもたちに読んで聞かせてあげることが就学後の成功の準備に欠かせないことを認識しています。しかし，あなたがお子さんにどのように読んで聞かせるかが，どのくらい頻回に読んで

聞かせるかと同様に重要だということを知っていましたか。私たちの多くが読んで聞かせてきた伝統的方法は，親が読み，子どもは受け身にそれを聞くというものです。この方法の問題は，小さな子どもはプロセスに積極的に関与していなければ注意を維持し，話し言葉を理解するのが難しいということです。

　この章では，あなたのお子さんが積極的になり，練習をし，そしてお話の語り手になる「双方向の読み聞かせ」という手法を使うことで，お子さんが読むことを学習し，それを好きになることを促進する方法を学びましょう。特に就学前の児童（3～7歳）にこの方法を使うことは正式な読み方の基礎を作ることが知られています。

　双方向の読み聞かせは楽しくて，お子さんの就学準備性を促進させるのに重要で，さらに社会的，情緒的，学習上のスキルを育みます。お子さんと一緒に読むことで生涯続く言語表現スキルと問題解決能力を作ることを手伝えるのです。

何をすべきでしょうか

　あなたのお子さんに読む力をつける枠組みは4つあります。

　ページの絵についてコメントし，関連付け，表現しましょう：あなたのお子さんと絵本を見ながら，物の名前を呼び，ストーリーを表現しましょう。それぞれの絵を指さし表現しながら，あるいは言葉を読みながら，そのページで見えるものに注釈をつけます。例えば「ここに赤い屋根があって，玄関屋根の上に小さな鳥がとまっているね。そして，ここには大きな茶色の馬が野原を駆けていて，楽しそうな少年が馬の上に乗っているよ」と言います。こうやって絵の名前を挙げ，行動と物の色と大きさを表現するのです。これは，書かれた言葉，あるいはこの場合は絵による表象を子どもが話し言葉に関連づけるという，重要な読む前の段階なのです。絵を表現するときに「上に」「横に」「次に」「中に」

といった前置詞を使うことで，こうした前置詞の意味を子どもに理解させます。これは重要な就学準備スキルです。

　お話の中の登場人物の感情についても注釈と表現をするようにします。例えば「バイクの乗り方が難しくてガッカリしているみたいだね」や「猫を撫でているときは幸せだね」と言っても良いでしょう。感情にレッテルを付けることで，あなたのお子さんが感情用語を学習し，さらにお話の中の登場人物の感情や見方を考えさせることができます。これは，あなたのお子さんが相手の立場でものを考えることや共感スキルを学習する出発点になります。これは特に言語能力がまだ低い小さな子どもたちに有用で，彼らの語彙と読字能力を作り上げるのです。こうした方法を練習するのに，言葉の少ないあるいは言葉のない絵本から開始します。

　注釈をするもうひとつの方法は，そのお話をあなたのお子さんが知っている別のお話に結びつける発言です。例えば，「この少年はバイクの乗り方を習うのにピリピリしているね。一緒に読んだキャンプに行くのを怖がっていた少年のお話に似ているね。あの少年はどうやって問題を解決したか覚えているかな」と言って，お話の中の登場人物が，あなたが読み聞かせた別の登場人物にどれほど似ているかを指摘してもよいでしょう。

自由回答型の質問をして何が来るか予想しましょう：あなたのお子さんに，絵本の中で何が起きているか，どう考えるかを聞きましょう。こうやってお子さんにストーリーを作らせ，言語の流暢さを増強させるのです。ページをめくる前に次にどんな絵が現れるか，あるいはお話の中で次に何が起きるかをお子さんが推測できるか見てみましょう。こうした方法は，お子さんが想像したり自分自身のストーリーを作りあげたり，あるいはお話を語ることに積極的に関わるようになるという効果を持っています。次のページには何が現れ，何が起こるかを親子で交互に

予測することを楽しみましょう。あるいは，あなたがお話の中の登場人物が何を感じていて，そう感じるのはなぜかを推測することもできます。こうした読書の手法は読み聞かせから魔法のゲームを作り出し，あなたとあなたのお子さんが楽しめるものになります。

あなたのお子さんの反応には称賛と激励で対応しましょう：称賛することであなたのお子さんの自信と読書へのやる気を高めましょう。読もうとする，あるいは絵の名前を言おうとする試みは何でも褒めます。お子さんの本への興味と読もうとする忍耐力を褒めましょう。感心した様子の声で，とても熱心に，お子さんのアイデアに興味を示します。こうした方法が，お子さんの読もうとする動機を持続し，注意を継続する一助となります。

お子さんがお話について何を考えどう感じるかをあなたに話せるように，またあなたに質問するよう勇気づけましょう。お子さんを最も勇気づけることのひとつは，お子さんが読んでいるときにあなたが聞き入ることであることを覚えておきましょう。聞いている間のあなたの反応は重要です。遮らずに聞いて，熱心に反応します。あなたのお子さんに難しい言葉を理解するための時間を与えましょう。

お子さんが言うことを拡大しましょう：あなたのお子さんの言葉を単純に繰り返したうえにそのコメントに別の記述語を加えることで，お子さんの言ったことを拡張することができます。例えば「その通りよ，それはトラクターで，赤くて大きいトラクターよね」と言ってもよいでしょう。あなたはお子さんの言葉や対象（トラクター）の知識を称賛し，そのうえで記述語（赤い，大きい）を供給することでその知識に追加をしているのです。

お子さんが言うことを拡大するもうひとつの方法は，お子さんの想像の世界への誘導についていくことです。例えば，お子さんは一緒に遊ん

でいる恐竜の本を読んでいます。恐竜がサッカーをしたりアイスクリームを食べたりしていたらどんなに面白いかあなたが話すことで，お子さんの想像性に加わるのです。

　お子さんの発言を実際の生活の中の何か他の意味のある出来事に関連付けることも，お子さんの理解を広げます。例えば「そう，それはトラクターよね，ラルフおじさんの農場のトラクターを思い出すわ。あなたはあれに乗るのが好きよね」と言っても良いでしょう。こうした読書作戦がお子さんの書籍への興味をさらに強くします。

　年長でもっと話すことができる子どもに対して発言を広げていく第4の方法は，著者に賛成か反対かとその理由を聞くことです。

他のおすすめ

　お子さんが興味を持つトピックの書籍を選びましょう：子どもたちの興味を書籍に引きつけるもうひとつの方法は，彼らが読みたい本を選ばせるか，あるいは彼らが興味を持っているトピックに従って図書館から本を選択させることです。例えば，お子さんが，恐竜，天体，野球などに興味があれば，こうしたトピックの本を借り出すこともできます。どんな種類の本が読みたいかお子さんに聞きましょう。難しすぎない本を選ぶようにしましょう。選ばれた本が学校から家に持って来る本より易しくても気にしてはいけません。

　毎日の読書時間を決めましょう：あなたが毎日一緒に本を読む時間を決めるようにしましょう。大抵は，あなたのお子さんが床に就く前か夕食の後でしょう。テレビを消して，電話も電話線を抜いて，静かでリラックスできる時間にします。心地よく座れる場所を選びます。お子さんの本を置いておける本棚やカゴを準備します。いったんこうした習慣をつければ，お子さんは長い間こうした学習習慣を維持することに気がつくでしょう。

お子さんが興味を持つトピックの書籍を選びましょう：あなたのお子さんに「先を読む」ことや次に何が起きるかを予測させる場合，次に何が起きるかを考えることを，お人形を使ってお子さんに表現させてもよいでしょう。あなたとお子さんがそれぞれお話の役を代わって，筋を演じることができます。こうやれば，お話が面白く，子どもたちにとって生き生きとなり，同時に言語能力を上げて，子どもたちの想像力も発達させるのです。

あるいは，お話を読み終わってからお子さんと一緒にお話を演じることもできるでしょう。こうやれば，お子さんがお話をどれほど理解したかを見ることができ，お話で学んだ語彙のリハーサルを促すことができます。

読書を楽しいものにしましょう：本章で示した読書の方法の最も重要な側面はおそらく，楽しむことでお子さんを引き付けることでしょう。陽気に，熱心な声で，お子さん主導でお子さんの興味に沿ったやり方で，各ページをいきなり読む前に一息入れて絵を見わたし，交代に読むとか，お話と絵を実際の生活上の体験に結びつけることで，こうしたことができるのです。アルファベットの歌を歌ったり，子守唄を朗読して，お子さんも加わるよう勧めます。ドラマチックにそして面白そうに読みましょう。お話の登場人物に合わせて声を変えます。あなたが読むことを楽しいものにすれば，お子さんは人生を通して読書への動機づけと興味を持ちつづけます。

忍耐強く待ちましょう：読むことを学ぶのはいっぺんにできるものではありません。歩くことがハイハイに始まり，やがて徐々に立ち上がり，ようやく最初の一歩が取られるように，読書も徐々に進むプロセスです。それは一連の段階を含み，時間をかけて独立して読めるようになり，流暢にもなるのです。お子さんに時間を与えましょう。

読むモデルを示しましょう：あなたがロール・モデルであることを覚えておきましょう。あなた自身が書籍を読むことでお子さんに読むことへの動機づけができます。あなたが新聞を読み，本や雑誌を楽しく読むところを見ることで，お子さんはあなたの行動を真似たいと思います。

　家族の話をしましょう：お子さんにあなたの家族とあなたが育ってきた経験を話しましょう。お子さんに祖父母，親族，家族の伝統について話します。お子さんがあなたにお話をすることも促しましょう。

　何でも読みましょう：シリアルの箱，道路標識，詩，マンガ，料理本，新聞記事，地図，グリーティングカード，eメールメッセージなど，どんな種類のものも読みましょう。子ども雑誌を購読し，お土産なら本を与えるようあなたの友人に頼みましょう。読むことを学習した後でも，お子さんに読み聞かせましょう。こうして，一緒に読む魔法を活かし続けるのです。

　お子さんの先生に話しましょう：あなたのお子さんの読書レベルを確認する手段としてお子さんの先生を使い，推薦する書籍や著者を聞きましょう。先生の使っている読書戦略について聞きましょう。

巻末資料

すばらしい子どもたちの基礎となった理論と研究総説

Bandura, A. (1986). *Social foundations of thought and action*. Englerwood Cliffs, NJ: Prentice-Hall.

Baumrind, D. (1978). Parental disciplinary patterns and social competence in children. *Youth and Society, 9*, 239-276.

Bernhardt, A. J., & Forehand, R. L. (1975). The effects of labeled and unlabeled praise upon lower and middle class children. *Journal of Experimental Child Psychology, 19*, 536-543.

Brestan, E. V. & Eyberg, S. M. (1998). Effective psychosocial treatments of conduct-disordered children and adolescents: 29 years, 82 studies, and 5,272 kids. *Journal of Clinical Child Psychology, 27*, 180-189.

Brunner, J. S., Jolly, A. L., & Sylvia, K. (Eds.). (1976). *Play: Its role in development and evolution*. New York, NY: Penguin.

Camp, B. W., Bloom, G., Herbert, F., & Van Doorninck, W. (1977). Think aloud: A program for developing self-control in your aggressive boys. *Journal of Abnormal Child Psychology. 6*, 157-168.

Farmer, E. M. Z., S. N. Compton, et al. (2002). Review of the evidence base for treatment for childhood psychopathology: Externalizing disorders. *Journal of Consulting and Clinical Psychology, 70*, 1267-1302.

Gardner, H. L., Forehand, R., & Roberts, M. (1976). Time-out with children: Effects of an explanation and brief parent training on child and parent behaviors. *Journal of Abnormal Child Psychology, 4*, 277-288.

Jones Harden, B., Winslow, M. B., Kendziora, K. T., Shahinfar, A., Rubin, K. H., Fox, N. A., Crowley, M. J., & Zhan-Waxler, C. (2000). Externalizing problems in Head Start children: An ecological exploration. *Early Education and Development, 11*, 357-385.

Henderson, A., & Berla, N. (1994). *A new generation of evidence: The family is critical to student achievement.* Columbia, MD: National Committee for Citizens in Education.

Jouriles, E. N., Norwood, W. D., McDonald, R., Vincent, J. P., & Mahoney, A. (1996). Physical violence and other forms of marital aggression: Links with children's behavior problems. *Journal of Family Psychology, 10,* 223-234.

Kazdin, A. E., & Weisz, J R. (2003). *Evidence-Based Psychotherapies for Children and Adolescents.* New York, NY: Guilford Press.

Kazdin, A. E. (2002). Psychosocial treatments for conduct disorder in children and adolescents. In P. E. Nathan and J. M. Gorman (Eds.). *A guide to treatments that work.* New York, NY: Oxford University Press, pp. 57-85.

Kendall, P. C., & Braswell, L. (1985). *Cognitive-behavioral therapy for impulsive children.* New York, NY: Guilford Press.

McEvoy, A., & Welker, R. (2000). Antisocial behavior, academic failure and school climate: A critical review. *Journal of Emotional and Behavioral Disorders, 8,* 130-140.

Meichenbaum, D. (1979). Teaching children self-control. In B. B. Lahey & A. E. Kazdin, (Eds.), *Advances in clinical child psychology, (Volume 2).* New York, NY: Plenum.

Novaco, R. W. (1978). Anger and coping with stress: Cognitive behavioral intervention. In J. P. Foreyt & D. P. Rathsen (Eds.), *Cognitive behavioral therapy: Research and applications.* New York, NY: Plenum.

Patterson, G. R. (1982). *Coercive family process. (A social learning approach. Vol. 3).* Eugene, OR: Castalia.

Raver, C. C., & Knitzer, J. (2002). *Ready to enter: What research tells policy makers about strategies to promote social and emotional school readiness among three and four year old children.* Mailman School of Public Health, Columbia University, National Center for Children in Poverty.

Rimm-Kaufman, S. E., Pianta, R. C., & Cox, M. J. (2000). Teachers' judgements of problems in the transition to kindergarten. *Early childhood Research Quarterly 15,* 147-166.

Roberts, M. W. McMahon, R. J., Forehand, R., & Humphreys, L. (1978). The effect of parental instruction giving on child compliance. *Behavior Therapy, 9,* 793-798.

Rubin, K. H. (1980). Fantasy play: Its role in the development of social skills and social cognition. In K. H. Rubin(Ed.), *Children and play*. San Francisco, CA: Jossey-Bass.

Schneider, R., & Robin, A. (1976). The turtle technique: A method for the self-control of compulsive behavior. In J. Krumboltz & C. Thoresn (Eds.), *Counseling methods*. New York, NY: Holt, Rhinehart and Winston.

Shure. M. (1994). *I Can Problem Solve (ICPS): An interpersonal cognitive problem-solving program for children*. Champaign, IL: Research Press.

Shure, M. B. (1997). Interpersonal cognitive problem solving: Primary prevention of early high-risk behaviors in the preschool and primary years. G. W. Albee T. P. Gullotta. (Eds.) *Primary prevention works*. Thousand Oaks, CA: Sage: pp. 167-188.

すばらしい子どもたちプログラムを用いた著者の研究

Webster-Stratton, C. (1988). Self administered videotape therapy for families with conduct-problem children: Comparison with two cost-effective treatments and control group. *Journal of Consulting and Clinical Psychology, 56*, 558-566.

Webster-Stratton, C. (1989). The long-term effectiveness and clinical significance of three cost-effective training programs for families with conduct-problem children. *Journal of Consulting and Clinical Psychology, 57*, 550-553.

Webster-Stratton, C. (1990). Stress: A potential disruptor of parent perceptions and family interactions. *Journal of Clinical Child Psychology, 19*, 302-312.

Webster-Stratton, C. (1990). Long-term follow-up of families with young conduct problem children: From preschool to grade school. *Journal of Clinical Child Psychology, 19*, 144-149.

Webster-Stratton, C. & Herbert, M. (1994). *Troubled families— problem children: Working with parents: A collaborative process*. Chichester, Wiley & Sons.

Webster-Stratton, C. & Hammond, M. (1997), Treating children with early-onset conduct problems: A comparison of child and parent training interventions. *Journal of Consulting and Clinical Psychology, 65*, 93-109.

Webster-Stratton, C. (1998). Preventing conduct problems in Head

Start children: Strengthening parenting competencies. *Journal of Consulting and Clinical Psychology, 66*, 715-730.

Webster-Stratton, C. (2000). *How to promote social and academic competence in young children.* London, England: Sage Publications.

Webster-Stratton, C. (1991). Coping with conduct-problem children: Parents gaining knowledge and control. *Journal of Clinical Child Psychology, 20*, 413-427.

Webster-Stratton, C., Reid, M. J., & Hammond, M. (2001). Preventing conduct problems, promoting social competence: A parent and teacher training partnership in Head Start. *Journal of Clinical Child Psychology, 30*, 283-302.

Webster-Stratton, C., Reid, J., & Hammond, M. (2001). Social skills and problem solving training for children with early-onset conduct problems: Who benefits? *Journal of Child Psychology and Psychiatry, 42*, 943-952.

Reid, M. J., Webster-Stratton, C., & Beauchaine, T. P. (2001). Parent training in Head Start: A comparison of program response among African American, Asian American, Caucasian, and Hispanic mothers. *Prevention Science, 2*, 209-227.

Webster-Stratton, C. & Reid, M. J. (2002). An integrated approach to prevention and management of aggressive behavior problems in preschool and elementary students: School-Parent Collaboration. In K. Lane, F. Gresham, and T. O'Shaughnessy (Eds.) *Interventions for students with emotional and behavioral disorders.* Needham Heights, MA: Allyn & Bacon: pp. 261-272.

Webster-Stratton, C., & Reidm, M. J. (2003). Treating conduct problems and strength-ening social emotional competence in young children (age 4-8 years): The Dina Dinosaur treatment program. *Journal of Emotional and Behavioral Disorders, 11*, 130-143.

Hartman, R. R., Stage, S., & Webster-Stratton, C. (2003). A growth curve analysis of parent training outcomes: Examining the influence of child factors (inattention, impulsivity, and hyperactivity problems), parental and family risk factors. *Child Psychology and Psychiatry Journal, 44*, 388-398.

Webster-Stratton, C., Reid, M. J., & Hammond, M. (2004). Treating children with early-onset conduct problems: Intervention outcomes for parent, child, and teacher training. *Journal of*

Clinical Child and Adolescent Psychology, 33, 105-124.
Webster-Stratton, C., & Reid, M. J. (2004). Strengthening social and emotional competence in young children―The foundation for early school readiness and success: Incredible Years Classroom Social Skills and Problem-Solving Curriculum. *Journal of Infants and Young Children, 17,* 96-113.
Webster-Stratton, C. & Reid, M. J. (2005). Treatment and prevention of conduct problems: Parent training interventions for young children (2-7 Years Old). In K. McCartney and D. A. Phillips (Eds.) *Blackwell Handbook on Early Childhood Development.* Malden, MA: Blackwell.
Beauchaine, T. P., Webster-Stratton, C. & Reid, M. J. (2005). Mediators, moderators, and predictors of one-year outcomes among children treated for early-onset conduct problems: A latent growth curve analysis. *Journal of Consulting and Clinical Psychology, 73,* 371-388.

その他の書籍

Barkley, R. A. (2000) *Taking Charge of ADHD: A Complete, Authoritative Guide for Parents.* New York, NY: The Guilford Press.
Dunn, J. (1984). *Sisters and brothers*. London: Fontana.
Elkind, D. (1987). *Miseducation.* New York, NY: Alfred A. Knopf.
Ferber, R. (1985). *Solve your child's sleep problems.* New York, NY: Simon & Schuster, Inc.
Forehand, R. L., & McMahon, R. J. (1981). *Helping the non-compliant child*. New York, NY: Guilford Press.
Lewinsohn, P. S., & Munuz, R. F., Yongren, M. A., & Zeiss, A. M. (1986). *Control your depression.* Englewood Cliffs, NJ: Prentice-Hall.
Mayle, P. (1979). *Divorce: What shall we tell the children?* London: W. H. Allen.
Patterson, G. R., & Forgatch, M. S. (1987). *Parents and adolescents living together, Part 1: The basics.* Eugene, OR: Castalia Publishing Company.
Patterson, G. R., & Forgatch, M. S. (1987). *Parents and adolescents living together, Part 2: Family problem solving.* Eugene, OR: Castalia Publishing Company.
Satter, E. (1987). *How to get your child to eat…but not too much.* Palo

Alto, CA: Bull Publishing Company.

Sutton-Smith, B., & Sutton-Smith, S. (1974). *How to play with your children*. New York, NY: Hawthorn Books, Inc.

Webster-Stratton, C. (1986). Playing with your child. In Fischoff, A. (Ed.), *Birth to three: A self-help program for new parents*. Eugene, OR: Castalia Publishing Company.

Webster-Stratton, C. (1990). *Wally's Detective Book for Solving Problems at School.* Incredible Years, Seattle, WA.

Webster-Stratton, C. (1990). *Wally's Detective Book for Solving Problem at Home.* Incredible Years, Seattle, WA.

訳者あとがき

　子どもたちの行動上の問題が薬物なしに治療できるという論文は衝撃的でした。本書の著者であるウェブスター＝ストラットンの一連の研究と，アメリカ以外の国での追試を読むと，落ち着きない子どもたちやその他の問題を抱えている子どもたちの親に，育児方法のセッションを持つことだけで，子どもたちが落ち着くのです。さらにその効果が数年は持続しているのです。正直，信じられませんでした。そこでシアトルのワシントン大学で行われた Incredible Years のグループリーダー研修を数日かけて受講しました。2010 年の秋の話です。ここで紹介されたのが本書です。この本は Incredible Years に参加する父母向けの教材として書かれたものです。帰国してすぐに本書の翻訳を決意し，翻訳作業に入りました。

　現在の日本国内の児童精神科医療を見ると，薬物療法優先の風潮が強く見られます。そしてそれが年余に亘って継続されます。親も（あるいは学校の先生も）「薬さえ服用していれば」と感じるのでしょう。しかし，子どもの心理状態に大きな影響を与えるのは，親の子どもに対する態度です。育児態度は子どものパーソナリティに無視できない影響を与えます（Kitamura, Shikai, Uji, Hiramura, Tanaka, & Shono, 2009）。Incredible Years プログラムの基本的枠組みは，親に子育て方法の教育と援助を行い，それを受けた親が日々子どもに接する中でその育児行動を変えてゆき，それが子どもの行動に良い変化を与えるというものです。

　Incredible Years は臨床場面での支援方法として開発されました。しかし，一般の親子関係にとっても良い教材になるでしょう。初めて親になる方々，保育園・幼稚園・小学校の先生方，市町村役場で育児支援に

携わる方々にも役立つヒントが満載されています。翻訳に当たったのは北村メンタルヘルス研究所・こころの診療科　きたむら醫院に勤務した，あるいは勤務しているスタッフです。翻訳をしたわれわれも，日々の臨床ですぐに本書に書いたある技法を使い始め，大変効果があることを実感しています。

　本書の文章は極力読みやすいものになるよう心がけました。各翻訳者が訳出したものを北村が2回にわたって変更確認をおこないました。翻訳にはかなりな時間が掛かりました。辛抱強く待っていただいた星和書店の石澤雄司社長に感謝いたします。

　本書が，一般の方々や専門家を問わず多くの読者にとって，親子関係の確実なガイドブックになり，多くの子どもたちが「この親の子で良かった」と感じてもらえるようになれば，訳者冥利につきます。

2014年9月
訳者を代表して
北村俊則

Kitamura, T., Shikai, N., Uji, M., Hiramura, H., Tanaka, N., & Shono, S. (2009). Intergenerational transmission of parenting style and personality: Direct influence or mediation? Journal of Child and Family Studies, 18, 541-556.

索　引

【英　語】

ADHD　409, 410, 411, 412, 414, 417, 418, 419, 420
　→注意欠如多動性障害

【日本語】

あ行

アイコンタクト　98
相反する指示　93
アイ・メッセージ　232, 233
アスペルガー症候群　200
遊び　200, 202
　──心　138
　──のペース　20
　──を構造化　18
「あなた……」メッセージ　254, 255, 256, 309
甘やかして　36
言い換え　166
怒りの爆発　206
怒りを爆発　123
一貫　82
　──した制限の設定　81
　──性　8, 179
一緒に遊ぶ　17
一定　112, 136
嫌味　46
インセンティブ　42, 54, 58, 75

うそをつく　104
多くの機会　138
置き去り　107
お子さんの擁護　313
お仕置き　111
お説教　121
落ち着く　113, 117, 121
　──椅子　117
　──必要　128
お付き合いのスキル　195
脅し　91
お願いと指示　88
おねしょ　149, 403, 404, 405, 406, 407, 408
親からの注目　98
親が離婚した子どもへの援助　421
親の期待　3
親の権威　128
親のためのタイムアウト　139
親の注目　31

か行

解決法　157
　──のモデル　158
解決方法　113
過活動　155, 197, 200, 202, 210, 417
学習機会　119
学習の日課　300
各段階において子どもを褒める　49
学力的コーチング　27

学級内でも起こる問題行動　78
学校での行動　79
葛藤　113, 127, 130, 132
　——解消　138, 204
　——状況　128
家族内の衝突　93
金切り声を出す　123
過保護　43
亀の技術　186
亀の技法　207, 219
代わりに何をしたら良いかという提案　92
関係　113
　——性　102, 108, 140
癇癪　98, 101, 104, 134, 135, 337, 338, 339, 340, 361, 421, 432, 433, 435, 441
　——を起こす　97
感情コーチング　200, 211
感情制御　207
感情調整　140
感情調節　175, 176
感情的　25, 175
　——危険　107
感情のコントロール　207
感情の調節　196
感情のマネージメント　113
感情反応　124, 176, 179
感情表現のレパートリー　29
感情を表現する　157
管理権を分け合う　95
危険あるいは虐待的な言動　104
気質　4, 179, 367, 410
　——的　412, 417
基準　81
規則　81
　——の決定　94

気持ちの話題　180
気持ちを表す言語表現　180
教育プログラム　298
強化　99, 101, 106, 111, 113, 118, 126
　——する　102
　——プログラム　341
共感　196, 210
　——性　197
　——的な子育て　2
競争的な関係　21
強調して褒める　45
協調性　195
協力的な相互作用のサイン　22
極端な不服従　114
議論　98, 111
気をそらす　101
禁止　92
空想　23
　——遊び　18
クーリングオフ　113
繰り返す　20
グループ　210
　——に入る　211
計画的な称賛　37
計画を持って無視　97
警告　123, 124
　——と注意　90
傾聴　249, 251
結果　149, 150, 155
限界　120
　——設定　338
　——を試す　134
権限　5
現実的な指示　85
限度　63
原理的説明　93

索引

権力　5
　——争い　21, 100, 119, 344, 362, 394, 397
効果的コミュニケーション　138
　——技術　311
効果的な褒め方　48
効果的に褒める　43
公共の場所　135
攻撃　225, 326, 422, 424, 428
　——行動　122
　——行動と敵対行動　326
　——行動に感情的　326
　——性　130, 153, 163, 191, 203, 326
　——的　204, 313, 315, 415, 424
　——的あるいは暴力的　325
　——的行動　115, 116, 326, 359
　——的・衝動的　154
　——的で破壊的な行動　112
　——的反応　111
　——や暴力　325
行動の結果　146
口論　98
コーチ　203, 205, 209, 210
コーチング　28, 29, 200, 202
ゴール　60, 61
こきおろし言葉　88
個人差　117
子育てピラミッド　11, 115
ごっこ　156
　——遊び　18, 23, 24
古典的しつけの手法　113
子どもが自分自身を褒める　49
子どもが良い行いをしていることを見つける　38
子どもに裁量権を与える　68
子どもの合図　20

子どもの選択　94
子どもの注意をそらす　101
子どもの努力　40
子どもを強化する　68
好ましい言動　105
ごほうび　36, 42, 204, 209
　——の例　56
　——プログラム　58, 65, 75, 209
　——メニュー　54, 58, 65
　——リスト　66
コミュニケーションスキル　277
コンピュータ　324
　——ゲーム　323
コンプライアンス　48

さ行

罪悪感　8
罪責感　111
最終目標へのステップ　70
さりげない無視　106
三振でバッターアウトの規則　124
シェーピング　49
時間の概念　91
自己イメージ　210
思考の中断　218
自己管理　140, 168
自己決定　148
自己コントロール　113, 126
自己制御スキル　277
自己知覚　197
自己動機づけの方法　43
自己統制　102
自己評価方法　43
自賛　223
　——のモデル　42
指示　82
支持　33

──的な環境　33
　　──的なコメント　43
　　──的な指示　93
自主的に問題解決　30
思春期　423
自制　103
　　──心　111, 121, 123, 125
　　──を教育　125
自然のなりゆき　143, 144, 146, 150, 353, 354, 399
　　──と論理的帰結　145
持続的自責感　112
自尊感　197, 208
　　──情　138
自尊心　18, 36, 102, 107
しつけ　4, 77, 102
　　──についての倫理的アプローチ　112
しつこくせがむ　97
しつこ過ぎ　123
質問をする　26
自分自身の達成感を認識する　49
自分自身を褒めない　41
自分を賛えるというモデル　41
自分を褒めることのモデル　42
自分を褒めるモデル　50
自閉症　200
社会適応　196
社交的交流　203
社会的ごほうび　35
社会的承認　71
社会的スキル　25, 440
社会的に是認　109
社会的に相互作用　18
社会的報酬　53
社交コーチング　211
社交スキル　3, 198, 200, 201, 204, 208, 211
社交性コーチング　200
社交的スキル　203
従順さ　112
柔軟性　75
首尾一貫　134
　　──する　129, 131
　　──性　140
首尾貫徹　132
順番　18
称賛　30
　　──やごほうびなし　37
正直　387, 390, 391
衝動　297, 410, 412, 418, 419
　　──性　155, 197
　　──的　5, 197, 200, 202, 210, 315
承認　33
自立と依存　30
身体拘束　130
身体愁訴　423
身体的懲罰　112, 124
辛抱強く待つ　90
スクリーン・タイム　324, 328, 329, 335
ステップ　60, 61
ストレス　239, 240, 241, 244, 245, 246, 247, 348, 404, 405, 418, 428
……すべきだ　229
制限　81, 92, 111
　　──時間　58
責任　5, 148
説明的で支持的なコメント　26
説明的なコメント　26
セルフイメージ　35, 194
セルフコントロール　415
セルフトーク　183, 184, 187, 206
選択肢　92

相互のプラスの依存　210
操作的　37
想像上の仲良し　24
双方向の読み聞かせ　444
ソーシャルスキル　419
促進　138
尊重　108

た行

体系的に無視する　103
対処思考　221
対人関係の問題　198
対等　128
タイマー　117
タイミングよく褒める　44, 47
タイムアウト　94, 104, 108, 113, 150, 189, 190, 191, 239, 240, 241, 242, 243, 244, 245, 247, 346, 353, 354, 365, 366, 367, 373, 399, 417, 428
　——から解放する　126
　——の椅子　117
　——部屋　120, 132
　——を行使　189
　——を実行することのストレスに対処する　134
他者の感情に共感　18
他者への共感のモデル　138
叩くといった破壊行動　115
正しい方法　18
達成するために試すことのプロセス（過程）を褒める　38
多動　5, 409, 412
　——な　412
試す　81, 120
試そう　100
ダラダラ　107, 343, 344, 345, 346

——した行動　343
——する　343
短期的利益　99, 131
注意　104
　——欠如　179
　——欠如多動性障害　409, 410
　→ ADHD
注意深い読み方　443
注意をそらさない　100
注意をそらす　100, 101
注目　97, 98, 103, 104, 106, 111, 113, 138
　——と称賛　109
　——の原則　3
長期的な問題　99
懲罰　77, 119, 145, 147, 150
　——的　148, 149
直面化　127
チル・ボトル　117
告げ口　350, 351
テレビ　323, 324
トイレットトレーニング　403
同胞葛藤　349, 350
独裁権威主義的　95
独裁的　128
特典が剥奪　133
特典の喪失　120
特典の剥奪　119, 120, 131, 132, 150
独立と自主性　81
乏しいセルフイメージ　40

な行

内省　113, 125
　——的　178
内的感情の発達　113
仲良しレポートカード　209
人間関係　40

――上の衝突　107
認知的　25
盗む　104
ネガティブな感情　29
ネガティブな自己概念　40
ネガティブな相互作用　39
……ねばならない　228, 229
……のはずだ　229

は行

破壊的　415
励ます　35, 43
　――こと　35
始まりの指示　89
罰　46
はっきりしたポジティブな指示　92
はっきりしない指示　86
発達段階　63
反抗　361, 362, 363, 365, 436
　――的　409, 424
　――的行動　115
非従順，反抗的，挑戦的な子ども　112
非懲罰的　148
びっくりごほうび　53
否定的指示　89
否定的な注目　97
独り言　206, 223, 237, 414, 415, 438
皮肉　46
批判　122, 164
日々のごほうび　67
非暴力的対応のモデル　113
非暴力的方法のモデル　131
平等　5
頻回な指示　82
ファンタジー　24
侮辱　122

不注意　200
不適切な言動　97
不服従　122, 362, 364, 367
　――な子ども　116
フラストレーション　128, 139
プラスの期待　112
プラスの行動　64
ブレーンストーミング　155, 157, 185, 205, 281, 287, 288, 289, 290, 295
プログラムを改訂，変更，追加　75
……べきだ　228, 229
屁理屈　93, 98, 99
　――と抵抗　93
　――を言う　103
　――をこねる　97
編集　122
防衛心　89
報酬　97
　――プログラム　341
暴力的　326
　――対処法　124
　――に反応する　133
ポジティブで批判的でないフィードバック　27
ポジティブな親子関係　102
ポジティブな声かけ　36
ポジティブな指示　89
ポジティブな対処　29
ポジティブな注目　35, 98
ポジティブな認識　49
褒め　106, 138, 164, 172, 191, 204
　――て　23
　――ましょう　193
　――られたときに嫌がる　40
　――る　35, 36, 40, 105, 204
　――る言い回し　46

索 引

──ること　35, 193
──ることが難しい　40

ま行

毎週のごほうび　67
マイナスの結果　127
マイナスの行動　64
前向きな独り言　138
見える形の報酬（ごほうび）　53
見捨てられて　426
見捨てられる恐怖　108
民主主義　128
民主的　128
無視　32, 33, 78, 106, 122, 132
　　──すること　97
　　──することと褒めることを同時に
　　　行う　105
無視の技法　97
無能感　89
めそめそ　106
　　──愚痴をこぼす　123
　　──する　97, 103, 104, 105
目に見えるごほうび　35, 53
　　──プログラム　59
目標到達　65
モデル　167, 182, 200, 210
問題解決　30, 138, 140, 153, 157,
　　185, 186, 196, 204, 205, 207
　　──スキル　154, 277
　　──方法　95
　　──力　95
問題行動　7, 32, 81, 97, 98, 100, 101,
　　102, 103, 104, 105, 106, 111, 121,
　　136, 138
　　──に対応　133

──のあと　132
──の起こる頻度　63
──をエスカレート　100
問題の対処方法決定　94

や〜わ行

夜尿　403, 404, 407, 408
友情　196
融通　8
有能感　18
ユーモア　223, 237, 281
良い行動に焦点を当てる　106
要求をエスカレート　99
予測可能　112
ラベルを付けた褒め言葉　44
乱暴な口をきく　97
離婚　384, 421, 422, 423, 424, 425,
　　426, 427, 428
離別　422
礼儀正しい指示　88
冷静　124
レッテル　224, 225, 236, 389
連続した指示　84
ロールプレイ　25, 185, 198, 201
論理的帰結　143, 145, 149, 150, 151,
　　353, 354, 399, 428
　　──の技法　145
　　──の例　144
賄賂　69
分け合う　18
「私……」　295
　　──メッセージ　254, 255, 256,
　　260, 274, 275, 309

訳者略歴

北村俊則（医師）
1972年　慶応義塾大学医学部卒業。
慶応義塾大学病院，東京武蔵野病院，英国バーミンガム市オールセインツ病院，国立精神・神経センター精神保健研究所，熊本大学大学院生命科学研究部教授（臨床行動科学分野・こころの診療科）教授を経て，現在，こころの診療科 きたむら醫院院長 および 北村メンタルヘルス研究所所長。
英国王立精神医学会（Royal College of Psychiatrists）フェロウ，ワシントン大学医学部（米国セント・ルイス）客員教授，日本精神科診断学会理事，数誌の国際専門誌の編集委員。

大橋優紀子（看護師・保健師）
2012年　東京医科歯科大学大学院保健衛生学研究科博士（後期）課程修了。
慶應義塾大学病院，東京医科歯科大学医学部附属病院小児科病棟勤務を経て，現在，北村メンタルヘルス研究所，竹早教員保育士養成所　勤務。

竹形みずき（助産師）
都内の病院，クリニック産婦人科での勤務を経て，2012年東京大学大学院医学系研究科修士課程修了。現在 同大学博士課程在籍中。

土谷朋子（看護師）
2009年　東京女子医科大学大学院看護学研究科博士前期課程修了。
武蔵野大学看護学部講師を経て，現在，東京女子医科大学大学院看護学研究科博士後期課程在籍中。

松長麻美（看護師）
2007年　東京大学大学院医学系研究科修士課程修了。
東京武蔵野病院，首都大学東京健康福祉学部勤務を経て，2013年 東京大学大学院医学系研究科博士課程満期退学。現在，東京大学医学部精神衛生・看護学教室非常勤講師。

著者略歴

キャロライン・ウェブスター゠ストラットンはワシントン大学ペアンティング・クリニック主任教授で臨床心理士。National Mental Health Research Scientist Award 受賞。本書は，25年にわたり 3,000 を超える家族を対象として行った彼女の研究を基礎としている。子どもたちの攻撃性の治療について，多数の書籍と学術論文を発表。夫ジョンとシアトルに在住。2人の子どもセス 21 歳とアンナ 18 歳はともに大学生。

すばらしい子どもたち －成功する育児プログラム－

2014 年 11 月 19 日　初版第 1 刷発行

著　者	キャロライン・ウェブスター゠ストラットン
訳　者	北村俊則，大橋優紀子，竹形みずき，土谷朋子，松長麻美
発行者	石澤雄司
発行所	㈱星和書店

東京都杉並区上高井戸 1-2-5　〒168-0074
電話　03（3329）0031（営業）／03（3329）0033（編集）
Fax　03（5374）7186（営業）／03（5374）7185（編集）
http://www.seiwa-pb.co.jp

ⓒ2014　星和書店　　Printed in Japan　　ISBN978-4-7911-0889-3

- 本書に掲載する著作物の複製権・翻訳権・上映権・譲渡権・公衆送信権（送信可能化権を含む）は㈱星和書店が保有します。
- JCOPY 〈(社)出版者著作権管理機構 委託出版物〉
  本書の無断複写は著作権法上での例外を除き禁じられています。複写される場合は，そのつど事前に(社)出版者著作権管理機構（電話 03-3513-6969，FAX 03-3513-6979，e-mail：info@jcopy.or.jp）の許諾を得てください。

子どもと家族を援助する
統合的心理療法のアプローチ

Ellen F. Wachtel 著　岩壁 茂、佐々木千恵 訳
A5判　496p　3,500円

問題や苦悩を抱えた子どもと家族の支援は、今、急務である。本書は、著者が長年にわたり実践し洗練させてきた統合的な介入法を、実にわかりやすく詳しく紹介している。豊富な実例が役に立つ。

わかりやすい 子どもの精神科薬物療法ガイドブック

T・E・ウィレンズ 著　岡田 俊 監訳・監修・訳　大村正樹 訳
A5判　456p　3,500円

子どもの精神科薬物療法について現在の科学が答えられる最新情報を本書は、詳しく、わかりやすく解説する。医師も家族も、みんなで学べる。

教育と精神医学の架け橋

R・エクスタイン、R・L・モト 著　猪股丈二、岩村由美子 監訳
A5判　464p　3,340円

子供にとって情緒の発達と学習の達成は不可分のものである。本書は、精神分析と教育との活気ある結びつきから得られてきた成果を、豊富な実例を提示しながら分かり易く解説する。

発行：星和書店　http://www.seiwa-pb.co.jp　価格は本体(税別)です

育児に悩んでます：
うちの子、どこかへんかしら？
双極性障害やそのほかの精神の病気をもつ
子どもの親のためのガイドブック

C・シンガー、S・グレンツ 著　森野百合子 監訳・訳　高木道人 訳
四六判　376p　2,300円

子どもが精神の病気をもつとき、親はどうすればいいか。具体的な対処法や病気の知識を分かりやすく解説。

思春期のより良い親子関係
心おきなく子育てを卒業するために

野中利子 著
四六判　200p　1,500円

思春期の不適応や問題行動にどう対処すればよいか。親子関係講座（AP）の主催者である著者が、親の基本姿勢やかかわり方を、事例を挙げてわかりやすく解説。子育てのコツ満載！

より良い親子関係講座
アクティブ・ペアレンティングのすすめ

M・ポプキン 著　手塚郁恵 訳　野中利子 監訳
四六判　192p　1,600円

本書では、親子の絆を深めながら子どもの勇気・責任感・協力精神を育む子育てのやり方を紹介。民主的な子育てとなるような親の行動、子どもへの言葉遣いなど、実践的な子育てのコツをわかりやすく解説する。

発行：星和書店　http://www.seiwa-pb.co.jp　価格は本体（税別）です

［子どもと家族とまわりの世界（上）］
赤ちゃんは なぜなくの

D・W・ウィニコット 著　猪股丈二 訳
四六判　216p　1,400円

小児科医としても精神分析医としても世界的に著名な著者が、情緒的発達を重視する観点から好ましい育児のあり方を本書に提示。わかりやすくごく具体的に子どもと母親の関りを語ったものである。

［子どもと家族とまわりの世界（下）］
子どもは なぜあそぶの

D・W・ウィニコット 著　猪股丈二 訳
四六判　264p　1,600円

大好評の上巻に続く書。父親の役割、家庭の機能、学校教育の問題、学校での性教育、反社会的性向にふれ、神経症的な諸問題、攻撃性などについて、より深いレベルでの心理学的な背景を解説する。

ボウルビイ 母子関係入門

ジョン・ボウルビイ 著　作田 勉 監訳
四六判　256p　2,400円

ボウルビイと言えば、母子関係の領域では世界の第一人者といえるだろう。本書は広く「母子関係」一般の入門書としても、また「ボウルビイ」の入門書としても、きわめてすぐれている。

発行：星和書店　http://www.seiwa-pb.co.jp　価格は本体（税別）です

治療をみだす子どもたち

S・ギャベル、G・オスター、C・フェファー 著
石坂好樹、岡本慶子、木村宜子 訳
四六判　288p　2,330円

子どもの精神療法中に頻繁に遭遇する「やっかいな事態」の事例を数々あげながら、それに対処する方法を具体的に説明。臨床場面での問題学習のテキストとしても最適である。

虐待される子どもたち

E・クレイ・ジョーゲンセン 著
門 眞一郎、山本由紀、松林周子 訳
四六判　224p　2,330円

親と子の心理、援助法、治療法を具体的に紹介。虐待問題に対処するための必要不可欠な知識が端的にまとめられている。教育関係者、子どもをもつ一般の方々にも役立つ書。

10代のための人見知りと社交不安のワークブック
人付き合いの自信をつけるための認知行動療法とACTの技法

ジェニファー・シャノン 著　小原圭司 訳
B5判　136p　1,200円

認知行動療法やACT(アクセプタンス&コミットメント・セラピー)を基礎にしたトレーニングで、人見知りや社交不安を克服。豊富なイラストや事例、エクササイズは、10代の若者向けに工夫されている。

発行：星和書店　http://www.seiwa-pb.co.jp　価格は本体(税別)です

私らしさよ、こんにちは
5日間の新しい集団認知行動療法ワークブック

中島美鈴 著
B5判　68p　800円

自分を大切にし、自尊心を高め、マイナス思考を克服するための集団認知行動療法プログラム「DVD版 私らしさよ、こんにちは」のテキスト。認知行動療法のスキルが5日間で習得できる。

〈DVD版〉私らしさよ、こんにちは
5日間の新しい集団認知行動療法ワークブック

中島美鈴
DVD1枚（収録時間1時間54分）［テキスト］B5判　68p　5,800円

自尊心をとりもどすためのプログラム。自分を大切にし、自尊心を高め、マイナス思考を克服するための集団認知行動療法プログラム。デイケアやEAP、学校など幅広い場面で使える。

自信がもてないあなたのための8つの認知行動療法レッスン
自尊心を高めるために。ひとりでできるワークブック

中島美鈴 著
四六判　352p　1,800円

マイナス思考や過剰な自己嫌悪に苦しんでいるあなたへ―認知行動療法とリラクセーションを組み合わせたプログラムを用いて解決のヒントを学び、実践することで効果を得る記入式ワークブック。

発行：星和書店　http://www.seiwa-pb.co.jp　価格は本体（税別）です